高等医学教育课程创新
纸数融合系列教材

供临床、预防、基础、急救、全科医学、口腔、麻醉、影像、药学、检验、护理、法医、生物工程等专业使用

病原生物学与免疫学实验

主　编　李　梅　郑　群

副主编　黄红兰　木　兰　宋传旺

编　者　（按姓氏笔画排序）

于晶峰　内蒙古医科大学

木　兰　内蒙古医科大学

卢　莎　内蒙古医科大学

李　娟　天津医科大学

李　梅　天津医科大学

宋传旺　蚌埠医学院

金明哲　遵义医科大学珠海校区

周艳萌　遵义医科大学

郑　群　首都医科大学

赵晋英　邵阳学院

钱中清　蚌埠医学院

黄红兰　吉林大学

曹雪鹏　河西学院

曹镐禄　赣南医学院

华中科技大学出版社
http://www.hustp.com
中国·武汉

内 容 简 介

本书是高等医学教育课程创新纸数融合系列教材。

本书共分为四章,包括医学微生物学基础实验、医学免疫学基础实验、人体寄生虫学基础实验和综合实验。附录中详细罗列了常用仪器的使用与维护,常用培养基的制备与应用,常用试剂和染色液的配制等内容,以便实际使用。

本书可供临床、预防、基础、急救、全科医学、口腔、麻醉、影像、药学、检验、护理、法医、生物工程等专业使用。

图书在版编目(CIP)数据

病原生物学与免疫学实验/李梅,郑群主编. —武汉:华中科技大学出版社,2021.11
ISBN 978-7-5680-7658-6

Ⅰ.①病… Ⅱ.①李… ②郑… Ⅲ.①病原微生物-实验-医学院校-教材 ②免疫学-实验-医学院校-教材 Ⅳ.①R37-33 ②R392-33

中国版本图书馆 CIP 数据核字(2021)第 214955 号

病原生物学与免疫学实验   李 梅 郑 群 主编
Bingyuan Shengwuxue yu Mianyixue Shiyan

策划编辑:周 琳
责任编辑:周 琳 马梦雪
封面设计:原色设计
责任校对:曾 婷
责任监印:周治超
出版发行:华中科技大学出版社(中国·武汉)   电话:(027)81321913
　　　　　武汉市东湖新技术开发区华工科技园   邮编:430223
录　　排:华中科技大学惠友文印中心
印　　刷:武汉市籍缘印刷厂
开　　本:880mm×1230mm 1/16
印　　张:16
字　　数:447 千字
版　　次:2021 年 11 月第 1 版第 1 次印刷
定　　价:49.80 元

高等医学教育课程创新纸数融合系列教材
编委会

丛书顾问　文历阳　秦晓群

委　员（以姓氏笔画排序）

网络增值服务使用说明

欢迎使用华中科技大学出版社医学资源网yixue.hustp.com

1.教师使用流程

（1）登录网址：http://yixue.hustp.com（注册时请选择教师用户）

注册	登录	完善个人信息	等待审核

（2）审核通过后，您可以在网站使用以下功能：

管理学生

建立课程　　　　　　　　布置作业

下载教学资源　　　　教师　　　　查询学生学习记录等

2.学员使用流程

建议学员在PC端完成注册、登录、完善个人信息的操作。

（1）PC端学员操作步骤

①登录网址：http://yixue.hustp.com（注册时请选择普通用户）

注册	登录	完善个人信息

②查看课程资源

如有学习码，请在个人中心-学习码验证中先验证，再进行操作。

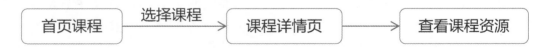

首页课程 — 选择课程 → 课程详情页 → 查看课程资源

（2）手机端扫码操作步骤

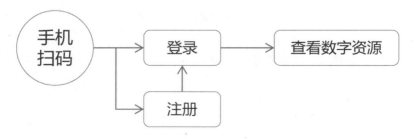

手机扫码 → 登录 → 查看数字资源

注册

总序

Zongxu

《国务院办公厅关于深化医教协同进一步推进医学教育改革与发展的意见》指出："医教协同推进医学教育改革与发展，加强医学人才培养，是提高医疗卫生服务水平的基础工程，是深化医药卫生体制改革的重要任务，是推进健康中国建设的重要保障""始终坚持把医学教育和人才培养摆在卫生与健康事业优先发展的战略地位。"我国把质量提升作为本科教育改革发展的核心任务，发布落实了一系列政策，有效促进了本科教育质量的持续提升。而随着健康中国战略的不断推进，我国加大了对卫生人才培养支持力度。尤其在遵循医学人才成长规律的基础上，要求不断提高医学青年人才的创新能力和实践能力。

为了更好地适应新形势下人才培养的需求，按照《国务院办公厅关于深化医教协同进一步推进医学教育改革与发展的意见》《国家中长期教育改革和发展规划纲要（2010—2020年）》《国家中长期人才发展规划纲要（2010—2020年）》等文件精神要求，进一步出版高质量教材，加强教材建设，充分发挥教材在提高人才培养质量中的基础性作用，培养医学人才。在认真、细致调研的基础上，在教育部相关医学专业专家和部分示范院校领导的指导下，我们组织了全国50多所高等医药院校的近200位老师编写了这套高等医学教育课程创新纸数融合系列教材，并得到了参编院校的大力支持。

本套教材充分反映了各院校的教学改革成果和研究成果，教材编写体系和内容均有所创新，在编写过程中重点突出以下特点。

（1）教材定位准确，突出实用、适用、够用和创新的"三用一新"的特点。

（2）教材内容反映最新教学和临床要求，紧密联系最新的教学大纲、临床执业医师资格考试的要求，整合和优化课程体系和内容，贴近岗位的实际需要。

（3）以强化医学生职业道德、医学人文素养教育和临床实践能力培养为核心，推进医学基础课程与临床课程相结合，转变重理论而轻临床实践，重医学而轻职业道德和人文素养的传统观念，注重培养学生临床思维能力和临床实践操作能力。

（4）将问题式学习（PBL）与临床案例进行结合，通过案例与提问激发学生学习的热情，以学生为中心，利于学生主动学习。

本套教材得到了专家和领导的大力支持与高度关注，我们衷心希望这套教材能在相关课程的教学中发挥积极作用，并得到读者的青睐。我们也相信这套教材在使用过程中，通过教学实践的检验和实际问题的解决，能不断得到改进、完善和提高。

高等医学教育课程创新纸数融合系列教材
编委会

前言

Qianyan

随着现代医学的发展、教学需求及教学方法的更新，传统教学模式已经开始向整体化、综合化、多元化方向发展。打破学科壁垒，将传统的"以学科为中心"的医学课程整合为综合性课程，实现教学与科研、基础医学与临床医学的融会贯通，已成为医学教育课程体系改革的趋势。

《病原生物学与免疫学实验》涉及医学微生物学、医学免疫学、人体寄生虫学三门课程。它们均为医学核心课程和桥梁课程，连接基础医学与临床医学、医学检验学、药学等多个学科的内容，实验教学是三门课程的重要内容。三门课程的知识点关联性强，为了淡化学科界限，改变传统的医学微生物学、人体寄生虫学与医学免疫学单科独立实验教学模式，不少医学院校已将其中的两门或三门课程整合成一门课程。这不仅符合当代医学教育的特点，顺应学科发展的需要，还有利于培养学生从病原生物、机体免疫、环境之间相互作用的角度，理解感染性疾病的发生、发展和结局，使学生对病原生物与机体免疫之间的相互作用有全面、系统的认识，加强学生多学科融合的整体学习观念，提升其综合分析问题、解决问题的能力。

本教材的编排既能满足病原生物学与免疫学实验作为一门整合实验课的教学需求，又兼顾三门实验课程不能统一教学的院校的用书需求。本教材共分为四章和附录，每个实验后面都附有思考题。第一章至第三章分别为医学微生物学基础实验、医学免疫学基础实验和人体寄生虫学基础实验，除了涉及基本实验技术以外，还引进了较为成熟的新实验和新技术，以满足学生创新能力培养的基本要求。第四章为综合实验，在第一章至第三章学习的基础上，开展病例的模拟实验室诊断。本教材提供了若干适合的临床病例和提示问题，便于教师引导学生结合病例进行分析和讨论，设计出可行的实验方案，再通过连续性试验，独立完成对模拟临床标本的检查。本教材的附录为教学提供了有益的参考。本教材内容具有系统、完整的特点，适用于教师授课、学生自学和实验准备工作。

本教材是各位编者辛勤工作的结晶，凝聚了编者所在学系、教研室历届同仁多年实验教学的宝贵经验。本教材在编写过程中得到了多方支持和帮助，在此一并表示衷心感谢。

由于医学的迅速发展，编者的学术水平和编写能力有限，书中难免存在疏漏和错误，敬请广大读者批评指正。

编　者

目录

Mulu

第一章 医学微生物学基础实验

医学微生物学实验是病原生物学课程学习过程中的重要环节,目的在于使学生加深和巩固对理论知识的理解,同时学习和掌握医学微生物学的基本操作技术。本章注重基本操作,在实验过程中,学生须严格执行无菌操作,为今后相关疾病的诊治与科研工作奠定基础。

实验一 细菌形态学检查方法

各种细菌在一定的环境条件下,有相对恒定的形态与结构。了解细菌的形态结构特征不仅是鉴别细菌的重要方法,也有助于分析细菌的致病性和免疫发生机制。

一、实验目的

(1)掌握细菌的基本形态和一些特殊结构。
(2)熟悉检查细菌动力的方法,观察细菌运动现象。
(3)熟悉细菌单染色法、复染色法和负染色法,观察各种细菌的染色标本。

二、实验内容

(一)细菌的基本形态与特殊结构的观察

1.基本形态(示教) 按照在适宜的生长条件下所显示的正常形态,细菌主要分为三大类:球菌、杆菌和螺形菌。不同的细菌又可表现出不同的排列方式,在鉴别细菌时有一定的参考价值。

1)材料
(1)球菌示教片:葡萄球菌、链球菌和脑膜炎奈瑟菌。
(2)杆菌示教片:大肠埃希菌和炭疽芽胞杆菌。
(3)螺形菌示教片:霍乱弧菌。
2)方法
(1)使用显微镜的油镜观察球菌、杆菌和螺形菌的示教片。
(2)注意观察各种细菌的形状、大小、染色性和排列方式等特点。
3)结果记录
将实验结果记录于表1-1-1中。

表 1-1-1 不同细菌基本形态记录表

项目	葡萄球菌	链球菌	脑膜炎奈瑟菌	大肠埃希菌	炭疽芽胞杆菌	霍乱弧菌
细菌形态						
染色性						
细菌排列方式						

2.特殊结构(示教) 细菌的特殊结构是某些细菌所具有的结构,而且其特殊结构的形成

受一定条件的限制。虽然特殊结构不是细菌生存所必需的,但它们的存在将赋予细菌一定的功能,在致病性、免疫性及对细菌的鉴别等方面有一定意义。

1)材料

(1)芽胞示教片:破伤风梭菌。

(2)荚膜示教片:肺炎链球菌。

(3)鞭毛示教片:变形杆菌。

(4)菌毛电镜照片:伤寒沙门菌。

2)方法

(1)使用显微镜的油镜观察细菌的芽胞、荚膜和鞭毛的示教片。

(2)观察菌毛的电镜照片。

(3)注意:芽胞在菌体上的位置和大小;荚膜的薄厚及其与菌体的关系;鞭毛和菌毛的形态、数量及位置。

3)结果记录

将所观察到的细菌特殊结构的特征记录于表1-1-2中。

表1-1-2 不同细菌特殊结构特征记录表

项目	破伤风梭菌	肺炎链球菌	变形杆菌	伤寒沙门菌
特殊结构				

(二)细菌不染色标本检查法

鞭毛是细菌的运动器官。有鞭毛的细菌能定向地由一个地方较快地移动到另一个地方。无鞭毛的细菌因受所处环境中液体分子的冲击而呈现摇摆颤动的现象(布朗运动)。检查细菌动力的方法很多,较常用的有悬滴法、压滴法、半固体琼脂培养基法等。许多杆菌和螺形菌具有鞭毛,有动力;一般球菌无鞭毛,没有动力。检查不染色活细菌动力,使用相差显微镜、暗视野显微镜效果更好。

1. 悬滴法

1)材料

(1)菌种:变形杆菌、葡萄球菌肉汤培养物。

(2)凹玻片、盖玻片、凡士林。

2)方法

(1)取一接种环的变形杆菌或葡萄球菌肉汤培养物,置于盖玻片中央。在盖玻片四角点上少许凡士林。

(2)取凹玻片一张,将凹玻片反转,使凹窝对准盖玻片中心,覆于其上,轻轻按压,粘住盖玻片后再反转。以接种环柄轻压盖玻片周边,使其与凹窝边缘粘紧,以防水分蒸发。

(3)先用低倍镜找到悬滴的边缘,再换用高倍镜观察(因凹玻片较厚,油镜焦距很短,故一般不能用油镜来检查)。

3)结果观察 变形杆菌有鞭毛,可向不同方向迅速运动,葡萄球菌无鞭毛,不能自主运动,由于液体中水分子的撞击而呈布朗运动。

2. 压滴法

1)材料

(1)菌种:变形杆菌、葡萄球菌肉汤培养物。

(2)盖玻片、载玻片、镊子。

2）方法

（1）以接种环取变形杆菌或葡萄球菌肉汤培养物2～3环，置于载玻片中央。

（2）用镊子夹住盖玻片，覆盖于菌液上。放置时，先使盖玻片一边接触菌液，缓缓放下，以不产生气泡为佳。

（3）用高倍镜或油镜观察。注意标本片制好后应尽快观察，以免水分蒸发影响观察结果。

3）结果观察 基本与悬滴法的观察相同，油镜下观察结果更为清晰。

3. 半固体琼脂培养基法 具有鞭毛的细菌在半固体琼脂培养基中能冲破低浓度琼脂的阻力，自原接种处向四周扩散生长，使周围的培养基呈现混浊状态；无鞭毛、不具动力的细菌仅在接种部位生长繁殖，不向四周扩散生长。

1）材料

（1）菌种：变形杆菌、葡萄球菌肉汤培养物。

（2）培养基：半固体琼脂培养基。

2）方法

（1）用灭菌的接种针蘸取菌液，以穿刺法接种至半固体琼脂培养基中央。

（2）37 ℃孵育18～24 h后，分别观察两种细菌在半固体琼脂培养基内的生长情况，观察穿刺线是否清晰，以判断细菌有无动力。

3）结果观察 变形杆菌有鞭毛，可运动，在培养基中呈扩散生长，至培养基呈混浊状；葡萄球菌无鞭毛，不能运动，只沿穿刺线生长，培养基清亮。

（三）细菌染色标本检查法

活细菌为无色半透明状，在普通光学显微镜下不易观察。若用染色的方法使菌体着色，与背景形成鲜明对比，可在显微镜下清晰地观察其形态特征。

一般染色法分为单染色法和复染色法。单染色法只用一种染料使细菌着色，可观察细菌大小与形态。复染色法又称鉴别染色法，是用两种或两种以上染料，有协助鉴别细菌的作用。常用的复染色法有革兰染色法和抗酸染色法。此外，尚有负染色法以及针对细菌芽胞、鞭毛、荚膜等特殊结构的染色方法。

1. 单染色法 使用一种染料进行细菌染色，主要用于观察细菌形态、大小与排列方式。

1）材料

（1）菌种：大肠埃希菌、葡萄球菌琼脂斜面培养物。

（2）染色液：碱性美蓝（亚甲蓝）染色液或石炭酸复红染色液。

2）方法

（1）制片：①涂片：取洁净载玻片1张，做好标记后置于实验台上。点燃酒精灯，右手以持笔式握持接种环，置于火焰中烧灼灭菌。用灭菌的接种环取无菌生理盐水1～2环，置于载玻片的一端。将接种环再次放在火焰上灭菌，以灭菌接种环自菌种管挑取少许大肠埃希菌或葡萄球菌培养物与生理盐水混匀，涂布成面积约为1.0 cm×2.0 cm的菌膜（若用液体培养物，直接取1～2环菌液涂片即可），涂片应薄而均匀。接种环取菌后，要再通过火焰灭菌，才能放回原位。②干燥：涂片在室温中自然干燥。③固定：手执载玻片的一端（即涂有标本的远端），标本面向上，在火焰外层快速地来回通过3～4次，共2～3 s，以载玻片反面触及皮肤，不觉过烫为度。放置待冷后，进行染色。

（2）染色：滴加碱性美蓝或石炭酸复红染色液1～2滴，使染色液盖满菌膜。1～2 min后，用细小水流，洗去多余染色液。

3）结果观察 涂片用吸水纸轻轻吸干多余水分后，先在低倍镜下找到适宜的视野，然后滴加一滴香柏油，用油镜观察，菌体呈蓝色或红色。

2. 复染色法 用两种以上染料染色,将不同细菌染成不同的颜色。

1) 革兰染色法 革兰染色法是细菌学中使用最广泛的一种染色方法,是由丹麦医生 Hans Christian Gram 于 1884 年创建的。利用此法可将细菌分为革兰阳性菌和革兰阴性菌两大类。革兰阳性菌因细胞壁中含有大量的肽聚糖和磷壁酸,可保留结晶紫与碘的复合物,不易被乙醇脱色,故呈蓝紫色。革兰阴性菌因细胞壁中肽聚糖含量少,脂质含量高而更容易被乙醇脱色,经复染呈红色。

(1) 材料。

菌种:葡萄球菌、大肠埃希菌琼脂斜面培养物。

革兰染色液:见附录 C。

其他:载玻片、接种环、酒精灯、无菌生理盐水等。

(2) 方法。

涂片:取洁净载玻片 1 张,做好标记后置于实验台上。点燃酒精灯,右手以持笔式握持接种环,置火焰中烧灼灭菌。用灭菌的接种环取无菌生理盐水 1～2 环,分别置于载玻片左右两处。左手持琼脂斜面培养物,右手仍以持笔式握持接种环,并再次放在火焰上灭菌,待接种环冷却后,挑取葡萄球菌,混合于其中一处的生理盐水中,涂抹均匀使其成一层薄膜(若检材是液体,则不必加无菌生理盐水),薄膜涂抹的面积约 1.0 cm×2.0 cm。按上述方法在载玻片的另一处制备大肠埃希菌涂片。

干燥:室温自然干燥。

固定:将细菌涂片在酒精灯火焰上快速通过 3～4 次,以固定细菌,使其在染色过程中不易从载玻片上脱落。注意不要将涂片直接放在火焰上烤,以免破坏细菌细胞结构。

染色:①初染:在菌膜上滴加结晶紫染色液 1～2 滴,染色 1 min,用水冲洗,并轻轻倾去载玻片上的积水。②媒染:加卢戈氏碘液 1～2 滴,染色 1 min,用水冲洗,并将表面积水甩干。③脱色:滴 95% 乙醇数滴于载玻片上,频频摇晃以脱色(约 30 s),然后立即用水冲洗(若涂膜较厚,可适当延长脱色时间)。④复染:滴加石炭酸复红染色液 1～2 滴,复染 1 min 后用水冲洗。最后用吸水纸吸干水分。

(3) 结果记录:用显微镜的油镜观察染色结果,并将实验结果记录于表 1-1-3 中。

表 1-1-3 细菌革兰染色结果记录表

细菌名	染色性	形态	排列方式
葡萄球菌			
大肠埃希菌			

2) 抗酸染色法 结核分枝杆菌是引起结核病的病原体,菌体细长,略弯曲,有分枝生长趋势。因其细胞壁含有大量脂质,一般不易着色,经加温或延长染色时间或提高染色液浓度而着色后,能抵抗盐酸乙醇溶液的脱色,故又称抗酸杆菌。

(1) 材料。

标本:肺结核患者痰标本涂片(或卡介苗涂片)和枯草芽胞杆菌涂片(阴性对照)。

抗酸染色液:见附录 C。

(2) 方法:①初染:在已固定的细菌涂片上滴加石炭酸复红染色液数滴,染色 8～10 min,用细流水冲洗。②脱色:滴加 3% 盐酸乙醇溶液,频频摇晃以脱色,至染色液的颜色不再继续脱下为止,时间为 0.5～1 min,用细流水冲洗。③复染:滴加碱性美蓝染色液 2～3 滴,1 min 后用水冲洗。最后用吸水纸吸干水分,于油镜下观察。

(3) 结果记录:结核分枝杆菌为抗酸染色阳性,在蓝色背景下可见染成红色的细长或略带弯曲的杆菌,有分枝趋势,有时菌体内可含浓染颗粒,呈念珠状。枯草芽胞杆菌为抗酸染色阴性,菌体被染成蓝色。将实验结果记录于表1-1-4中。

表1-1-4 细菌抗酸染色结果记录表

细菌名	染色性	形态
枯草芽胞杆菌		
结核分枝杆菌		

3. 特殊染色法 细菌的某些结构,如鞭毛、荚膜、芽胞、细胞壁等,需用特殊染色法才能着色,或使其染上与菌体不同的颜色,以利于观察和鉴别。

1)鞭毛染色法

(1)材料。

菌种:变形杆菌普通琼脂平板培养物。

染色液:鞭毛染色液。

其他:载玻片、接种环、酒精灯、无菌蒸馏水等。

(2)方法。

涂片:在洁净无油的载玻片中央滴加1～2滴蒸馏水,用灭菌后的接种环选取迁徙最远处的变形杆菌菌苔,轻点于载玻片中央的蒸馏水中,令其自由分散,切勿研磨或振动。将载玻片置于37 ℃温箱中干燥,制备成涂片,不能用火焰固定。

染色:取1～2滴染色液置于制备好的涂片上,染色5～10 min(时间越长,鞭毛越粗)。以蒸馏水轻轻冲洗载玻片,用吸水纸吸干水分,于油镜下观察。

(3)结果观察:菌体及鞭毛呈红色或紫色。

注意事项:染色结果优劣和涂片过程有密切关系。载玻片的清洁度是涂片好坏的关键,要求使用新的载玻片,并用肥皂水煮沸2～3 min,冲洗干净后置于蒸馏水中,用前捞出擦净。

2)荚膜染色法

(1)材料。

菌种:经肺炎链球菌感染死亡的小白鼠。

染色液:鞭毛染色液、碱性美蓝染色液。

其他:载玻片、接种环、酒精灯等。

(2)方法。

涂片:取注射肺炎链球菌致死的小白鼠腹腔液涂片,于空气中自然干燥,不能加热固定。

染色:用鞭毛染色液染色1 min。用水轻轻冲洗后,再用碱性美蓝染色液复染5 min。用水轻轻冲洗,待干燥固定后,即可进行镜检。

(3)结果观察:菌体呈红色,荚膜呈蓝色。

注:用结晶紫染色液负染是一种更简单、实用的观察细菌荚膜的方法。参见本实验"负染色法"相关内容。

3)芽胞染色法

(1)材料。

菌种:枯草芽胞杆菌琼脂斜面培养物或破伤风梭菌血琼脂平板3～5天培养物。

染色液:石炭酸复红染色液、碱性美蓝染色液、95%乙醇。

其他:载玻片、接种环、酒精灯、无菌生理盐水等。

(2)方法。

制备上述细菌涂片,自然干燥,火焰固定。滴加石炭酸复红染色液于涂片上,并弱火加热,以染色液冒蒸气但不沸腾为宜,染色约 5 min。冷却后水洗,并用 95% 乙醇脱色 2 min。水洗,用碱性美蓝染色液复染 30 s。水洗,干后可进行镜检。

(3)结果观察:芽胞呈红色,菌体为蓝色。

4)细菌细胞壁染色法

(1)材料。

菌种:葡萄球菌肉汤培养物。

染色液:0.5% 结晶紫水溶液、0.5% 刚果红水溶液、5% 单宁酸溶液。

其他:载玻片、接种环、酒精灯、无菌生理盐水等。

(2)方法。

制备葡萄球菌涂片,在空气中干燥后,置于 5% 单宁酸溶液中 0.5～1 h,水洗。以 0.5% 结晶紫水溶液染色 1.5～2 min,水洗。再以 0.5% 刚果红水溶液作用 2～3 min,水洗。

(3)结果观察:油镜观察,细胞壁呈蓝紫色。

5)细菌核质染色法 细菌的核质处于细胞质内,细胞质中含大量 RNA,容易和碱性染料结合,影响核质的着色。故先将细胞质中的 RNA 经强酸处理使之水解,再进行染色方可使细菌的核质清晰呈现。

(1)材料。

菌种:蜡样芽胞杆菌琼脂斜面幼龄培养物。

试剂:甲醇、盐酸(1 mol/L)、吉姆萨染液、双蒸水。

(2)方法。

涂片:将蜡样芽胞杆菌制成均匀的涂片,自然干燥,甲醇固定。

染色:将涂片置 60 ℃盐酸(1 mol/L)中水解 10 min,取出,水洗。于 10 mL 双蒸水中加入吉姆萨染液 20～30 滴,将涂片置于此染色液中染色 30 min,取出。

(3)结果观察:油镜观察,细胞质呈浅紫红色,核质呈深紫色。

6)细菌异染颗粒染色法 某些细菌,如白喉棒状杆菌细胞内存在异染颗粒。用奈瑟(Neisser)或阿氏(Albert)染色法染色后,这些颗粒与菌体呈现不同颜色,可用于细菌鉴别。

(1)材料。

菌种:白喉棒状杆菌培养物。

染色液:奈瑟染色液、阿氏染色液。

(2)方法:涂片,自然干燥,火焰固定。先用甲液染色 3～5 min,水洗。再用乙液染色 1 min,水洗。油镜观察。

(3)结果观察:奈瑟染色法中白喉棒状杆菌菌体呈黄褐色,异染颗粒呈蓝黑色;阿氏染色法中菌体呈蓝绿色,异染颗粒呈蓝黑色。

7)螺旋体镀银染色法(Fontana 镀银染色法) 虽然密螺旋体和钩端螺旋体革兰染色也呈阴性,但是非常不易着色,故常用 Fontana 镀银染色法对密螺旋体和钩端螺旋体进行染色和形态观察。

(1)材料。

标本:梅毒患者下疳渗出液、梅毒疹渗出物或淋巴结抽出液(无菌操作下穿刺腹股沟淋巴结,注入 0.3 mL 无菌生理盐水并反复抽吸 2～3 次,取少量的淋巴液直接滴于载玻片上,加盖玻片后立即进行暗视野镜检或备用)。

染色液:固定液、单宁酸媒染液、Fontana 银溶液。

其他:载玻片、盖玻片、接种环、酒精灯等。

(2)方法。

制片:取下疳渗出液、梅毒疹渗出物或淋巴结抽出液涂片,涂片宜薄,自然干燥(不可用火焰固定)。也可以采用组织切片。

固定:用固定液固定 1～2 min 后倾去固定液,滴加 95％乙醇洗涤 3～5 min。

染色:滴加单宁酸媒染液 2～3 滴,酒精灯缓慢加热至产生蒸气,染色约 2 min 后水洗。滴加经氨水处理的 Fontana 银溶液,并轻微加热至产生蒸气,染色约 2 min(时间延长或缩短会使涂片着色过深或过浅,室温较高时可不加热),水洗,自然干燥。

封片:加盖玻片,用加拿大树胶封片(若不加盖玻片,香柏油可使螺旋体脱色)。

(3)结果观察:油镜下观察,梅毒螺旋体染成棕褐色至黑色,背景为淡黄色,菌体细长,宽 0.2～0.5 μm,长 8～30 μm,有 8～14 个细密而规则的螺旋,两端尖直。

4.负染色法

1)墨汁染色

(1)材料:新生隐球菌感染而死亡的小鼠腹腔渗出液、墨汁(印度墨汁)、生理盐水、载玻片、盖玻片等。

(2)方法:取生理盐水 1 滴置于洁净的载玻片上,再加 1 接种环的新生隐球菌感染而死亡的小鼠腹腔渗出液,然后滴加 1 滴墨汁混合均匀,加盖玻片,镜检(及时观察,勿干燥)。

(3)结果观察:高倍镜下可见背景为黑色,菌体呈球形、大小不等,无色发亮,外围有一发亮的厚荚膜,厚度可与菌体相等,或大于菌体。有芽生孢子,孢子内有一个较大的反光颗粒(蜡质颗粒)和许多小颗粒。

注意:若无印度墨汁,可用墨汁或碳素墨水代替,但应注意颗粒不能太粗。也可用 2％刚果红水溶液负染。

2)刚果红染色 可观察奋森疏螺旋体及梭杆菌。

(1)材料:2％刚果红水溶液(2 g 刚果红溶于 100 mL 蒸馏水)、浓盐酸(分析纯)、无菌生理盐水、无菌牙签、载玻片等。

(2)方法。

涂片:用接种环取无菌生理盐水 1 环,置于洁净载玻片一端。用无菌牙签挑取恒磨牙牙垢,加到载玻片的生理盐水中,混匀。

染色:于载玻片的另一端滴 1 滴 2％刚果红水溶液。用接种环将待检标本与刚果红水溶液混匀后制成薄膜,自然干燥。置于盛有浓盐酸(分析纯)的瓶口熏烤,利用浓盐酸挥发出来的蒸气的强酸作用,使涂片颜色逐渐由红色完全变为蓝色为止。

(3)结果观察:油镜下观察,在蓝色背景中,可见未着色的螺旋体,有 3～8 个疏而不规则的螺旋,同时还可见梭杆菌等。

3)结晶紫染色 可观察细菌荚膜。

(1)材料。

菌种:肺炎链球菌感染死亡的小白鼠。

染色液:结晶紫染色液、20％硫酸铜溶液。

其他:载玻片、接种环、酒精灯等。

(2)方法。

涂片:取肺炎链球菌感染死亡的小白鼠腹腔液涂片,空气中自然干燥,或用电吹风冷风吹干。切勿加热固定。

染色:用结晶紫染色液覆盖菌膜,染色 5～20 s。用 20％硫酸铜溶液冲洗染色液,用吸水纸吸干后镜检。

(3)结果观察:菌体呈蓝紫色,荚膜不着色。

注意事项:①涂片要尽量薄一些。②荚膜为可溶性物质,薄且易变形,可因剧烈的冲洗而丢失或脱离,故染色过程中,冲洗操作要轻柔。③由于荚膜含水量高,故制备涂片时不能加热

答案要点

固定,以免荚膜皱缩变形。

思考题

1. 在光学显微镜下能观察到细菌的哪些特殊结构,它们在医学上各有何意义?
2. 试述革兰染色法的步骤及医学意义。

(天津医科大学　李梅)

实验二　细菌培养技术

一般细菌均可用人工方法进行培养,使其生长繁殖,以便进一步观察和研究它们的各种生物学特性。为了获得良好的细菌培养物,在分离培养细菌时,除采用适宜的培养基并考虑其他的培养条件(如温度、湿度、酸碱度、气体等)外,掌握各种细菌的分离培养和接种的基本技术,也是至关重要的。

培养基按其物理性状可分为固体培养基、液体培养基和半固体培养基。在液体培养基中加入2%~3%的琼脂,即凝固成固体培养基;琼脂含量在0.2%~0.5%时,为半固体培养基。琼脂在培养基中起赋形剂作用,不具营养意义。固体培养基用于细菌的分离和纯化;液体培养基用于大量繁殖细菌,但必须种入纯种细菌;半固体培养基则用于观察细菌的动力和短期保存菌种。

在土壤、水、空气、动植物及人体中,不同种类的细菌混杂地生活在一起。若要研究其中某种细菌,就必须先将各种细菌进行分离,以得到只含有一种细菌的纯培养物。分离培养细菌的方法有很多种,平板划线法是其中之一。该法主要是利用划线而将混杂的细菌在琼脂平板表面分散开,使单个细菌能固定在某一点,生长繁殖后形成单个细菌集团(即菌落),以达到分离纯种的目的。

当细菌分离成纯种后,常需要接种到相关的培养基中,以测试其各种生物学性状。一般可用斜面培养基、液体培养基和半固体培养基来检验细菌的培养特征,因此接种方法可相应的分为以下三种。

斜面培养基接种法:常用于细菌的大量繁殖,保存菌种,或观察某些生化特性。琼脂斜面培养基、尿素培养基、双糖铁培养基、柠檬酸盐培养基等具有斜面外形的固体培养基,均可用此法接种。

液体培养基接种法:可用于观察细菌不同的生长状况,有的呈均匀混浊,有的呈沉淀生长,还有的在液体表面形成菌膜;另外,其还可以用于测定细菌生化特性。凡是肉汤培养基、葡萄糖蛋白胨水以及各种单糖发酵管等液体培养基均用此法接种。

穿刺接种法:常用于半固体琼脂培养基、醋酸铅培养基、双糖铁培养基等的接种,前者用于测定细菌的动力,后两者则用于观察细菌的生化反应。

一、实验目的

(1) 掌握无菌操作技术。
(2) 掌握细菌分离和培养的基本技术。
(3) 了解细菌培养基的制备。

二、实验内容

(一)培养基的配制

常用培养基的配制方法详见附录B。

(二)细菌的接种方法

1.材料

(1)菌种和培养基:详见表1-2-1。

表 1-2-1　菌种和培养基

接种方法	平板划线接种法	斜面培养基接种法	液体培养基接种法	穿刺接种法
菌种	葡萄球菌和大肠埃希菌混合菌液	大肠埃希菌培养物	大肠埃希菌培养物、枯草芽胞杆菌培养物	变形杆菌培养物、痢疾杆菌培养物
培养基	普通琼脂平板	琼脂斜面培养基	肉汤培养基	半固体琼脂培养基

(2)用品:接种环、接种针、酒精灯、记号笔、试管架等。

2.方法

1)平板划线接种法　采用四区划线接种。

(1)在培养皿底部,用记号笔注明接种的菌名,接种者姓名、班级,日期等。

(2)点燃酒精灯,右手以持笔式握持接种环并放置火焰中烧灼灭菌(图1-2-1)。先将接种环的金属丝部分置于火焰中,待金属丝烧红并蔓延至金属环端,再直接烧灼金属环直至烧红,然后由金属环至金属杆方向快速通过火焰,随后再反方向通过火焰,如此 2～3 次。然后将接种环移开火焰,待其冷却。注意:接种环不能距离火焰过远,一般应在距火焰 10 cm 范围内(视此范围为无菌环境);灭菌后的接种环不能再碰及他物。

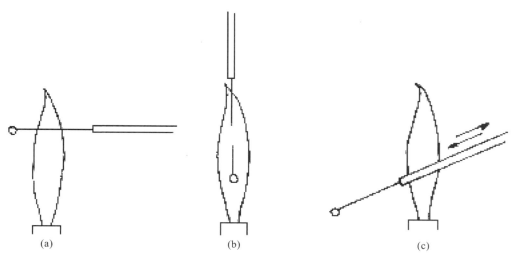

(a)　　　　　　　(b)　　　　　　　(c)

图 1-2-1　接种环的灭菌操作

(3)左手持装有葡萄球菌和大肠埃希菌混合菌液的试管,用持有接种环的右手手掌及小指轻轻转动并拔取试管透气胶塞,将管口迅速通过火焰 2～3 次进行灭菌。

将已灭菌且已冷却的接种环伸入试管中,取一接种环的混合菌液,然后将接种环从试管内抽出。将管口再次通过火焰 2～3 次灭菌,塞好透气胶塞,放至原来的位置。

(4)分区划线接种细菌(图1-2-2),左手持琼脂平板(将皿盖反放在操作台酒精灯附近),

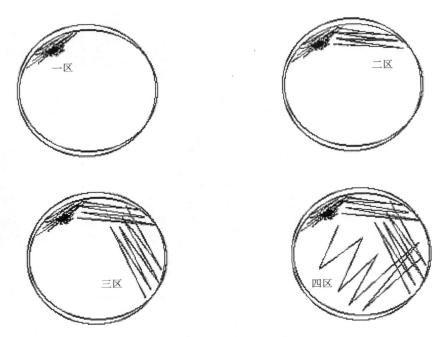

图 1-2-2　四区划线接种法

尽量使之直立以免空气中的细菌落入其中,并靠近火焰。右手持接种环在琼脂平板上端来回划线,涂成一细菌薄膜(约占平板面积的 1/10),此为一区。划线时接种环与平板表面成 30°～40°角,以腕力在平板表面行轻而快地来回滑动。切记,接种环不应嵌进培养基内,避免将培养基表面划破。

将琼脂平板旋转 90°角。烧灼接种环,以杀灭接种环上的残留细菌,将接种环触及培养基表面以使其冷却。将接种环通过薄膜处作连续平行划线(约占平板面积的 1/5),此为二区。注意接种环只通过薄膜 1～2 次,以获取薄膜处少量的细菌。

将琼脂平板旋转 90°角。烧灼接种环灭菌并使之冷却。将接种环接二区连续平行划线(约占平板面积的 1/4),此为三区。接种环只通过二区 1～2 次,以获得少量细菌。

将琼脂平板旋转 90°角。接种环不必再灭菌,接三区连续平行划线,划满平板其余部分,此为四区。

注意:各分区接种线间尽量互不交接,以达到逐渐稀释细菌的目的。

(5) 划线完毕,将琼脂平板放进皿盖,将培养皿倒置(避免培养过程中凝结水自皿盖滴下,冲散菌落),放入 37 ℃恒温箱中培养。

(6) 培养 18～24 h 后将培养皿取出。观察琼脂平板表面生长的各种菌落,注意其大小、形状、边缘、表面光滑度、透明度、颜色、气味等性状。

2) 斜面培养基接种法

(1) 用记号笔在待接种的试管上做标记。

(2) 点燃酒精灯,左手拇指、示指、中指及无名指分别握持菌种管与待接种的培养基管(两支斜面试管),使菌种管位于左侧,斜面均应向上,勿呈水平,以免凝结水浸润培养基表面,甚至沾湿透气胶塞。

(3) 以右手拇指和示指捏持转动两支试管的透气胶塞,使其松动,以便在接种时易于拔取。

(4) 右手持接种环,在火焰上烧灼灭菌。

(5) 以右手手掌及小指、小指及无名指分别拔取并夹持两支试管的透气胶塞,将两支试管管口灭菌。

（6）将已灭菌且已冷却的接种环伸入菌种管内,从斜面上轻轻挑取少量菌苔退出菌种管(注意,一要防止取菌过多;二要防止弄破培养基表面)。再伸进待接种的培养基管进行斜面接种(图 1-2-3),从斜面底部轻轻向顶端弯曲划线,不要触破培养基表面。沾有细菌的接种环进出试管时,不应触及试管内壁和试管口。

（7）接种完毕,将两支试管的管口通过火焰灭菌,塞好透气胶塞,并放至原来的位置上。重新烧灼接种环,灭菌后放回试管架。接种好的试管置于 37 ℃恒温箱中培养 18～24 h 后观察细菌生长情况。

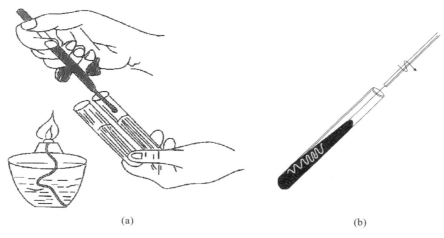

(a)   (b)

图 1-2-3　斜面培养基接种法

3）液体培养基接种法

（1）用记号笔在待接种培养基上做标记。

（2）与斜面培养基的接种方法一样,左手握持菌种管及待接种的肉汤管。

（3）接种环灭菌并冷却后伸入菌种管,取少量细菌再伸入肉汤管内,在接近液面管壁处轻轻研磨,蘸取少量肉汤调和,使细菌混于肉汤中(图 1-2-4)。塞好透气胶塞后,摇动液体,使细菌在液体中均匀分布。

（4）接种完毕,将接种环灭菌后放回试管架上。肉汤管放入 37 ℃恒温箱中培养 18～24 h 后观察细菌生长情况。

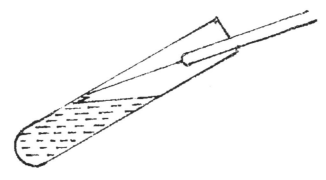

图 1-2-4　液体培养基接种法

4）穿刺接种法

（1）用记号笔在待接种培养基上做标记。

（2）与斜面培养基接种法类似,用左手握持菌种管及待接种的半固体琼脂培养基。

（3）右手持接种针，灭菌冷却后，用接种针挑取菌苔，垂直刺入半固体琼脂培养基的中心，刺达近管底部，但不要穿透，然后循原路抽出接种针（图1-2-5）。

（4）接种完毕，接种针重新灭菌后放至试管架上，试管口烧灼后塞好透气胶塞，置于37 ℃培养18～24 h后取出观察细菌的生长情况。

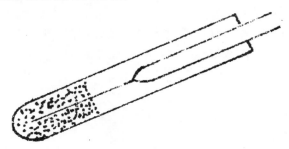

图1-2-5　穿刺接种法

（三）细菌的培养方法

根据培养物特性及培养目的的不同，可采用不同方法进行培养。常用的有以下三种。

1. 一般培养法　又称需氧培养法，将已接种好的平板、肉汤管、半固体和斜面培养基置于37 ℃恒温箱中，一般的细菌培养18～24 h即可观察到生长现象，但生长较慢的细菌需培养3～7天，甚至更长时间才能观察。

注意事项：

（1）恒温箱内不应放过热或过冷的物品，取放物品时要随手关闭温箱门，以维持恒温。

（2）恒温箱内培养物不宜过挤，以保证培养物受热均匀。

（3）金属孔架上物品不应过重，以免压弯孔架，导致物品滑脱，打碎培养物。

（4）恒温箱底层温度较高，培养物不宜与之直接接触。

（5）如需要较长时间培养，恒温箱内需保持一定湿度，以防培养基干裂。

2. 二氧化碳培养法　淋病奈瑟菌、脑膜炎奈瑟菌、布鲁氏菌等少数细菌培养时需5%～10% CO_2，方能生长良好，初次分离培养时要求更严格。

1）烛缸法　最简单的二氧化碳培养法，在可密封的玻璃缸内（如磨口标本缸或干燥器）放置培养物，于缸盖、缸口处涂凡士林，起密封作用。点燃一支蜡烛，直立置入缸内，密封缸盖。当烛火因缺氧自行熄灭时，缸内气体含5%～10% CO_2。连同烛缸一起放进37 ℃恒温箱中培养。

2）化学法（碳酸氢钠-盐酸法）　在放有接种后平皿的标本缸或干燥器内，按每升容积加入碳酸氢钠0.4 g与浓盐酸0.35 mL，将两药分别置于平皿内，盖紧缸盖后倾斜干燥器，碳酸氢钠与浓盐酸接触生成二氧化碳。

3）二氧化碳孵箱培养法　将培养物放入正常运行的二氧化碳孵箱培养即可，通常将 CO_2 含量调至5%，温度调至37 ℃。

3. 厌氧培养法　厌氧菌在有氧环境下不能生长，须将培养环境或培养基中的氧气去除，或将氧化型物质还原，降低氧化还原电势，才能生长。厌氧培养法可分为生物法、化学法及物理法。

1）生物法　组织中的可氧化物质（如肌肉、脑磷脂中的不饱和脂肪酸）被氧化时会消耗氧气，有利于厌氧菌的生长。例如，疱肉培养基中的肉渣含有不饱和脂肪酸及谷胱甘肽，能吸收培养基中的氧，使氧化还原电势下降，适合培养厌氧菌。同时在培养基表面覆盖一层无菌凡士林，隔绝空气中的游离氧进入培养基，形成更为良好的厌氧条件。盖有凡士林的疱肉培养基，接种前应置于火焰上，微加热使凡士林熔化，然后接种。

2）化学法 利用还原作用强的化学物质,将环境中或培养基内的氧气吸收,或还原氧化型物质,降低氧化还原电势。

(1) 硫乙醇酸钠法:硫乙醇酸钠是一种还原剂,加入培养基中,能除去其中的氧或还原氧化型物质,促进厌氧菌的生长。其他可采用的还原剂有葡萄糖、维生素 C、半胱氨酸等。

将细菌接种入含 0.1％的硫乙醇酸钠液体培养基中,37 ℃孵育 24～48 h 后观察。该培养基中加有美蓝,作为氧化还原指示剂,在无氧条件下,美蓝被还原成无色美蓝。

(2) 焦性没食子酸法:焦性没食子酸与碱能生成棕色的焦性没食子橙,此碱性溶液能迅速吸收空气中的氧,造成厌氧条件。

在接种厌氧菌的血琼脂平板盖的外侧面中央,放置直径约 4 cm 的圆形纱布 2 层或脱脂棉 1 片,其上放 0.2 g 焦性没食子酸,再盖上同样的纱布或脱脂棉。然后加 10％ NaOH 0.5 mL,迅速将接种好的培养皿倒扣在培养皿盖上,周围用熔化的石蜡密封,置于 37 ℃ 恒温箱中培养 24～48 h 观察结果。

3）物理法 利用加热、密封、抽气等物理学方法,驱除或隔绝环境或培养基中的氧气,使形成无氧状态,以利于厌氧菌的生长。

(1) 厌氧袋法:厌氧袋是一种特制的不透气的塑料袋,袋中放有气体发生小管、催化剂小管(内放钯粒)和厌氧环境指示剂(美蓝)。接种好的平板放入袋中,排出袋中气体,卷叠好袋口,用弹簧夹夹紧,然后折断气体发生小管中的安瓿,使其发生反应产生 CO_2、H_2 等。在催化剂钯的作用下,H_2 与袋中剩余 O_2 生成 H_2O,使袋内变成无氧环境。约 30 min 后,再折断含指示剂的安瓿(美蓝在无氧环境中呈无色,在有氧环境中变成蓝色),如指示剂不变蓝,表示袋内已是无氧环境,即可放入 37 ℃恒温箱中培养。

(2) 厌氧罐法:将已接种厌氧菌的平板置于厌氧罐,拧紧盖子。用真空泵抽出罐中空气,使压力真空表指针至 −79.98 kPa,再充入 N_2 使压力真空表指针回到零,如此反复三次,以排出绝大部分空气。最后当罐内压力为 −79.98 kPa 时,充入 80％ N_2、10％ H_2、10％ CO_2(或 20％CO_2、80％H_2),若罐中有残留的氧,在罐中催化剂钯的作用下,其与氢化合生成水。排气过程中厌氧环境指示剂美蓝呈淡蓝色,待罐内无氧环境建立后,指示剂美蓝则持续无色。

(3) 厌氧箱培养法:厌氧培养箱是由手套操作箱和传递箱两个主要部分组成。传递箱有两个门,一个与操作箱连接,一个与外部相通,起缓冲间的作用,以保持操作箱内的无氧环境。由外向内传递物品时,关闭内侧门,物品由外侧门进入传递箱,然后关闭外侧门。用真空泵排气减压,充入 N_2。重复排气一次,其中的氧可被排除 99％以上。再通过手套操作箱打开内侧门,无氧的气体则从操作箱自动流入传递箱,保持无氧环境。手套操作箱内有接种环、标本架等用品,标本接种、分离培养和鉴定等全部过程均在箱内进行,有利于厌氧菌检出。

(四) 细菌在培养基中的生长现象

1. 平板培养基中细菌的生长现象

(1) 材料:以平板划线接种法接种的葡萄球菌和大肠埃希菌混合菌液的 18～24 h 培养物。

(2) 结果观察:观察并区别大肠埃希菌和葡萄球菌两种细菌的菌落,观察菌落特征,注意两种菌落在形状、大小、边缘、湿润度、透明度和颜色等特征上的区别。

2. 斜面培养基中细菌的生长现象

(1) 材料:大肠埃希菌在琼脂斜面培养基上的 18～24 h 培养物。

(2) 结果观察:观察大肠埃希菌在琼脂斜面培养基中生长形成的菌苔。

3. 液体培养基中细菌的生长现象

(1) 材料:大肠埃希菌和枯草芽胞杆菌在液体培养基中的 18～24 h 培养物,乙型溶血性

NOTE

链球菌血清肉汤培养物(示教)。

(2)结果观察:观察三种细菌在液体培养基中的生长现象。可观察到大肠埃希菌呈均匀混浊生长,乙型溶血性链球菌呈沉淀生长,枯草芽胞杆菌呈表面生长,表面生长可形成菌膜。

4. 半固体培养基中细菌的生长现象

(1)材料:痢疾杆菌和变形杆菌在半固体培养基中的 18～24 h 培养物。

(2)结果观察:观察两种细菌在半固体培养基中的生长现象。注意观察穿刺线的清晰度和培养基的混浊度。若细菌仅沿穿刺线生长,穿刺线清晰,培养基透明度无变化,表示该菌无动力,即无鞭毛。若细菌向四周扩散生长,使穿刺线模糊或呈根须状、羽毛状,培养基变混浊,表示细菌有动力,即有鞭毛。

答案要点

● ----------------------- **思考题** ------------------------

1. 细菌生长繁殖需要哪些条件?

2. 何谓专性厌氧菌,为何它不能在有氧环境中生长?

3. 平板划线接种法接种完毕,为什么要将琼脂平板倒置放进恒温箱中进行细菌培养?

(天津医科大学　李梅)

┃实验三　细菌生化鉴定方法┃

细菌的生化反应是鉴定细菌的重要手段。不同细菌的酶系统不完全相同,对糖、蛋白质等营养物质的分解能力也不一致,其代谢产物也不相同。因此,可以利用生物化学方法来鉴定不同的细菌。

常见的细菌生化反应如下。

糖发酵试验　由于细菌的酶系统不同,对糖类的分解能力各异,其产生的分解产物也不相同,有的只产酸,有的既产酸又产气;有的细菌对某种糖类不能利用,借此可协助鉴别菌种,尤其是在肠道细菌的鉴别中经常使用。如大肠埃希菌有甲酸脱氢酶,能发酵葡萄糖,并将产生的甲酸进一步分解为 CO_2 和 H_2,即产酸产气;伤寒沙门菌也可发酵葡萄糖,但缺乏甲酸脱氢酶,故只产酸不产气。

吲哚试验(indole test)　又称靛基质试验。某些细菌含有色氨酸酶,能够分解培养基内的色氨酸,产生能与吲哚试剂中对二甲氨基苯甲醛结合的吲哚,生成玫瑰红色的化合物,即玫瑰吲哚,此为吲哚试验阳性。

甲基红试验(methyl red test)　本试验是用甲基红指试剂测定细菌发酵葡萄糖时产生的氢离子浓度(pH),主要用于鉴别大肠埃希菌和产气肠杆菌。大肠埃希菌和产气肠杆菌均能分解葡萄糖、乳糖产酸产气,两者不易区别。大肠埃希菌分解葡萄糖可产生甲酸、乳酸、琥珀酸等多种酸,产气肠杆菌只产生甲酸、乙酸和乙酰甲基甲醇,两者产酸的种类和数量不同。在加入甲基红指示剂的葡萄糖蛋白胨水培养基中,大肠埃希菌产酸能力强,pH 在 4.5 以下,培养基呈红色,为甲基红试验阳性;产气肠杆菌因产生乙酰甲基甲醇,酸类少,pH 在 5.4 以上,培养基呈橘黄色,为甲基红试验阴性。

V-P(Voges-Proskauer)试验　其主要用于检测不同细菌产生乙酰甲基甲醇的能力。如产气肠杆菌分解葡萄糖产生丙酮酸后,可将两分子丙酮酸脱羧生成一分子乙酰甲基甲醇,并在碱性溶液中被氧化生成二乙酰,二乙酰与培养基中精氨酸的胍基反应生成红色的化合物,为 V-P

试验阳性;大肠埃希菌分解葡萄糖不生成乙酰甲基甲醇,故 V-P 试验阴性。本试验主要用于鉴别大肠埃希菌和产气肠杆菌。

柠檬酸盐利用试验 可以根据细菌对柠檬酸盐的利用能力的不同而鉴别细菌。例如产气肠杆菌能利用柠檬酸盐作为唯一碳源,分解培养基中的柠檬酸盐产生碱性碳酸盐和碳酸氢盐,使培养基变为碱性,使指示剂溴麝香草酚蓝由淡绿色变为深蓝色,为柠檬酸盐利用试验阳性。大肠埃希菌不能利用柠檬酸盐,得不到碳源,不能生长,指示剂也就不会变色,为柠檬酸盐利用试验阴性。

上述五个生化反应试验,常用来鉴别大肠埃希菌和产气肠杆菌。其中吲哚试验、甲基红试验、V-P 试验和柠檬酸盐利用试验,简称为 IMViC 试验。典型的大肠埃希菌发酵乳糖产酸产气,IMViC 试验结果为"＋＋ －－";典型的产气肠杆菌发酵乳糖产酸产气,IMViC 试验结果为"－－＋＋"。

硫化氢试验 某些细菌可分解培养基中的含硫氨基酸,产生硫化氢,硫化氢与铅或亚铁离子反应生成黑色的硫化铅或硫化亚铁,从而判断硫化氢试验阳性。

尿素酶试验 某些细菌具有尿素酶,可分解尿素释放出氨,使培养基呈碱性,使加入酚红指示剂的尿素琼脂培养基由黄色转为粉红色,为尿素酶试验阳性。具有尿素酶活性是变形杆菌属的特征,可以此与肠杆菌科其他常见菌鉴别。

明胶液化试验 明胶是一种动物蛋白质,为胶原蛋白的水解产物,在低于 20 ℃的条件下呈固体,高于 20 ℃的条件下自行液化呈液态。某些细菌具有明胶酶,可使明胶失去凝固能力,在低于 20 ℃的条件下仍呈液态,为明胶液化试验阳性。

胆汁溶菌试验和 Optochin 试验 肺炎链球菌的形态、染色性及在血琼脂平板上的菌落特征,与甲型溶血性链球菌极为相似,较难区别,临床检验常用胆汁溶菌试验和 Optochin 试验鉴别。胆汁或胆盐能活化肺炎链球菌自溶酶,促使细菌裂解自溶。Optochin 对肺炎链球菌有特异抑制作用,而对其他链球菌抑制作用较弱或无抑制作用。

氧化酶试验 氧化酶(细胞色素氧化酶)是细胞色素呼吸酶系统最终的呼吸酶。某些细菌具有氧化酶,可将二甲基对苯二胺或四甲基对苯二胺试剂氧化成红紫色的醌类化合物,即氧化酶试验阳性。

触酶(过氧化氢酶)试验 某些细菌具有触酶(过氧化氢酶),能分解过氧化氢,生成氧分子出现气泡。

一、实验目的

(1) 掌握细菌生化反应的原理和临床意义。
(2) 熟悉鉴别细菌常用的生化反应方法和结果判断。

二、实验内容

(一) 培养基的配制

培养基的配制方法详见附录 B。

(二) 细菌的生化反应

1. 材料

(1) 菌种和培养基:常见的细菌生化反应菌种和培养基见表 1-3-1。

(2) 试剂:吲哚试剂(靛基质试剂)、甲基红、40％KOH 溶液、肌酸、6％ α-萘酚乙醇溶液、10％脱氧胆酸钠溶液、生理盐水、氧化酶试剂(四甲基对苯二胺)、3％H_2O_2 等。

(3) 其他:Optochin 纸片、试管(带小倒管)、接种环、滴管、酒精灯、记号笔、试管架等。

表1-3-1　常见的细菌生化反应应菌种和培养基

项目	糖发酵试验	IMViC试验	硫化氢试验	尿素酶试验	明胶液化试验	胆汁溶菌试验 Optochin试验	氧化酶试验	触酶试验	克氏双糖铁复合试验	动力-靛基质-尿素酶复合试验
菌种	大肠埃希菌 伤寒沙门菌	大肠埃希菌 产气肠杆菌	大肠埃希菌 变形杆菌	大肠埃希菌 变形杆菌	大肠埃希菌 变形杆菌	肺炎链球菌 甲型溶血性链球菌	铜绿假单胞菌 表皮葡萄球菌	葡萄球菌 链球菌	大肠埃希菌 肖氏沙门菌	大肠埃希菌 变形杆菌
培养基	葡萄糖发酵培养基	葡萄糖蛋白胨水培养基 柠檬酸盐琼脂培养基	醋酸铅培养基	尿素培养基	明胶培养基	血琼脂平板	普通琼脂培养基	普通琼脂培养基	克氏双糖铁琼脂斜面培养基	动力-靛基质-尿素酶半固体培养基

2. 方法

1）糖发酵试验

（1）以无菌操作技术分别将大肠埃希菌、伤寒沙门菌接种于葡萄糖发酵培养基中，并保留一支未接种细菌的培养基试管作为对照。

（2）将已接种细菌的试验管和对照管置于 37 ℃恒温箱中培养 24 h 后取出。观察培养基液体是澄清或混浊，颜色是否发生变化，小倒管内有无气泡，并做好记录。其中"⊕"表示产酸产气，"＋"表示产酸不产气，"－"表示不产酸不产气。

2）IMViC 试验

（1）吲哚试验（靛基质试验）：①以无菌操作技术分别将大肠埃希菌、产气肠杆菌接种于葡萄糖蛋白胨水培养基中，并保留一支未接种细菌的培养基试管作为对照。②将已接种细菌的试验管和对照管置于 37 ℃恒温箱中培养 24 h 后取出。③分别向试验管和对照管中滴加 4～5 滴吲哚试剂，摇匀后静置，观察液面上层颜色的变化。如果颜色变化不明显，可加入 4～5 滴乙醚，摇匀（吲哚被萃取至乙醚中与试剂反应），再观察。

（2）甲基红试验：①以无菌操作技术分别将大肠埃希菌、产气肠杆菌接种于葡萄糖蛋白胨水培养基中，并保留一支未接种细菌的培养基试管作为对照。②将已接种细菌的试验管和对照管置于 37 ℃恒温箱中培养 24 h 后取出。③分别向试验管和对照管中滴加 2～3 滴甲基红试剂，摇匀后观察液面颜色变化。

（3）V-P 试验：①以无菌操作技术分别将大肠埃希菌、产气肠杆菌接种于葡萄糖蛋白胨水培养基中，并保留一支未接种细菌的培养基试管作为对照。②将已接种细菌的试验管和对照管置于 37 ℃恒温箱中培养 24～48 h 后取出。③分别向试验管和对照管中滴加 0.4 mL 40% KOH 溶液（内含 0.5%肌酸），开盖充分振荡后再加入 6% α-萘酚乙醇溶液，5～15 min 内观察液体颜色变化。

（4）柠檬酸盐利用试验：①以无菌操作技术分别将大肠埃希菌、产气肠杆菌接种于柠檬酸盐琼脂培养基（内含溴麝香草酚蓝指示剂），并保留一支未接种细菌的培养基试管作为对照。②将已接种细菌的试验管和对照管置于 37 ℃恒温箱中培养 24 h 后取出。直接观察培养基颜色变化及细菌生长状况。

3）硫化氢试验

（1）以无菌操作技术分别将大肠埃希菌、变形杆菌穿刺接种于醋酸铅培养基上，并保留一支未接种细菌的培养基试管作为对照。

（2）将已接种细菌的试验管和对照管置于 37 ℃恒温箱中培养 24 h 后取出。观察培养基穿刺部位的颜色变化及细菌生长状况。

4）尿素酶试验

（1）以无菌操作技术分别将大肠埃希菌、变形杆菌接种于尿素培养基中，并保留一支未接种细菌的培养基试管作为对照。

（2）将已接种细菌的试验管和对照管置于 37 ℃恒温箱中培养 24 h 后取出。观察培养基的颜色变化。

5）明胶液化试验

（1）以无菌操作技术分别将大肠埃希菌、变形杆菌穿刺接种于明胶培养基中，并保留一支未接种细菌的培养基试管作为对照。

（2）将已接种细菌的试验管和对照管置于 37 ℃恒温箱中培养 48 h 后取出。置于冰浴中观察培养基有无液化情况。

6）胆汁溶菌试验和 Optochin 试验

（1）胆汁溶菌试验：分别将肺炎链球菌、甲型溶血性链球菌接种于血琼脂平板上，置于 37

℃恒温箱培养 24 h。滴加 10％脱氧胆酸钠溶液于菌落上,置于 37 ℃恒温箱 30 min,观察菌落的溶解情况。

本试验也可将细菌接种于液体培养基中,生长成混浊菌液后,分别取肺炎链球菌和甲型溶血性链球菌培养液 0.8 mL 于 2 支试管中,各加 10％脱氧胆酸钠溶液 0.2 mL(用生理盐水做对照),摇匀后置 37 ℃水浴,15 min 后观察结果。

(2) Optochin 试验:用无菌棉拭子或接种环将待检菌均匀涂布于血琼脂平板,贴上一张含 5 μg Optochin 的纸片,置于 37 ℃恒温箱培养 18～24 h,观察抑菌圈大小。

7) 氧化酶试验

(1) 以无菌操作技术分别将铜绿假单胞菌、表皮葡萄球菌接种于普通琼脂培养基上,置于 37 ℃恒温箱中培养 18～24 h。

(2) 取氧化酶试剂分别滴加在铜绿假单胞菌及表皮葡萄球菌的菌落上,几分钟内观察结果。阳性者立刻出现红色,继而为深红色。

8) 触酶(过氧化氢酶)试验

(1) 以无菌操作技术分别将葡萄球菌、链球菌接种于普通琼脂培养基上,置于 37 ℃恒温箱中培养 18～24 h。

(2) 挑取单个菌落置于载玻片上。

(3) 加数滴 3％H_2O_2,1 min 后观察结果。出现大量气泡为阳性结果;无气泡或气泡很少为阴性结果。

9) 克氏双糖铁复合试验

(1) 以无菌操作技术采用穿刺接种,同时斜面划线的方法,分别将大肠埃希菌、肖氏沙门菌接种于克氏双糖铁琼脂斜面培养基(底层穿刺,上层斜面划线)。

(2) 于 37 ℃培养 24～48 h 后观察结果。

该培养基中葡萄糖与乳糖的比例为 1：10,并含有硫酸亚铁及酚红指示剂。若细菌分解葡萄糖、乳糖产酸产气,培养基的斜面与底层均呈黄色,且有气泡。若细菌只分解葡萄糖而不分解乳糖,分解葡萄糖后产酸使 pH 降低,但葡萄糖含量较少,生成的少量酸因接触空气而氧化,因而使斜面部分仍保持原来的红色。培养基的底层由于处于缺氧状态,细菌分解葡萄糖生成的酸类不被氧化而仍保持黄色,即斜面为红色,底层为黄色。若细菌产生硫化氢,可与培养基中的硫酸亚铁反应,形成黑色的硫化亚铁。

10) 动力-靛基质-尿素酶(MIU)复合试验

(1) 以无菌操作技术将大肠埃希菌、变形杆菌用穿刺接种的方法分别接种于动力-靛基质-尿素酶半固体培养基上。

(2) 于 37 ℃培养 24～48 h 后观察结果。

MIU 半固体培养基为肠道杆菌生化反应复合培养基。此培养基为半固体型,较低的琼脂量确保有鞭毛的细菌可以沿穿刺线向周围生长,而呈动力阳性。对于能够产生尿素酶的细菌,则可对培养基中的尿素进行分解,进而产生碱性的氨类物质,使培养基 pH 上升,酚红指示剂由黄色变红色。对于能够产生色氨酸酶的细菌,则可分解底物蛋白胨中的色氨酸产生吲哚(靛基质)。吲哚与吲哚试剂反应,形成红色的玫瑰吲哚。

3. 结果观察

1) 糖发酵试验　将试验结果记录于表 1-3-2 中。

表 1-3-2　糖发酵试验结果

菌种	大肠埃希菌	伤寒沙门菌	对照
结果			

2）IMViC 试验

（1）吲哚试验：将试验结果记录于表 1-3-3 中。

表 1-3-3 吲哚试验结果

菌种	大肠埃希菌	产气肠杆菌	对照
结果			

（2）甲基红试验：将试验结果记录于表 1-3-4 中。

表 1-3-4 甲基红试验结果

菌种	大肠埃希菌	产气肠杆菌	对照
结果			

（3）V-P 试验：将试验结果记录于表 1-3-5 中。

表 1-3-5 V-P 试验结果

菌种	大肠埃希菌	产气肠杆菌	对照
结果			

（4）柠檬酸盐利用试验：将试验结果记录于表 1-3-6 中。

表 1-3-6 柠檬酸盐利用试验结果

菌种	大肠埃希菌	产气肠杆菌	对照
结果			

3）硫化氢试验 将试验结果记录于表 1-3-7 中。

表 1-3-7 硫化氢试验结果

菌种	大肠埃希菌	变形杆菌	对照
结果			

4）尿素酶试验 将试验结果记录于表 1-3-8 中。

表 1-3-8 尿素酶试验结果

菌种	大肠埃希菌	变形杆菌	对照
结果			

5）明胶液化试验 将试验结果记录于表 1-3-9 中。

表 1-3-9 明胶液化试验结果

菌种	大肠埃希菌	变形杆菌	对照
结果			

6）胆汁溶菌试验和 Optochin 试验 将试验结果记录于表 1-3-10 中。

表 1-3-10 胆汁溶菌试验和 Optochin 试验结果

菌种	肺炎链球菌	甲型溶血性链球菌
胆汁溶菌试验		
Optochin 试验		

7）氧化酶试验　将试验结果记录于表 1-3-11 中。

表 1-3-11　氧化酶试验结果

菌种	铜绿假单胞菌	表皮葡萄球菌
结果		

8）触酶（过氧化氢酶）试验　将试验结果记录于表 1-3-12 中。

表 1-3-12　触酶（过氧化氢酶）试验结果

菌种	葡萄球菌	链球菌
结果		

9）克氏双糖铁复合试验　将试验结果记录于表 1-3-13 中。

表 1-3-13　克氏双糖铁复合试验结果

项目	葡萄糖	乳糖	硫化氢
肖氏沙门菌			
大肠埃希菌			

10）动力-靛基质-尿素酶（MIU）复合试验　将试验结果记录于表 1-3-14 中。

表 1-3-14　动力-靛基质-尿素酶（MIU）复合试验结果

项目	动力	靛基质	尿素酶
大肠埃希菌			
变形杆菌			

答案要点

- 思考题 - - - - - - - - - - - - -

1. 吲哚试验中，为什么阳性试验结果只在液体上层出现玫瑰红色？
2. 明胶液化试验为什么要在冰浴中观察结果？

（遵义医科大学　周艳萌）

实验四　细菌变异的诱导与观察

由于环境因素的影响或细菌遗传物质的变化而导致子代细菌的生物学性状与亲代不同的现象，称为细菌变异。细菌变异可分为表型变异和遗传变异。表型变异由外界因素所致，常涉及同一环境中的大多数个体，其遗传物质结构没有改变，因此其变化是可逆的，不能遗传。遗传变异只发生在少数个体，能稳定地传给后代，因此可产生变种或新种，有利于物种的进化。

一、实验目的

（1）熟悉诱导细菌变异的基本方法。
（2）了解细菌变异的类型和结果观察。
（3）了解细菌变异现象在诊断、治疗和预防工作中的重要意义。

二、实验内容

(一)鞭毛变异

细菌的鞭毛变异属于表型变异的一种。有鞭毛的细菌在普通琼脂平板上生长时,由接种点向周围蔓延呈同心圆型的波状生长,形成迁徙生长现象。而在含有0.1%石炭酸的琼脂平板上生长时,鞭毛的形成受到抑制,只在接种点处形成点状生长,不产生迁徙生长现象。细菌的鞭毛变异属于非遗传性变异,将失去鞭毛的细菌重新接种在普通琼脂平板上,又可获得鞭毛。

1. 材料

(1)菌种:变形杆菌。

(2)培养基:普通琼脂平板、0.1%石炭酸琼脂平板。

(3)其他:接种环、酒精灯、记号笔、试管架等。

2. 方法 采用无菌操作技术取变形杆菌18～24 h培养物,分别点种于普通琼脂平板和0.1%石炭酸琼脂平板的中央,于37 ℃培养24 h后观察细菌有无迁徙生长现象。

3. 结果观察 在普通琼脂平板上,变形杆菌以接种点为中心,形成厚薄交替的同心圆菌苔,此即迁徙生长现象(图1-4-1(a));而在0.1%石炭酸琼脂平板上,变形杆菌仅在接种点处生长,无迁徙现象(图1-4-1(b))。

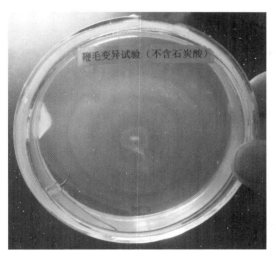 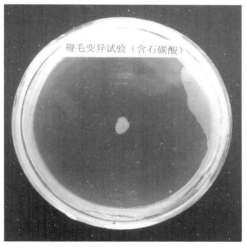

(a)变形杆菌在普通琼脂平板上的迁徙生长现象　　(b)变形杆菌在石炭酸琼脂平板上的生长现象（无迁徙）

图 1-4-1　鞭毛变异试验结果

(二)细菌L型变异

在体内外一些因素如胆汁、抗生素、溶菌酶等作用下,可以失去细胞壁而继续存活的细菌,称为细菌L型。细菌L型由于缺乏细胞壁而呈高度多形性,大小不一,有球形、杆状、丝状等。在高盐血浆软琼脂培养基上,细菌L型可生长并形成"荷包蛋"样菌落。某些细菌的L型仍有一定的致病力,可引起慢性感染,如尿路感染、骨髓炎、心内膜炎等。

1. 材料

(1)菌种:金黄色葡萄球菌5～6 h肉汤培养物。

(2)培养基:高盐血浆软琼脂培养基。

(3)染色液:革兰染色液、细胞壁染色液。

(4)其他:青霉素纸片、接种环、酒精灯、无菌吸管、无菌涂布棒(L型)等。

NOTE

2. 方法

（1）采用无菌操作技术，吸取 0.1 mL 金黄色葡萄球菌 5～6 h 肉汤培养物滴于高盐血浆软琼脂培养基上，然后用 L 型涂布棒涂抹均匀。

（2）待菌液稍干，取一张青霉素纸片（直径 6 mm）贴于平板中央，于 37 ℃恒温箱中孵育，在低倍镜下逐日观察平板上菌落的生长情况，同时观察抑菌圈内有无"荷包蛋"样菌落出现。

（3）挑取抑菌圈内"荷包蛋"样菌落和抑菌圈外细菌分别涂片，进行革兰染色和细胞壁染色，镜检。

3. 结果观察

（1）低倍镜下，在抑菌圈内出现"荷包蛋"样菌落。

（2）革兰染色：抑菌圈外金黄色葡萄球菌呈球状，为革兰阳性菌；抑菌圈内金黄色葡萄球菌呈多形性，为革兰阴性菌。

（3）细胞壁染色：有细胞壁的细菌周边染成蓝紫色，胞内无色。细菌 L 型无细胞壁，整个细菌浓染成蓝紫色。

（三）细菌菌落变异

细菌的菌落表现为光滑型（S）、粗糙型（R）或黏液型（M）。菌落表观性状是细菌物种的基本特征之一，菌落的表观变异，意味着细菌获得或失去了某种表面成分，其表面抗原性或某种生化特征也随之发生改变，有时甚至伴有细菌毒力的变化。细菌经长期传代或培养在不同条件下以及紫外线诱导等，都可能导致菌落表观性状的改变。

1. 材料

（1）菌种：S 型大肠埃希菌琼脂斜面培养物。

（2）培养基：0.1‰石炭酸琼脂平板、普通琼脂平板。

2. 方法

（1）将 S 型菌落的大肠埃希菌接种于 0.1‰石炭酸琼脂平板中，置于 37 ℃恒温箱中培养24 h。

（2）从上述平板挑取单个菌落，移种于另一 0.1‰石炭酸琼脂平板，于 37 ℃培养 24 h。如此连续传代 5～6 代，即可变为 R 型。

（3）用一个普通琼脂平板一半接种 0.1‰石炭酸琼脂平板上传代后的大肠埃希菌，另一半接种实验前的 S 型菌落大肠埃希菌，于 37 ℃培养 24 h。

（4）观察 S 型菌落向 R 型菌落变异的情况。

3. 结果观察　正常的大肠埃希菌为 S 型菌落，在 0.1‰石炭酸琼脂平板上连续传代后的大肠埃希菌为 R 型菌落，发生了 S-R 变异。

答案要点

思考题

1. 发生鞭毛变异的细菌，其鞭毛能否恢复？如何恢复？

2. 如何检查细菌 L 型？分离出的细菌 L 型，能否恢复其完整的细胞壁结构？

3. 细菌发生 L 型变异的原因有哪些？

（遵义医科大学　周艳萌）

｜实验五　细菌的分布及环境因素对细菌的影响｜

细菌在自然界的分布极为广泛,在江河、湖泊、海洋、土壤、矿层、空气等都有数量不等、种类不一的细菌存在,而在人类、动物和植物的体表,以及与外界相通的人类和动物的消化道、呼吸道等腔道中,也有大量的微生物存在。但是绝大多数的细菌是正常菌群或条件致病菌,只有极少数细菌可引起人类疾病。而细菌与其他生物一样,与外界环境有着密切的关系。外界环境适宜,细菌就生长繁殖;环境条件恶劣,细菌增殖变慢或不增殖,甚至死亡。

一、实验目的

（1）掌握常用的消毒灭菌方法、紫外线杀菌机制。

（2）熟悉环境、体表细菌的检查方法。

（3）了解化学消毒剂的杀菌作用。

二、实验内容

（一）细菌在环境中的分布

1. 空气中细菌的检查——自然沉降法　空气中存在着一定数量的细菌,这些细菌可能来自土壤,人或动物打喷嚏或咳嗽时喷出的飞沫,因而,空气中细菌的种类和数量随地区、季节、人口密度的不同而不同。自然沉降法是检查空气中细菌的常用方法,它是利用空气中含有细菌的尘埃因重力自然沉降到培养基表面进行检查。

1）材料　血琼脂平板、记号笔等。

2）方法

（1）取血琼脂平板 2 个,在皿底部做好标记。一个暴露于实验室空气中(注意避免被日光直接照射),另一个置于已经紫外线空气消毒后的净化工作台内。

（2）将 2 个血琼脂平板的皿盖打开,使其暴露 30 min,然后盖好皿盖,取出,置于 37 ℃恒温箱中培养 24 h 后观察结果。

3）结果观察　观察血琼脂平板上有无细菌生长,并比较 2 个血琼脂平板上菌落的数量,将结果填入表 1-5-1 中。

表 1-5-1　空气中细菌分布情况

项目	菌落数	菌落种类
净化工作台内空气		
实验室空气		

2. 水中细菌的检查

1）材料　普通琼脂平板、池水、无菌滴管、无菌试管、接种环等。

2）方法

（1）用酒精灯烧灼自来水管口约 1 min,然后打开水龙头放水约 2 min,用无菌试管以无菌操作取自来水标本 3 mL 左右。

（2）用一支无菌滴管自无菌试管中取 1～2 滴自来水滴于普通琼脂平板上,然后用接种环以划线法划开。

（3）再用一支无菌滴管取 1～2 滴池水滴于另一个普通琼脂平板,同样用接种环以划线法

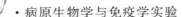

划开。

（4）把上述 2 个普通琼脂平板放于 37 ℃恒温箱中培养 18～24 h 后观察结果。

3）结果观察　观察 2 个普通琼脂平板上有无细菌生长，比较菌落的数量，将结果填入表 1-5-2 中。

表 1-5-2　水中细菌分布情况

项目	菌落数	菌落种类
自来水		
池水		

3.土壤中细菌的检查

1）材料　普通琼脂平板、庖肉培养基、土壤、无菌滴管、无菌生理盐水试管、接种环等。

2）方法

（1）将包有土壤的纸包打开，取少量土壤置于无菌生理盐水试管中，制成土壤悬液。

（2）点燃酒精灯。

（3）取适量土壤接种于庖肉培养基中，80 ℃水浴 20 min（以杀灭无芽胞的细菌）。

（4）用无菌滴管吸取土壤悬液，在普通琼脂平板表面滴加 1～2 滴，然后用接种环以划线法划开。

（5）将接种好的庖肉培养基和普通琼脂平板放于 37 ℃恒温箱中，培养 18～24 h 后，取出观察结果。

3）结果观察　观察庖肉培养基和普通琼脂平板有无细菌生长并注意其生长情况，将结果填入表 1-5-3 中。

表 1-5-3　土壤中细菌分布情况

项目	培养结果
普通琼脂平板	
庖肉培养基	

（二）细菌在人体及常用物品中的分布

1.飞沫中细菌的检查　口腔及鼻咽腔是人体与外界相通的重要腔道，其中有细菌存在，正常情况下不致病，当机体抵抗力下降时可引起疾病。有些健康人的口腔及鼻咽腔内存在着致病菌，如乙型溶血性链球菌、肺炎链球菌、脑膜炎奈瑟菌等。

1）材料　血琼脂平板等。

2）方法

（1）取血琼脂平板 1 个，打开皿盖，放在离嘴约 17 cm 处，向血琼脂平板咳嗽 3～4 次。

（2）将平板盖上，做好标记，在 37 ℃培养 24 h 后观察结果。

（3）挑取外形不同的菌落进行涂片、革兰染色。

3）结果观察　观察平板上有无细菌生长、细菌形态特点及染色情况等，并将结果填入表 1-5-4 中。

表 1-5-4　飞沫中细菌分布情况

项目	菌落数	菌落种类	显微镜下细菌形态、排列、染色性
咽喉（咳皿）			

2.人体及常用物品细菌的检查　健康人体的体表寄居着不同种类和数量的细菌，如葡萄

球菌、链球菌、类白喉棒状杆菌、丙酸杆菌等。日常生活中我们所用到的大多数物品上也黏附有不同种类和数量的细菌。正常情况下这些细菌大多数是不致病的。

1）材料 普通琼脂平板、镊子等。

2）方法

（1）取 1 个普通琼脂平板，用记号笔将平板底面的外面划分为 4 个区。

（2）1 区用手指轻轻涂抹数次；2 区剪 1 cm 长的头发贴于琼脂上；3 区用衣服轻轻涂抹；4 区用纸币轻轻涂抹（图 1-5-1）。然后盖好平板，做好标记。

（3）置于 37 ℃恒温箱中培养 24 h 后观察结果。

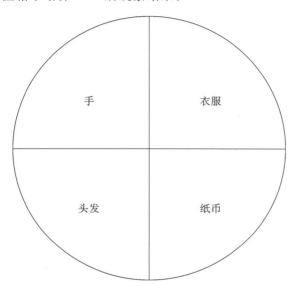

图 1-5-1 人体及常用物品细菌检查示意图

3）结果观察 观察各区域有无细菌生长，比较菌落的多少，将结果填入表 1-5-5 中。

表 1-5-5 人体及常用物品细菌分布情况

项目	菌落数	菌落种类
手		
头发		
衣服		
纸币		

3. 牙垢中细菌的检查

1）材料 接种环、载玻片、无菌牙签、石炭酸复红染色液、无菌生理盐水等。

2）方法

（1）用接种环取无菌生理盐水 1 环，置于洁净的载玻片中央。

（2）用无菌牙签挑取恒磨牙牙垢，加到载玻片的盐水中，混匀，制成涂片。

（3）自然干燥，火焰固定，用石炭酸复红染色液染色 10～15 min，用油镜观察。

3）结果观察 将实验结果记录于表 1-5-6 中。

表 1-5-6 牙垢中细菌形态特征

项目	油镜下细菌形态、排列
牙垢	

（三）环境因素对细菌的影响

1. 紫外线的杀菌作用　波长在 200～300 nm 的紫外线具有杀菌功能,其中以 265～266 nm 的杀菌作用最强。紫外线的杀菌机制主要是使 DNA 链上两个相邻的胸腺嘧啶共价结合,形成胸腺嘧啶二聚体,干扰细菌 DNA 的复制与转录,导致细菌的变异或死亡。紫外线的穿透力弱,普通玻璃、纸张、尘埃、水蒸气等均可阻挡紫外线,因此紫外线主要用于空气和物体表面的消毒。

1) 材料

(1) 菌种:金黄色葡萄球菌 18～24 h 肉汤培养物。

(2) 培养基:普通琼脂平板。

(3) 其他:紫外灯、无菌棉拭子、酒精灯、记号笔等。

2) 方法

(1) 用无菌棉拭子蘸取少许菌液(蘸湿即可,注意取出棉拭子时不要碰到管口,防止污染)。

(2) 用棉拭子在平板表面密集划线(图 1-5-2),均匀地涂一薄层。

(3) 做好标记后把平板放于紫外灯下,用皿盖盖住一半平板。

(4) 开启紫外灯,直接照射 30 min 后盖上皿盖,取出倒置于 37 ℃恒温箱中培养 24 h 后观察结果。

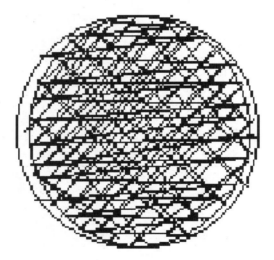

图 1-5-2　密集划线法示意图

3) 结果观察　观察被皿盖遮盖的一侧和暴露的一侧有无细菌生长,并记录结果。

被皿盖遮盖的一侧:＿＿＿＿＿＿＿＿＿＿＿＿＿＿＿＿＿＿＿

直接暴露于紫外线的一侧:＿＿＿＿＿＿＿＿＿＿＿＿＿＿＿＿＿

2. 湿热的杀菌作用　热力灭菌是最常用的一种杀菌方法,其原理是利用高温使细菌菌体蛋白变性或凝固,从而导致细菌死亡。多数无芽胞细菌经 55～60 ℃作用 30～60 min 后即死亡。湿热 80 ℃作用 5～10 min 可杀死绝大部分细菌的繁殖体和真菌。细菌的芽胞对高温有很强的抵抗力,高压蒸汽灭菌法可杀死包括细菌芽胞在内的所有微生物。

1) 材料

(1) 菌种:大肠埃希菌和枯草芽胞杆菌斜面培养物各 1 支。

(2) 培养基:肉汤管 6 支。

(3) 其他:100 ℃水浴箱、高压蒸汽灭菌器等。

2）方法

（1）在 3 支肉汤管内接种不形成芽胞的大肠埃希菌,在另外 3 支肉汤管内接种形成芽胞的枯草芽胞杆菌,各管接种量近似,然后将其分成三组。

（2）第一组取接种大肠埃希菌及枯草芽胞杆菌的肉汤管各一管置于室温,作为对照观察。

（3）第二组置于 100 ℃水浴箱中,煮沸 10 min,取出后立即用自来水冲凉。

（4）第三组置于高压蒸汽灭菌器内,121 ℃灭菌 20 min。

（5）最后将三组接种细菌的肉汤管置于 37 ℃恒温箱内培养,18～24 h 后观察结果。

3）结果观察 将实验结果记录于表 1-5-7 中。

表 1-5-7 湿热杀菌作用结果

条件	组号	第一组	第二组	第三组
	温度/℃	37	100	121
细菌生长情况	大肠埃希菌			
	枯草芽胞杆菌			

3. 常用化学消毒剂的杀菌作用 化学消毒剂通过促进菌体蛋白变性或凝固、干扰细菌酶系统和代谢以及损伤细菌的细胞膜而影响细菌的化学组成、物理结构和生理活动,从而发挥防腐、消毒,甚至灭菌的作用。

1）材料

（1）菌种:金黄色葡萄球菌和大肠埃希菌 18～24 h 的肉汤培养物。

（2）培养基:普通琼脂平板。

（3）消毒剂:0.1%新洁尔灭、2.5%碘酒、2%戊二醛、5%石炭酸。

（4）其他:无菌棉拭子、无菌镊子、1 mL 无菌吸管等。

2）方法

（1）用 1 mL 无菌吸管各吸取 0.1 mL 金黄色葡萄球菌和大肠埃希菌 18～24 h 的肉汤培养物,分别置于两个琼脂平板中央。

（2）用无菌棉拭子将细菌密集涂布于整个琼脂平板表面。

（3）菌液干后,用无菌镊子夹取含 0.1%新洁尔灭、2.5%碘酒、2%戊二醛、5%石炭酸的消毒剂纸片各一片,轻轻贴在培养基表面（图 1-5-3）。滤纸片放置后不要再挪动,挪动将影响实

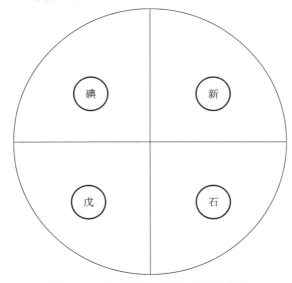

图 1-5-3 化学消毒剂纸片放置示意图

NOTE

验结果。

（4）做好标记，倒置于 37 ℃恒温箱内培养，18～24 h 后观察结果，测定抑菌圈的大小。

（5）抑菌圈的形成：琼脂培养基含有大量水分，滤纸片上的试剂为水溶性，可逐渐扩散到周围的培养基中，其浓度随与滤纸片距离的增加而逐渐降低，从而形成了以滤纸片为中心，试剂浓度逐渐减小的浓度梯度。当试剂浓度降低到某一程度时，细菌足以抵抗其抑菌或杀菌的作用。在此范围以外，细菌正常生长，而在此范围以内细菌生长则受到抑制。以此界线为边缘所形成的抑菌杀菌的区域称为抑菌圈。测量抑菌圈的大小，可以比较并初步判定细菌对各种化学消毒剂的敏感情况。

3）结果观察　在含有化学消毒剂的纸片周围细菌的生长受到抑制，形成抑菌圈，测量抑菌圈的直径，并比较四种化学消毒剂的抑菌效果。将结果填入表 1-5-8 中。

表 1-5-8　常用化学消毒剂的杀菌作用

菌种	抑菌圈直径/mm			
	0.1%新洁尔灭	2.5%碘酒	2%戊二醛	5%石炭酸
金黄色葡萄球菌				
大肠埃希菌				

4. 噬菌体的溶菌作用　噬菌体是感染细菌、真菌、放线菌等微生物的病毒。噬菌体与宿主菌之间有高度的特异性，故可借助噬菌体来鉴定菌种的类型和诊断细菌性疾病。

1）材料

（1）菌种：大肠埃希菌、志贺菌 18～24 h 肉汤培养物。

（2）噬菌体：大肠埃希菌噬菌体。

（3）培养基：普通琼脂平板。

（4）其他：接种环、酒精灯、记号笔等。

2）方法

（1）在平板底用记号笔画两个直径 2 cm 的圆圈。

（2）用无菌接种环取大肠埃希菌和志贺菌菌液分别涂于圆圈内，做好标记。

（3）菌液干后，再用灭菌的接种环取大肠埃希菌噬菌体点种于涂有细菌的圆圈中。

（4）将平板放入 37 ℃恒温箱中培养 24 h，观察有无噬斑出现，并记录结果。

3）结果观察　涂有大肠埃希菌菌液的圆圈内出现噬斑，涂有志贺菌菌液的圆圈内无噬斑。

答案要点

思考题

1. 紫外线杀菌的原理和特点是什么？
2. 细菌在液体培养基中的生长方式有哪些？
3. 影响消毒灭菌效果的因素有哪些？

（遵义医科大学　周艳萌）

实验六　抗生素敏感试验及耐药因子传递试验

抗菌药物是指具有抑菌或杀菌活性，用于预防和治疗细菌感染的药物，包括抗生素和化学合成药物，其中抗生素是某些微生物在代谢过程中产生的次级代谢产物，临床上用于治疗细菌感染。抗生素的抗菌范围称为抗菌谱,不同抗生素具有不同的抗菌谱。由于各种致病菌对抗生素的敏感性不同,且易产生耐药性,因此测定细菌对药物的敏感性,对临床指导用药具有重要的意义(图 1-6-1)。常用的药物敏感性试验方法主要有两类:琼脂扩散法和系列稀释法。

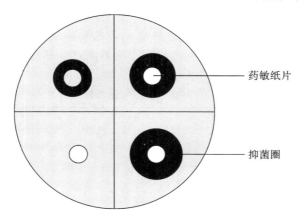

图 1-6-1 抗生素敏感试验示意图

琼脂扩散法是利用药物能够渗透到琼脂培养基的性质,将试验菌涂布于琼脂平板表面,然后将药物置于平板上。根据加药操作方法的不同分为纸片法、打洞法、挖沟法和管碟法。纸片法是琼脂扩散法中最常用的方法。在已接种试验菌的平板上平贴含有一定量抗菌药物的纸片,抗菌药物会扩散到培养基内,药物浓度随离开纸片的距离增大而降低。当药物浓度高于对该菌的最低抑菌浓度时,细菌生长受到抑制;当药物浓度低于对该菌的最低抑菌浓度时,细菌生长。因此孵育后,在纸片的周围会形成透明的抑菌圈,测量抑菌圈的直径,与标准进行对比,即可测定该试验菌对相应药物的敏感性。

系列稀释法是将药物系列稀释成不同的浓度,加入一定量的试验菌,求得药物的最低抑菌浓度。常用的方法包括试管稀释法、平板稀释法、斜面混入法和微孔板法。试管稀释法是在含有不同药物浓度的液体培养基内,加入一定量的试验菌,经孵育后观察结果,完全抑制细菌生长的最低药物浓度为该药物的最低抑菌浓度(minimum inhibitory concentration,MIC)。

细菌由于各种原因对某种抗菌药物由敏感变成耐药,从而变得对该药物不再敏感,称为细菌耐药性变异。细菌的耐药性变异是由基因突变或耐药性质粒等携带耐药基因的可移动遗传元件的侧向移动引起的。细菌的基因转移可以通过转化、转导和接合等方式进行。

一、实验目的

(1)掌握测定微生物对抗菌药物敏感性的常用方法。
(2)掌握药物最低抑菌浓度的概念和测定方法。
(3)了解细菌耐药性变异的测定方法。

二、实验内容

(一)培养基的配制

培养基的配制方法详见附录 B。

(二)药物敏感性试验

1.纸片法

1)材料

(1)菌种:金黄色葡萄球菌、大肠埃希菌。

（2）培养基：M-H 液体培养基、M-H 固体培养基。

（3）药物纸片：青霉素纸片、链霉素纸片、氯霉素纸片、复方新诺明纸片。

（4）其他：细菌比浊管、接种环、无菌棉签、培养皿、灭菌滴管、酒精灯、记号笔、镊子等。

2）方法

（1）用接种环分别在 M-H 琼脂平板中挑取金黄色葡萄球菌、大肠埃希菌菌落，接种至 M-H 液体培养基中，于 35 ℃培养 4～6 h，之后利用培养基或生理盐水校正浊度为 0.5 麦氏比浊标准的菌悬液，即菌液浓度为 1.5×10^8/mL（表 1-6-1）。

表 1-6-1　细菌浓度标准比浊管配制

试管号	1	2	3	4	5	6	7	8	9	10
1% $BaCl_2$/mL	0.1	0.2	0.3	0.4	0.5	0.6	0.7	0.8	0.9	1.0
1% H_2SO_4/mL	9.9	9.8	9.7	9.6	9.5	9.4	9.3	9.2	9.1	9.0
相当于每毫升含细菌数（$\times 10^8$/mL）	3	6	9	12	15	18	21	24	27	30

（2）用无菌棉签蘸取菌液，在管壁上挤压以去除多余的菌液后，分别涂布于 2 个 M-H 固体培养基上，反复涂布几次至整个培养基表面均匀布满细菌，待干后使用。

（3）用记号笔将皿底分成四个区，并做好标记。

（4）用灭菌的镊子分别夹取青霉素纸片、链霉素纸片、氯霉素纸片、复方新诺明纸片，按两纸片间距离不小于 2 cm，纸片距平板边缘不小于 1 cm 的要求将其贴于平板表面，用镊子轻轻按压一下，防止纸片移位、掉落。

（5）于 37 ℃培养 18～24 h 后观察结果。

3）结果观察　测量各种药物纸片周围的抑菌圈直径（mm），对照表 1-6-2 确定金黄色葡萄球菌、大肠埃希菌对药物的敏感情况，将结果记录于表 1-6-3 中。

表 1-6-2　抑菌圈解释标准

抗生素	纸片含药量/（微克/片）	抑菌圈直径/mm		
		耐药	中介	敏感
青霉素	10	≤28	—	≥29
庆大霉素	10	≤12	13～14	≥15
链霉素	10	≤11	12～14	≥15
卡那霉素	30	≤13	14～17	≥18
红霉素	15	≤13	14～22	≥23
氯霉素	30	≤12	13～17	≥18
四环素	30	≤14	15～18	≥19
诺氟沙星	10	≤12	13～16	≥17
复方新诺明（SMZ/TMP）	23.75/1.25	≤10	11～15	≥16

表 1-6-3 纸片法实验结果

菌种	抑菌圈直径/mm			
	青霉素	链霉素	氯霉素	复方新诺明
金黄色葡萄球菌				
敏感性				
大肠埃希菌				
敏感性				

2.试管稀释法

1) 材料

(1) 菌种:金黄色葡萄球菌、大肠埃希菌。

(2) 培养基:M-H 液体培养基、M-H 固体培养基、肉汤培养基。

(3) 药物:青霉素、链霉素、氯霉素、复方新诺明。

(4) 其他:细菌比浊管、接种环、灭菌滴管、酒精灯、记号笔、试管架等。

2) 方法

(1) 菌液的制备:方法同纸片法。

(2) 取无菌小试管 10 支,依次置于试管架上,标记 1～10 号,于 1 号管中加入 M-H 液体培养基 1.9 mL,2～10 号管各加入 1 mL。

(3) 1 号管加入某种抗生素(100 U/mL)0.1 mL,混合后取 1 mL 加入 2 号管,依次倍比稀释,自 9 号管吸取 1 mL 弃去,10 号管为对照管。

(4) 分别吸取 1:1000 的试验菌稀释液 1 mL 加入 1～10 号管中,混匀。稀释后 1～10 号管中抗生素浓度依次为 2.5 U/mL、1.25 U/mL、0.63 U/mL、0.3 U/mL、0.16 U/mL、0.08 U/mL、0.04 U/mL、0.02 U/mL、0.01 U/mL、0 U/mL。将各管置于 37 ℃恒温箱中培养 18～24 h 后观察结果。

3) 结果观察　选择无细菌生长的药物浓度为最高稀释管,该管的药物浓度即为试验菌对此药物的敏感度,即 MIC。

3.R 质粒接合传递试验

1) 材料

(1) 菌种:福氏痢疾杆菌 D15(含 R 质粒的标准菌株,耐链霉素、氯霉素、四环素及磺胺药,作为 R 质粒接合传递试验的供体菌)、大肠埃希菌 K12 W1485(对上述药物敏感,但对利福平耐药,作为 R 质粒接合传递试验的受体菌)。

(2) 培养基:肉汤培养基、中国蓝琼脂培养基。

(3) 其他:接种环、灭菌滴管、酒精灯、记号笔、试管架等。

2) 方法

(1) 用接种环分别接种福氏痢疾杆菌 D15 和大肠埃希菌 K12 W1485 至中国蓝琼脂培养基,于 37 ℃培养 18～24 h。之后分别将福氏痢疾杆菌 D15 和大肠埃希菌 K12 W1485 转种于 1 mL 肉汤培养基中,于 37 ℃培养 5～6 h 后即成为已活化的菌种。

(2) 取已活化的菌种各 2～4 滴加入 1 mL 肉汤培养基中,混匀,于 37 ℃接合 4～5 h 后即成为传递体。

(3) 根据菌种数将平板分区后,按表 1-6-4 进行操作。

表 1-6-4　菌种接种方案

培养基类型	中国蓝（含链霉素 20 μg/mL）	中国蓝（含利福平 100 μg/mL）	中国蓝（含链霉素 20 μg/mL、利福平 100 μg/mL）
菌种	福氏痢疾杆菌 D15 大肠埃希菌 K12 W1485	福氏痢疾杆菌 D15 大肠埃希菌 K12 W1485	福氏痢疾杆菌 D15 大肠埃希菌 K12 W1485 传递体

（4）于 37 ℃培养 18～24 h，观察结果。

3）结果观察　观察并记录细菌在含不同抗生素的中国蓝琼脂培养基上的生长情况。试验结果参见表 1-6-5 和图 1-6-2。

表 1-6-5　R 质粒接合传递试验结果

培养基类型	中国蓝（含链霉素 20 μg/mL）	中国蓝（含利福平 100 μg/mL）	中国蓝（含链霉素 20 μg/mL、利福平 100 μg/mL）
能生长的菌种	福氏痢疾杆菌 D15 淡红色菌落	大肠埃希菌 K12 W1485 蓝色菌落	大肠埃希菌 K12 W1485 传递体 蓝色菌落

注：在中国蓝琼脂培养基上，大肠埃希菌菌落呈蓝色，福氏痢疾杆菌呈淡红色。

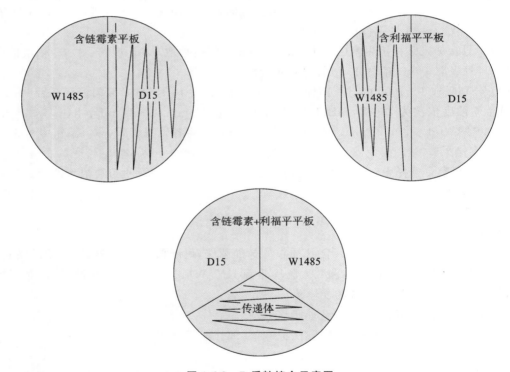

图 1-6-2　R 质粒接合示意图

答案要点

思考题

1. 药物敏感性试验对于临床用药的意义是什么？
2. 试分析哪些因素会影响药敏纸片对同一株菌不同次试验抑菌圈的大小？

（遵义医科大学　周艳萌）

实验七 厌氧性细菌的分离与鉴定

厌氧性细菌(anaerobic bacteria)广泛分布于自然界、人及动物体内,是一大群种类繁多,必须在无氧环境中才能生长的细菌。根据其生长过程中有无芽胞形成,将其分为厌氧芽胞梭菌和无芽胞厌氧菌两大类。

厌氧芽胞梭菌是一群呈革兰阳性,能形成芽胞的大杆菌。芽胞直径大于菌体,使菌体膨胀变形成梭形。芽胞抵抗力强,主要分布于土壤、人和动物肠道中。厌氧芽胞梭菌多数为腐生菌,少数为致病菌,如破伤风梭菌、产气荚膜梭菌、肉毒梭菌等,可引起外源性感染。厌氧芽胞梭菌营养要求不高,在厌氧环境下生长,可产生强烈的外毒素和酶,引起人和动物中毒。

无芽胞厌氧菌主要存在于人体及动物体内,特别是消化道和上呼吸道等处,与需氧菌和兼性厌氧菌共同构成机体的正常菌群,对人体起到生物拮抗、营养利用等作用,同时还可促进免疫器官成熟和抗衰老及抑瘤效应。在正常菌群中厌氧菌通常占有绝对的优势,但是如果长期应用广谱抗生素、激素、免疫抑制剂等,发生菌群失调,或机体抵抗力减退,则可导致内源性厌氧菌感染。无芽胞厌氧菌的感染部位可遍及全身,大多是化脓性感染。因此,对无芽胞厌氧菌的病原学检查基本同于化脓性细菌的分离与鉴定,但必须提供厌氧环境。

厌氧性细菌绝大多数严格厌氧,只能在无氧或低氧化还原电势的环境中生长繁殖,最适温度为30～37 ℃,最适 pH 为 6.5～7.0。不同的菌种在不同的培养环境下可形成多种不同的菌落形态,这对于厌氧性细菌的鉴定具有重要意义。另外,在梭菌属的常规鉴定中,芽胞的形态及位置非常有价值。本实验主要以厌氧芽胞梭菌为例,学习厌氧性细菌的分离与鉴定。

厌氧芽胞梭菌的检查程序如下。

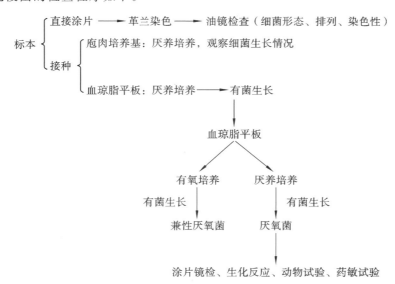

一、实验目的

(1) 熟悉厌氧芽胞梭菌分离与鉴定的基本程序。

(2) 熟悉破伤风梭菌、产气荚膜梭菌、肉毒梭菌的形态特征。

(3) 了解厌氧培养基的用途,常见厌氧性细菌的培养方法及培养特性。

(4) 了解厌氧芽胞梭菌的主要生化反应。

NOTE

二、实验内容

（一）厌氧芽胞梭菌的形态学观察

1.材料 破伤风梭菌、产气荚膜梭菌和肉毒梭菌的革兰染色示教片。

2.方法 在油镜下观察各示教片,观察细菌的染色性、基本形态以及芽胞的大小、形态和位置。

3.结果观察

（1）破伤风梭菌:细长杆状,革兰阳性。芽胞大于菌体,呈圆形,位于菌体顶端,使菌体呈鼓槌状。

（2）产气荚膜梭菌:革兰阳性粗大杆菌。芽胞呈椭圆形,位于菌体中央或次极端,小于菌体。繁殖体有明显的荚膜。

（3）肉毒梭菌:革兰阳性粗大杆菌。芽胞呈椭圆形,大于菌体,位于菌体次极端,使细菌呈网球拍状。

（二）厌氧芽胞梭菌的培养特性

1.材料

（1）菌种:破伤风梭菌、产气荚膜梭菌和肉毒梭菌的疱肉培养物。

（2）培养基:疱肉培养基、血琼脂平板(含葡萄糖 2 g/L)和牛乳培养基。

（3）试剂:焦性没食子酸、无水碳酸钠、10% NaOH 溶液等。

（4）其他:无菌纱布或棉花、无菌吸管、固体石蜡、无菌液体石蜡、炭渣、滤纸等。

2.方法

1）疱肉培养法 疱肉培养基(cooked meat medium)为液体培养基,内有肉渣,肉渣含有不饱和脂肪酸,能吸收培养基中的氧。此外,液体表面覆盖有一层无菌凡士林,可以隔绝空气中的游离氧进入培养基,维持良好的厌氧环境,故而适合厌氧性细菌的生长繁殖。

（1）取一无菌疱肉培养基,在管壁上用记号笔注明接种的菌名,接种者姓名、班级,日期等。

（2）点燃酒精灯,先将覆盖于液体培养基表面的凡士林加热熔化。

（3）斜持试管,用无菌吸管分别在 3 种厌氧芽胞梭菌的菌种管底部吸取少量菌种,迅速接种于 3 支疱肉培养基试管底部,混匀。

（4）置于 37 ℃恒温箱,孵育 48～72 h 后观察结果。

2）改良焦性没食子酸法 焦性没食子酸(pyrogallic acid)与碱性物质反应,能迅速吸收氧气,生成深棕色的焦性没食子橙。改良焦性没食子酸法就是利用这一反应特点,在密闭空间中制造厌氧环境培养厌氧性细菌。

（1）取一个无菌血琼脂平板(含葡萄糖 2 g/L),在平皿底部用记号笔注明接种的菌名,接种者姓名、班级,日期等。

（2）以平板划线法将破伤风梭菌、产气荚膜梭菌和肉毒梭菌接种于血琼脂平板上。

（3）将滤纸制成 5 cm×3 cm 的小纸袋,每袋装入焦性没食子酸粉末 0.5 g,无水碳酸钠粉末 0.5 g、炭渣 2.5 g,用胶水封袋。

（4）将平皿盖扣放在试验台面上,将滤纸袋置于平皿盖的中央(图 1-7-1),迅速将接种好的血琼脂平板倒扣于其上,血琼脂平板周围用加热熔化的石蜡封闭。

（5）置于 37 ℃恒温箱,孵育 24～48 h 后观察结果。

3）产气荚膜梭菌的"汹涌发酵"试验 产气荚膜梭菌代谢活跃,可分解多种糖类,产酸产气,能液化明胶,在牛乳培养基中能分解乳糖产酸,使牛奶中酪蛋白凝固,形成凝块和乳清。同

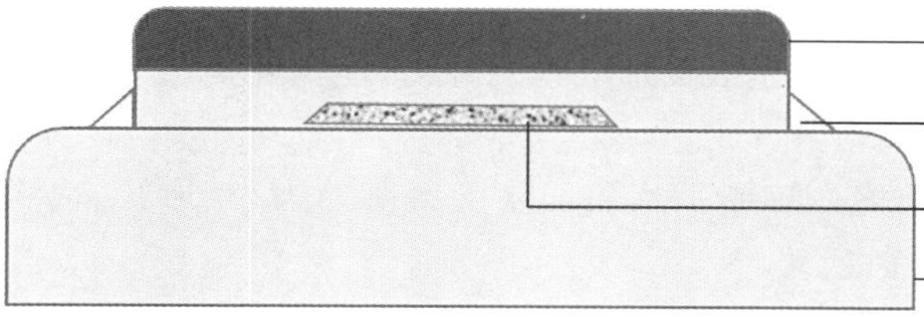

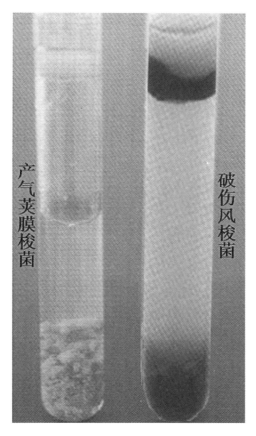

图 1-7-1 改良焦性没食子酸法示意图

右侧标注（从上到下）：血琼脂平板、石蜡、滤纸袋、平皿盖

时产生大量气体(H_2和CO_2)，将凝固的酪蛋白冲成蜂窝状，将液面上的凡士林层向上推挤，甚至冲开试管塞，气势凶猛，称为"汹涌发酵"(stormy fermentation)。

（1）在无菌牛乳培养基管壁上注明接种的菌名，接种者姓名、班级、日期等。

（2）接种产气荚膜梭菌，迅速加入 $400\ \mu L$ 无菌液体石蜡覆盖牛乳培养基表面。

（3）置于 37 ℃恒温箱，孵育 8 h 后观察结果。

3. 结果观察

1）庖肉培养法 庖肉培养基常用于厌氧性细菌的增菌培养和保存，还用于产气荚膜梭菌等厌氧芽胞梭菌及兼性厌氧菌的检验。液体表面的凡士林不但可以隔绝空气，还可借助观察凡士林层上移与否，判断该菌能否产气(图 1-7-2)。

图 1-7-2 厌氧芽胞梭菌在庖肉培养基中的生长现象

（图中左管标注：产气荚膜梭菌；右管标注：破伤风梭菌）

三种厌氧芽胞梭菌在庖肉培养基中的生长现象有一定的鉴别意义。

（1）破伤风梭菌：在庖肉培养基中生长，可使肉汤混浊，肉渣被部分消化，微变黑，有少量气体产生，可将覆盖在肉汤上的固体凡士林微向上推动，有臭味。

（2）产气荚膜梭菌：培养数小时后，即可明显生长，肉汤混浊，肉渣呈粉红色，不被消化，可产生大量气体,将覆盖在培养基表面的凡士林冲向试管口。

（3）肉毒梭菌:能良好生长,在培养基表面形成油性浮渣,能消化肉渣,变黑,产气,有腐败恶臭。

2）改良焦性没食子酸法　观察血琼脂平板表面生长菌落的大小、形状、边缘、表面结构、透明度、颜色等性状,具有一定鉴别意义。

（1）破伤风梭菌:在血琼脂平板上呈扩散、迁徙生长的不规则羽毛状菌落,直径 2～4 mm,扁平,菌落中心坚实,边缘不整齐,周边疏松似羽毛细丝,菌落周围有狭窄的完全透明溶血环。

（2）产气荚膜梭菌:在血琼脂平板上形成圆形、光滑、突起、灰白色、边缘整齐的菌落。菌落周围出现双层溶血环,内层完全溶血,外层不完全溶血。上述菌落特征在鉴别厌氧性细菌时具有重要意义。

（3）肉毒梭菌:在血琼脂平板上形成盘状灰色菌落,周围有溶血环。

3）产气荚膜梭菌的"汹涌发酵"试验　产气荚膜梭菌在牛乳培养基中的"汹涌发酵"试验结果如图 1-7-3。

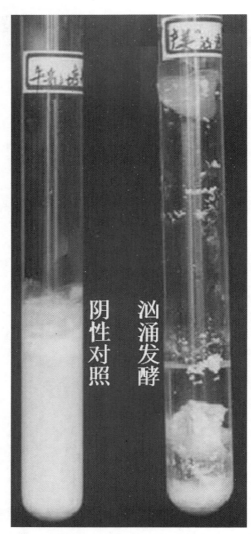

图 1-7-3　产气荚膜梭菌在牛乳培养基中的"汹涌发酵"现象

（三）厌氧芽胞梭菌的生化反应

有鉴别意义的生化反应包括牛乳消化、明胶水解、糖发酵等。具有重要价值的生化反应是利用卵黄琼脂平板鉴别产气荚膜梭菌和肉毒梭菌,可分别观察卵磷脂酶和脂酶两个试验。

1. 卵磷脂酶试验及卵磷脂酶抑制试验 产气荚膜梭菌产生卵磷脂酶,即 α-毒素。此酶能将卵黄中的卵磷脂分解为磷酸胆碱和二脂酰甘油酯。后者为不溶性,导致菌落周围出现乳白色不透明区,即卵磷脂酶试验阳性,也称作 Nagler 反应。卵磷脂酶具有抗原性,其活性可被相应抗体所抑制。在接种细菌前,先在平板上涂布抗卵磷脂酶抗体,则菌落周围就不会形成乳白色不透明区,为卵磷脂酶抑制试验。卵磷脂阳性试验及其抑制试验均可确证该菌产生卵磷脂酶,以此鉴别细菌。

1) 材料

(1) 菌种:产气荚膜梭菌庖肉培养物。

(2) 培养基:卵黄琼脂平板、卵磷脂酶抗血清。

(3) 其他:厌氧培养箱、接种环、酒精灯、记号笔等。

2) 方法

(1) 方法一:①在卵黄琼脂平板底部注明接种的菌名,接种者姓名、班级,日期等。②以点接种法或平板分离划线法将产气荚膜梭菌接种至卵黄琼脂平板上。③置于 37 ℃厌氧培养箱中,孵育 18～24 h 后观察结果。

(2) 方法二:①取卵黄琼脂平板一块,标记成二等份。②用卵磷脂酶抗血清 2～3 滴涂布于平板的一侧(做好标记),置于 37 ℃晾干。③在未涂抗血清的一侧接种菌种,再划种已涂过抗血清的一侧。37 ℃厌氧培养 24～48 h,观察两侧细菌的生长有无异同。

2. 脂酶试验 肉毒梭菌产生的脂酶作用于卵黄琼脂平板中的脂肪,可生成甘油和脂肪酸,在菌落下的培养基中形成不透明区,且于菌落表面形成珠光。

1) 材料

(1) 菌种:肉毒梭菌、产气荚膜梭菌、破伤风梭菌的庖肉培养物。

(2) 培养基:卵黄琼脂平板。

2) 方法 取肉毒梭菌、产气荚膜梭菌、破伤风梭菌的庖肉培养物,以分离划线法接种于卵黄琼脂平板,于 37 ℃厌氧培养 48～72 h 后观察结果。

3. 结果观察

(1) 卵磷脂酶试验及卵磷脂酶抑制试验。

方法一:产气荚膜梭菌卵磷脂酶试验结果如图 1-7-4 所示。

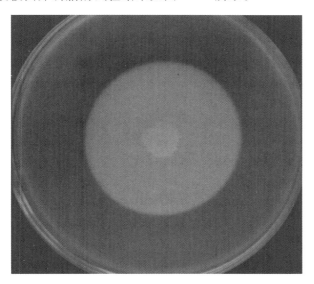

图 1-7-4 产气荚膜梭菌在卵黄琼脂平板上的生长现象

方法二:在未涂抗血清的一侧平板上,菌落周围形成较大的不透明乳白色混浊区(Nagler反应),在涂抗血清的一侧平板上,菌落周围无不透明混浊区,为卵磷脂酶抑制试验阳性。两侧均无不透明区,为阴性,以此确定该菌可否产生卵磷脂酶。

　　(2)脂酶试验:在卵黄琼脂平板上,肉毒梭菌菌落表面有珠光,菌落下的培养基中有不透明区,即为脂酶试验阳性。产气荚膜梭菌、破伤风梭菌脂酶试验呈阴性。

　　(四)厌氧芽胞梭菌的动物实验

1. 产气荚膜梭菌的动物实验　　产气荚膜梭菌感染机体,通过生长繁殖产生强烈的外毒素和侵袭性酶,使感染局部组织出现水肿、气肿、坏死,产生恶臭。如将此菌接种于小白鼠腹腔,可使小白鼠脏器肿胀,且出现许多小泡,以肝脏最为严重,故称"泡沫肝"。

　　1)材料
　　(1)菌种:产气荚膜梭菌庖肉培养物。
　　(2)动物:小白鼠。
　　(3)其他:无菌注射器等。
　　2)方法
　　(1)取产气荚膜梭菌庖肉培养液 0.5 mL 注入小白鼠腹腔,5 min 后将小白鼠断颈处死。
　　(2)于 37 ℃培养 4～6 h,观察结果。
　　(3)实验观察:①小白鼠腹部是否有气肿的膨胀现象;②小白鼠脏器情况;③取腹腔液涂片或脏器组织印片,进行革兰染色,油镜检查。
　　3)结果观察
　　(1)小白鼠腹部膨胀,剖开腹腔后释放出大量恶臭气体。各脏器均有肿胀和气泡,以肝脏为甚,即"泡沫肝"。
　　(2)腹腔液涂片或脏器组织印片,革兰染色后用油镜观察,可见具有荚膜的革兰阳性粗大杆菌。

2. 肉毒梭菌的动物实验
　　1)材料
　　(1)菌种:肉毒梭菌陈旧庖肉培养物或患者呕吐液或可疑食物稀释液。
　　(2)动物:成年健康小白鼠。

　　(3)其他:无菌注射器、无菌滤器、无菌试管、离心机等。
　　2)方法
　　(1)将待检菌液在 3000 r/min 条件下离心 30 min,吸取上清液。
　　(2)将上清液过滤除菌,分装于 2 支小试管中,其中 1 管于 100 ℃加热 30 min,待用。
　　(3)小白鼠腹腔注射:第一只注入 0.5 mL 未加热滤液;第二只注入 0.5 mL 加热处理的滤液;第三只注入未加热滤液与肉毒梭菌多价抗血清的混合液。
　　3)结果观察　　注射后 1 h 至 4 天,连续观察可发现:第一只小白鼠出现四肢麻痹、呼吸困难、眼睑下垂、瞳孔散大、流涎等中毒症状,最后心衰或窒息死亡。尸检,可见内脏大量出血与血栓形成等。第二只和第三只小白鼠不发病,正常存活。

 思考题

　　1.厌氧性细菌对于人类有何利弊?
　　2.患者疑似厌氧性细菌感染,如何进行致病菌的分离与鉴定?

答案要点

(遵义医科大学珠海校区　金明哲)

实验八 螺旋体的形态观察、分离培养与血清学试验

螺旋体(spirochete)在自然界和动物体内广泛存在,是一类细长、柔软、弯曲成螺旋状、运动活泼的原核细胞型微生物,在分类学上属广义的细菌范畴。根据螺旋体的大小、螺旋数目、螺旋规则程度及螺旋间距等,可将其分为不同的科和属,其中致病性螺旋体主要是密螺旋体属、疏螺旋体属和钩端螺旋体属。

一、实验目的

(1) 熟悉螺旋体的基本形态和钩端螺旋体的动力观察方法。
(2) 了解钩端螺旋体的分离培养和动物实验方法。
(3) 熟悉致病性螺旋体的血清学试验方法。

二、实验内容

(一)致病性螺旋体的形态观察

1. 基本形态观察

1) 材料
(1) 钩端螺旋体(镀银染色)示教片。
(2) 回归热螺旋体(瑞氏染色)示教片。
(3) 梅毒螺旋体(吉姆萨染色)示教片。

2) 方法
(1) 使用普通光学显微镜的油镜观察各示教片。
(2) 观察各螺旋体菌体的大小、形状、螺旋数目、螺旋规则程度和螺旋间距。

3) 结果观察
(1) 钩端螺旋体经镀银染色,菌体呈棕褐色,一端或两端弯曲如钩状,菌体常呈"C"形、"S"形等形状,由于银盐的沉积,因此不能清晰观察到菌体上致密而均匀的螺旋。
(2) 回归热螺旋体经瑞氏染色,菌体呈红色,有 5～10 个不规则的疏螺旋。
(3) 梅毒螺旋体经吉姆萨染色,菌体呈桃红色,两端尖直,有 8～14 个呈锐角的致密而规则的螺旋。

2. 口腔奋森疏螺旋体的染色与观察 健康人口腔中有少数螺旋体寄居,常见的为奋森疏螺旋体,属于疏螺旋体属,当机体抵抗力下降时,可引起奋森咽峡炎。奋森疏螺旋体菌体宽 $0.2～0.5~\mu m$,长 $5～10~\mu m$,两端稍尖,有 3～8 个稀疏不规则的螺旋,螺旋间距 $2～4~\mu m$。革兰染色呈阴性,较易着色,常与梭状杆菌共存于人类口腔牙龈部。牙垢涂片做革兰染色镜检,可见革兰阴性螺旋体与革兰阴性梭状杆菌混杂于同一视野。也可用单染色法和负染色法对牙垢涂片中的奋森疏螺旋体进行染色、观察。

1) 材料
(1) 染色液:革兰染色液、2%刚果红水溶液。
(2) 试剂:生理盐水、浓盐酸。
(3) 其他:接种环、牙签、载玻片、酒精灯、吸水纸等。

2) 方法
(1) 革兰染色法:①取洁净载玻片一张,加生理盐水 1～2 环,用牙签取牙垢少许,与生理

盐水混匀。②涂片自然干燥、火焰固定后,在标本处滴加结晶紫染色液,初染 1 min 后用水冲洗。③滴加卢戈氏碘液(媒染剂),媒染 1 min 后用水冲洗。④滴加 95% 乙醇脱色 30 s,用水冲洗。⑤滴加石炭酸复红染色液,复染 1 min 后用水冲洗。⑥用吸水纸吸干残水,油镜观察。

（2）单染色法:①涂片、干燥、固定方法与革兰染色法相同。②滴加石炭酸复红染色液,染色 5 min 后用水冲洗。③用吸水纸吸干残水,油镜观察。

（3）负染色法:常用刚果红负染(方法详见第一章实验一)。

3）结果观察

（1）经革兰染色,奋森疏螺旋体呈红色(革兰染色阴性),有 3～8 个稀疏不规则的螺旋,呈波状(图 1-8-1)。

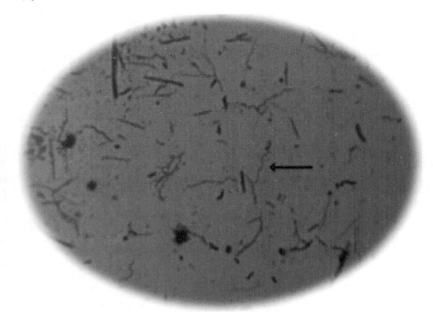

图 1-8-1　奋森疏螺旋体革兰染色镜检(10×100)图

（2）经石炭酸复红染色(单染色),奋森疏螺旋体呈红色,有 3～8 个稀疏不规则的波状螺旋。

（3）通过负染色法观察口腔奋森疏螺旋体:结果参见第一章实验一的相关内容。

3.螺旋体 Fontana 镀银染色与观察　参见本书第一章实验一相关内容。也可以在暗视野显微镜下,不经染色直接观察新鲜标本,发现有纤细、白色、有折光的螺旋状微生物,长 8～30 μm,有 8～14 个螺旋,具有旋转、蛇行及伸缩等特征性的运动方式,可判断为梅毒螺旋体。

（二）钩端螺旋体的动力观察(示教)

1.材料

（1）菌种:钩端螺旋体幼龄培养液。

（2）其他:暗视野显微镜、载玻片、盖玻片、镊子、毛细滴管等。

2.方法

（1）用毛细滴管吸取钩端螺旋体幼龄培养液 1～2 滴,滴加在载玻片上,覆盖一张盖玻片,制成压滴标本。

（2）于暗视野显微镜的高倍镜或油镜下观察。

3.结果观察　在暗背景中,钩端螺旋体菌体形似一串闪烁光亮的珍珠细链,折光性强而成白色,宽 0.1～0.2 μm,长 6～20 μm,具有致密而规则的螺旋,一端或两端弯曲成特征性的钩状,运动活泼,前后移动或围绕长轴做快速旋转。

(三)钩端螺旋体的分离培养

钩端螺旋体常用含 10% 兔血清的 Korthof 培养基(简称柯氏培养基)分离培养,其营养要求较高,适宜生长温度为 28～30 ℃,最适 pH 为 7.2～7.4,需氧或微需氧。钩端螺旋体生长缓慢,在液体培养基中分裂一次需 8～10 h,28 ℃培养 1 周左右呈半透明云雾状,7～10 天为繁殖高峰;在固体培养基中,28 ℃培养 2 周以上可形成半透明、不规则、直径 1～2 mm 的扁平菌落;在半固体培养基中,培养 10 天左右,可形成扁平、透明、圆形、针尖大小的菌落。

1. 血液标本中钩端螺旋体的分离培养

1) 材料

(1) 待检标本:疑似钩端螺旋体病患者发病早期的血液标本。

(2) 培养基:柯氏培养基。

(3) 其他:温箱、无菌吸管、酒精灯等。

2) 方法

(1) 取柯氏培养基,注明接种的菌名,接种者姓名、班级,日期等。

(2) 吸取疑似钩端螺旋体病患者血液数滴,接种于柯氏培养基中,一次接种 2～3 管。标本量与培养基的比例在 1∶20～1∶10 较佳,混匀,置于 28 ℃培养。

(3) 从接种后第三天起,每天或每隔 3～5 天观察一次培养情况,并以无菌操作技术取培养物于载玻片上,制成压滴标本,在暗视野显微镜下观察有无钩端螺旋体生长,如有生长,即取培养物接种于新鲜培养基,每管接种 0.5 mL,传代培养,生长良好后做菌群分型鉴定。

3) 结果观察 观察生长情况时,应注意距离液面 1 cm 以下的部分,如钩端螺旋体繁殖则可见此处培养基呈半透明、云雾状混浊,轻轻摇动时有絮状物泛起。暗视野显微镜下可见运动活泼的钩端螺旋体。若培养 4 周仍无钩端螺旋体生长,则为阴性。

4) 注意事项

(1) 患者血液标本最好在发病第一周内采集,采血 2～3 mL。

(2) 培养时为避免血液中抗体等物质的抑制,以小剂量接种为宜,如 0.25 mL 或 0.05 mL,一次接种 2～3 管。

(3) 采集的血液标本凝固后,可将血块捣碎后接种在培养基上用于分离培养,血清则可用于血清学试验。

2. 尿标本中钩端螺旋体的分离培养

1) 材料

(1) 待检标本:疑似钩端螺旋体病患者(发病 1～5 周)尿标本。

(2) 培养基:含 100～400 μg/mL 5-氟尿嘧啶(5-FU)的柯氏培养基(钩端螺旋体选择培养基)。

2) 方法

(1) 尿标本在 10 ℃、4000 r/min 条件下离心 30 min。

(2) 取沉淀接种于含 5-FU 的柯氏培养基,一次接种 2～3 管,置于 28 ℃培养。

(3) 从接种后第三天起,每天或数天观察 1 次培养情况,直到接种达 4 周。同时于暗视野显微镜下观察菌体生长情况。

3) 结果观察 与血液标本中钩端螺旋体的分离培养结果相同。

(四)钩端螺旋体的动物实验

动物实验是分离钩端螺旋体的一种敏感方法,尤其适用于杂菌污染的标本,但操作较烦琐,费用较高。常用的实验动物为幼龄豚鼠或金地鼠。将可疑标本接种于动物腹腔,一周后取心血进行螺旋体分离培养。动物死亡后,尸检可见皮下、肺部等处有出血点或出血斑,肝、脾、肾等内脏器官可检出大量钩端螺旋体。黄疸出血型钩端螺旋体最为敏感,感染后,动物可出现临床症状并死亡,尸检病变较为典型。实验动物感染后临床症状和病理变化虽然明显,但仍需在检出菌体后才能确诊。

1. 材料

（1）待检标本:疑似钩端螺旋体病患者血液或尿标本。

（2）动物:幼龄健康豚鼠。

2. 方法

（1）取待检标本,接种于幼龄豚鼠腹腔,接种剂量为 $1\sim3$ mL。

（2）接种后每日观察并测量 1 次体温,$2\sim3$ 天称量 1 次体重,并做记录。

（3）豚鼠发热期间可取心血分离培养钩端螺旋体。动物死亡后须做尸检及钩端螺旋体的分离培养。

3. 结果观察

（1）豚鼠一般接种后 $5\sim6$ 天出现典型钩端螺旋体病症状,包括发热、体重减轻、活动迟钝、体毛松散、厌食、淋巴结肿大等。严重者可见口、鼻、肛门滴血,唇、爪、眼结膜出现黄疸。发病后 $1\sim2$ 周死亡。新鲜尸体解剖后可见皮下、淋巴结、肝、脾、肾、腹膜、肺等广泛出血。肺部出血特殊,肺基质为本色,中间为红色,外缘为淡红色,似蝴蝶两翼上的斑点,故称蝴蝶斑。

（2）实验动物心血或病变组织悬液分离培养钩端螺旋体阳性。

（五）致病性螺旋体的血清学试验

梅毒螺旋体感染人体后,与宿主组织磷脂形成复合型抗原,此种抗原在 $3\sim4$ 周可刺激机体产生自身免疫抗体(抗脂质抗体),称为反应素(reagin),在体外可与类脂质抗原发生非特异性结合反应。

梅毒螺旋体血清学试验分为非特异性试验和特异性试验两大类。非特异性试验是采用非梅毒螺旋体的正常牛心肌脂质为抗原,检测患者血清中的反应素。临床上常用快速血浆反应素试验、甲苯胺红不加热血清试验、性病研究实验室试验等非梅毒螺旋体抗原血清试验进行梅毒初筛和疗效观察。目前常用方法有甲苯胺红不加热血清试验(toluidine red unheated serum test,TRUST)和快速血浆反应素试验(rapid plasma reagin test,RPRT)。性病研究实验室试验(Venereal Disease Research Laboratory test,VDRL test)是诊断神经性梅毒唯一的血清学方法,国内使用极少。

特异性试验是用梅毒螺旋体 Nichols 株或 Reiter 株作为抗原,检测患者血清中梅毒螺旋体特异性抗体。常用方法有梅毒螺旋体明胶凝集试验(TPPA)、荧光密螺旋体抗体吸收试验(FTA-ABS)、梅毒螺旋体制动(TPI)试验、梅毒螺旋体血凝试验(TPHA)、梅毒螺旋体抗体微量血凝(MHA-TP)试验等。特异性试验的特异性、敏感性均高,可作为梅毒感染确证试验,但试验复杂,成本较高,难以推广,主要用于疑难病例诊断和鉴别假阳性。非特异性试验仍具有一定的特异性,同时敏感性也较好,且简便快速,易于在一般实验室操作,故常用于梅毒普查和筛选。

1. 甲苯胺红不加热血清试验（TRUST） 在抗原中加入了甲苯胺红颗粒作为指示物,其与待检血清(浆)中的反应素结合时,可形成肉眼可见的红色絮状物。

1）材料

（1）待检标本:梅毒患者血清。

（2）试剂:TRUST 试剂盒。

（3）其他:水平旋转仪、微量移液器、无菌生理盐水等。

2）方法

（1）定性试验：①将试剂盒置于室温预温 30 min。②用微量移液器吸取 50 μL 患者血清置于试验卡片圈中，并均匀涂布在整个卡片圈内，不能将标本溢出卡片圈之外。③将抗原轻轻摇匀，用专用滴管针头垂直滴加 1 滴抗原。④将卡片置于水平旋转仪上，罩上保湿盖，100 r/min 旋转 8 min。⑤取出卡片后立即在亮光下肉眼观察结果。

（2）定量试验：①在试验卡片中的圈 1 到圈 4 中分别标记 1∶2、1∶4、1∶8、1∶16。②在圈 1 到圈 4 中加入 50 μL 无菌生理盐水，勿将生理盐水液滴涂开。③吸取 50 μL 患者血清于圈 1 中，混匀，避免产生气泡。从圈 1（1∶2）中移取 50 μL 到圈 2（1∶4），用上述同样方法混合后依次稀释至圈 3（1∶8）和圈 4（1∶16）。混匀后从圈 4 中弃去 50 μL。④依次从圈 4 至圈 1 将不同稀释度的标本涂布于整个圈内。⑤以下试验步骤同定性试验的③～⑤。⑥如阳性反应滴度大于 1∶16，则继续稀释以测定最高反应滴度。

3）结果观察

（1）阳性：圆圈内出现中或大的红色絮状物，液体澄清。

（2）弱阳性：圆圈内出现小的红色絮状物，液体混浊。

（3）阴性：圆圈内仅见颗粒集中于中央一点或均匀分散。

（4）定量试验中，以出现凝集反应的血清最高稀释度为抗体滴度。

甲苯胺红不加热血清试验简便易行，适用于大量初筛。由于试验中使用的抗原是非特异性的，且反应素在非密螺旋体感染者血清中也可以出现，如急性病毒性感染、寄生虫感染、自身免疫性疾病、结缔组织病患者，静脉吸毒者以及怀孕的妇女等，故试验可呈现假阳性结果。所以该类试验阳性标本需进一步采用梅毒螺旋体抗原血清试验（如 ELISA、FTA-ABS、MHA-TP、TPI、TPPA 等）复检，并结合临床资料进行判断和分析，以排除假阳性，确认是否为梅毒螺旋体感染。

2. 快速血浆反应素试验（RPRT）　RPRT 所用抗原是吸附在碳颗粒上的脂类抗原，其与阳性标本发生肉眼可见凝集，呈现黑色凝块。RPRT 适用于血清和血浆标本。此方法可进行半定量检测，快速、简便、无需使用显微镜，适于大量筛查。RPRT 在专用卡片反应圈内进行，也称为快速血浆反应素环状卡片试验，其包括定性试验和定量试验两种。定性试验阳性或弱阳性者需再做定量试验。

1）材料

（1）待检标本：梅毒患者血清或血浆。

（2）试剂：RPRT 试剂盒。

（3）其他：专用滴管（每滴 0.05 mL）、生理盐水等。

2）方法

（1）定性试验：①在 RPRT 卡片反应圈内加 0.05 mL 待检标本，并使之扩展到整个圆圈。②摇匀 RPRT 试剂，用专用滴管（每滴 0.05 mL）取 1 滴试剂垂直加入每份标本中。③旋转摇动卡片 8 min，速度约 100 r/min，立即在明亮光线下肉眼观察结果。

（2）定量试验：①定性试验阳性及弱阳性标本用生理盐水倍比稀释。②在 1∶32～1∶2 稀释度范围内按照上述定性试验方法操作，并观察结果。若结果效价达到 1∶32，则继续检测 1∶64、1∶128、1∶256 稀释度范围。以达到阳性或弱阳性反应的血清或血浆最高稀释度为 RPRT 效价。

3）结果观察

（1）阳性：可见大或中等大小黑色凝集的碳粒或絮状块。

（2）弱阳性：可见小凝集碳粒或絮状块。

（3）阴性：无块状物或极少数颗粒聚集成粗糙物。

知识拓展

4）注意事项

（1）本试验操作的环境温度为 $23\sim29$ ℃。温度过低或过高均可能影响反应敏感性。试剂及待检标本从冰箱中取出后应先置于 $23\sim29$ ℃,30 min 后再做试验。

（2）为防止液体蒸发,当转动卡片时,可在卡片上加盖。

（3）应在明亮光线下观察结果。为更好区分弱阳性与阴性结果,可将卡片倾斜,与水平面成 30°角,顺时针旋转,此时试剂与标本在圆圈内转动,可有助于更清楚地观察反应。必要时可借助放大镜观察。

（4）本试验应同时设立阴性和阳性对照。需结合临床资料综合判断结果,并应排除某些疾病引起的生物学假阳性和技术性误差引起的假阳性。生物学假阳性效价一般不超过1∶8。

3. 梅毒螺旋体明胶凝集试验（TPPA） TPPA 是用超声裂解梅毒螺旋体抗原致敏红色明胶颗粒,致敏颗粒与待检血清（浆）中的梅毒螺旋体抗体结合,产生肉眼可见的颗粒凝集现象。

1）材料

（1）待检标本:梅毒患者血清。

（2）试剂:TPPA 检测试剂盒。

（3）其他:微量移液器、保湿盒等。

2）方法

（1）将试剂盒置于室温预温 30 min。

（2）每份血清标本作 4 孔,用微量移液器吸取血清稀释液 100 μL,滴入微量反应板第 1 孔,第 2 孔至第 4 孔中各滴加血清稀释液 25 μL。

（3）用微量移液器吸取待检血清 25 μL 置于第 1 孔中,混匀,此时第 1 孔待检血清稀释度为 1∶5。然后以倍比稀释的方式从第 2 孔稀释至第 4 孔,即从混匀的第 1 孔中吸取 25 μL 液体滴加到第 2 孔,混匀后再从第 2 孔中吸取 25 μL 液体滴加到第 3 孔,以此类推至最后一孔,混匀后从最后一孔吸取 25 μL 液体弃去（图 1-8-2）。

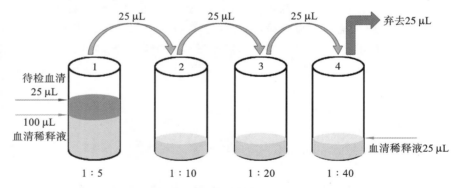

图 1-8-2　血清标本倍比稀释示意图

（4）用微量移液器在第 3 孔中滴入 25 μL 未致敏粒子;在第 4 孔中滴入 25 μL 致敏粒子。

（5）以不会导致微量反应板内容物溅出的强度混合 30 s。

（6）加盖置于湿盒内,于室温（15～30 ℃）下水平静置 2 h 后观察并记录结果。

（7）重吸收试验:对于未致敏粒子和致敏粒子均显示（±）以上凝集的样品,要按照下列程序在完成吸收操作的基础上再次进行试验。

①取未致敏粒子 0.95 mL 于小试管中,加入待检血清 50 μL,混合,于室温（15～30 ℃）下放置 20 min 以上。

②2000 r/min,离心 5 min,然后吸取上清液（吸收完毕的待检血清稀释标本的稀释度为 1∶20）50 μL 于反应板第 3 孔中,特别注意不要混入粒子。

③从第 4 孔以后,要预先各滴入 25 μL 血清稀释液,从第 3 孔至最后一孔用微量移液器以倍比稀释的方式进行稀释。

④之后重复步骤(4)~(6)。

3)结果观察

(1)首先观察未致敏粒子反应孔(第 3 孔)是否出现凝集反应,判断试验有效后,再根据致敏粒子反应孔(第 4 孔)是否产生 + ~ ++ 凝集反应判断结果。如未致敏粒子反应孔(第 3 孔)出现凝集反应则为无效试验,需要对标本进行重吸收试验后再进行检测。

(2)结果判断依据:

++:产生均一的凝集,凝集粒子在底部呈膜状延展。

+:粒子环明显变大,其外周边缘不均匀且有杂乱的凝集在周围。

±:粒子形成小环状,呈现出外周边缘均匀且平滑的圆形。

—:粒子呈纽扣状聚集,呈现出外周边缘均匀且平滑的圆形。

(3)结果报告:

阳性:未致敏粒子反应孔(第 3 孔)不出现凝集反应,致敏粒子反应孔(第 4 孔)出现+~++凝集反应。

阴性:未致敏粒子反应孔(第 3 孔)和致敏粒子反应孔(第 4 孔)均未出现凝集反应。

弱阳性:未致敏粒子反应孔(第 3 孔)不出现凝集反应,致敏粒子反应孔(第 4 孔)出现±凝集反应。

4)注意事项

(1)若未致敏粒子反应孔(第 3 孔)出现凝集反应,待检血清标本必须要进行重吸收后再重复试验,或改用其他方法复检。

(2)试验加入致敏粒子、未致敏粒子后,应以不会导致微量反应板内容物溅出的强度混合。

(3)红细胞及其他血液的有形成分会影响结果,所以血液标本应通过离心分离血清。

(4)致敏粒子和未致敏粒子在使用之前均应混合均匀。

(5)微量反应板中的内容物充分混匀后再静置,静置过程中一定要对反应板加盖并禁止振摇。

(6)梅毒螺旋体感染初期,可能不产生抗体,或抗体很少,以致试验结果呈现阴性。

梅毒螺旋体感染人体后,2~4 周即可检测到特异性梅毒螺旋体抗体,此抗体特异性高,可达 98％以上,所以检测到梅毒螺旋体抗体阳性即可确证为现在或既往有过梅毒螺旋体感染。患者感染梅毒螺旋体后产生的梅毒螺旋体抗体一般能保持终生,患者即使经过正规治疗后,梅毒螺旋体抗原血清试验仍可呈阳性,故梅毒螺旋体抗原血清试验不能作为疗效观察的指标。梅毒螺旋体抗原血清试验亦不能区分既往感染和新近感染,对于试验阳性结果应进一步进行 RPR 试验、TRUS 试验、VDRL 试验等非梅毒螺旋体抗原血清试验,以判断是否为梅毒新近感染。

思考题

1.梅毒的传播途径有哪些?

2.对于疑似梅毒患者,应如何检查确诊?

3.螺旋体最适宜的染色方法是什么?

答案要点

(遵义医科大学珠海校区　金明哲)

实验九　支原体的分离培养与血清学试验

　　支原体(mycoplasma)是一类无细胞壁,具有高度多形性,大小介于细菌和病毒之间,能通过细菌过滤器,能在无生命培养基中生长繁殖的最小的原核细胞型微生物。因其能形成有分枝的长丝,故称为支原体。支原体无固定形态,革兰染色呈阴性,不易着色,吉姆萨染色呈淡紫色。染色后往往不易与组织或渗出液的碎片及杂物相区别,故一般不做直接镜检。

　　支原体营养要求比较高,需在培养基中添加 10%～20% 人或动物血清、酵母浸膏以提供胆固醇、长链脂肪酸、核苷前体和维生素等,并加入乙酸铊以抑制杂菌生长。支原体多以二分裂方式繁殖,兼有分枝、出芽、丝状体断裂等繁殖方式,生长较慢。在液体培养基中,常因繁殖菌数量少、菌体小而不易见到培养基混浊。在固体培养基上,2～3 天后形成直径 10～15 μm “荷包蛋”状微小菌落,需在低倍镜下观察。菌落呈圆形,中心厚而致密,向下长入培养基,边缘为较薄而透明的颗粒区。

　　感染人类的支原体主要是肺炎支原体和解脲支原体。肺炎支原体感染引起支原体肺炎(又称原发性非典型性肺炎),该病的实验室检查主要依靠支原体的分离培养和血清学试验。取疑似患者的痰液或咽拭子,进行分离培养,对于分离获得的支原体还可通过生长抑制试验、代谢抑制试验、生化反应、红细胞吸附试验等进一步鉴定,同时需注意与细菌 L 型加以鉴别。支原体肺炎患者血清中可产生 sIgA,具有保护作用,可防止再感染。此外,患者血清中还会产生一种冷凝集素,为 IgM 型,目前认为是肺炎支原体感染后,引起宿主细胞膜抗原结构发生改变而产生的自身抗体。冷凝集素与人 O 型血红细胞在 4 ℃条件下发生凝集,在 37 ℃条件下凝集又会消失,故称为冷凝集试验,该方法为非特异性反应,呼吸道其他病毒感染、传染性单核细胞增多症、锥虫病、肝硬化等也可能出现冷凝集试验阳性,因此冷凝集试验仅为肺炎支原体感染的辅助诊断指标。

一、实验目的

　　(1) 掌握支原体的形态及菌落特征。
　　(2) 熟悉肺炎支原体的分离培养方法。
　　(3) 熟悉肺炎支原体的冷凝集试验。

二、实验内容

(一) 支原体的菌落及形态观察

1.材料
　　(1) 菌种:肺炎支原体琼脂平板培养物。
　　(2) 染色液:吉姆萨染色液。
　　(3) 其他:载玻片、普通光学显微镜等。

2.方法
　　方法一:低倍镜下在肺炎支原体琼脂平板上选择一个完整菌落,连同琼脂切下,菌落面朝下,置于载玻片上。将载玻片放入80～85 ℃热水中,待琼脂发白脱落只剩下菌落时取出载玻片。自然干燥,吉姆萨染色(染色液稀释为 1∶20,染色 3 h 及以上),低倍镜下观察菌落。
　　方法二:直接从肺炎支原体琼脂平板上取菌落涂片,吉姆萨染色后,油镜下观察支原体形态。

3.结果观察
　　方法一结果:吉姆萨染色的肺炎支原体菌落在低倍镜下呈“荷包蛋”状,即边缘较透明、色浅淡,菌落中心呈蓝紫色。

方法二结果:菌落涂片经吉姆萨染色,油镜下观察肺炎支原体为蓝紫色,形态多样,可见球形、杆状、丝状、环状、分枝状和颗粒状等。

(二)肺炎支原体的分离培养

1.材料

(1)标本:患者痰液或咽拭子。

(2)试剂:Hayflick 培养基、葡萄糖、酚红、美蓝。

(3)其他:恒温培养箱等。

2.方法

(1)以无菌操作取患者痰液或咽拭子,接种于液体 Hayflick 培养基,并加入葡萄糖、美蓝、酚红,37 ℃培养 8～15 天,观察液体 Hayflick 培养基颜色变化。

(2)液体培养基颜色变绿,将其转接于固体 Hayflick 培养基,37 ℃培养 5～14 天后可长出菌落。培养过程中注意保持一定湿度,以免平板干裂。这时菌落无明显界线,需连续多次传代培养,直到菌落呈现典型"荷包蛋"状,这时可取菌落进一步鉴定。

3.结果观察 初次分离时,约 1 周后可在平板上肉眼看见圆形、边缘整齐、表面光滑的透明微小菌落,菌落无明显界线。经连续多次传代,其生长速度加快。菌落分中央和周边两部分,中央部分长入培养基,表面呈球形,环绕一薄层界线,呈典型"荷包蛋"状。若将豚鼠红细胞悬液加入培养基,显微镜下可见红细胞附着在菌落上,此为肺炎支原体特有的改变,其他支原体无此现象。

(三)肺炎支原体冷凝集试验

1.材料

(1)标本:待检患者血清。

(2)试剂:生理盐水、1％人(O 型血)红细胞。

(3)其他:小试管、试管架、移液管、冰箱、水浴箱、记号笔等。

2.方法 按表 1-9-1 加入各种试剂。

(1)取 10 支试管从 1～10 依次编号,各试管中加入 0.5 mL 生理盐水。

(2)取待检患者血清 0.5 mL 加入 1 号试管中,振荡混匀,吸出 0.5 mL 加入 2 号试管,按此种方法依次进行倍比稀释,直至 9 号试管。从 9 号试管中吸出 0.5 mL 弃去。此时 1～9 号试管血清稀释倍数依次为 1:2,1:4,1:8,1:16,1:32,1:64,1:128,1:256,1:512。10号试管不加待检血清,为红细胞对照管,即阴性对照。

(3)各试管中分别加入 1％人(O 型血)红细胞悬液 0.5 mL,摇匀,置于 4 ℃冰箱过夜。

(4)第二天,将试管从冰箱中取出立即观察结果。

表 1-9-1 冷凝集试验操作程序

试管	1	2	3	4	5	6	7	8	9	10
生理盐水/mL	0.5	0.5	0.5	0.5	0.5	0.5	0.5	0.5	0.5	0.5
待检血清/mL	0.5	0.5	0.5	0.5	0.5	0.5	0.5	0.5	0.5	(弃 0.5)
血清稀释度	1:2	1:4	1:8	1:16	1:32	1:64	1:128	1:256	1:512	
1％人(O 型血)红细胞悬液/mL	0.5	0.5	0.5	0.5	0.5	0.5	0.5	0.5	0.5	0.5

3. 结果观察

（1）先观察红细胞对照管，即 10 号试管，红细胞沉积在管底，边缘整齐，轻摇试管红细胞完全散开，无凝集现象。

（2）再观察 1～9 号试管，若出现红细胞凝集，试管底部观察到边缘不整齐的颗粒状凝集物，轻摇试管红细胞不易散开，为阳性结果，不出现凝集者为阴性结果，记录凝集效价。

（3）凝集效价判定方法：以能使红细胞半数（＋＋）凝集的血清最高稀释度为凝集效价。

（4）将发生红细胞凝集的试管放入 37 ℃水浴 15 min，观察到红细胞凝集现象消失，则证实该凝集现象为真正冷凝集，否则为其他凝集素所致，不能计为阳性。

（5）通常凝集效价需高于 1∶64 才有辅助诊断价值；效价越高，疑似患者为肺炎支原体新近感染的可能性越大。

4. 注意事项

（1）支原体菌落微小，需要在低倍镜下观察。

（2）待检血液标本于室温析出血清，切勿将标本放在冰箱中析出血清。当冬季室温低于 20 ℃时，可将标本置于 37 ℃恒温箱中析出血清，随即分离血清进行试验。

（3）冷凝集现象具有可逆性，在较高的室温中，凝集现象将迅速消失。故从 4 ℃冰箱取出冷凝集试验的试管后，应立即观察结果。

答案要点

思考题

1. 为什么检测支原体一般不做直接镜检？

2. 简述冷凝集试验的原理，进行冷凝集试验及观察结果时的注意事项。

（内蒙古医科大学　卢莎）

实验十　立克次体的形态观察与外斐试验

立克次体（rickettsia）是一类严格在活细胞内寄生，以节肢动物作为传播媒介的原核细胞型微生物。其共同特征如下：①严格活细胞内寄生，以二分裂方式繁殖；②含有 DNA 和 RNA 两类核酸；③形态多样，主要为球杆状；④大小介于细菌与病毒之间，普通光学显微镜下可见；⑤以节肢动物为传播媒介或储存宿主，多数是人畜共患病病原体；⑥对多种抗生素敏感。

立克次体革兰染色呈阴性，不易着色，常用吉姆萨染色法将其染成紫色或蓝色，且两端浓染。不同立克次体在感染细胞内的存在位置不同，可辅助鉴别立克次体。

立克次体细胞壁有两类抗原，一类为具种特异性的细胞壁外膜抗原，另一类为具群特异性的细胞壁脂多糖抗原。某些立克次体的脂多糖抗原与变形杆菌某些菌株（OX_2、OX_K、OX_{19}）的菌体抗原有共同成分，利用这些易于制备的变形杆菌菌体抗原代替难于培养的立克次体作为已知抗原，与患者血清进行非特异性凝集试验，检测患者血清中有无相应抗体并确定效价，称为外斐试验（Weil-Felix test），用于辅助诊断立克次体病。

一、实验目的

（1）掌握立克次体的形态及染色性。

（2）掌握外斐试验原理、方法和意义。

二、实验内容

（一）立克次体的形态及染色性观察

1. 材料

（1）标本：斑疹伤寒立克次体吉姆萨染色标本片或 Gimenez 染色标本片。

（2）其他：光学显微镜、香柏油、擦镜纸等。

2. 方法 将斑疹伤寒立克次体吉姆萨染色标本片或 Gimenez 染色标本片置于油镜下，观察细胞质中有无立克次体，立克次体形态、染色特性及在细胞质中存在的位置。

3. 结果观察 斑疹伤寒立克次体吉姆萨染色标本片：油镜下可见立克次体位于脾细胞的细胞质中，聚集于细胞核旁边，呈紫色或蓝色，呈小球杆状。

Gimenez 染色标本片：油镜下可见立克次体呈红色，背景呈绿色。

（二）外斐试验

1. 材料

（1）标本：待检患者血清。

（2）试剂：生理盐水、变形杆菌 OX_2、OX_K、OX_{19} 诊断菌液、碱性美蓝染色液、石炭酸复红稀释液。

（3）其他：小试管、试管架、移液管、记号笔、水浴箱等。

2. 方法

（1）取 30 支小试管，在试管架上排列成 3 排，每排 10 支，并依次进行编号。

（2）取生理盐水 0.9 mL 加于每排第 1 支试管内，其余试管加生理盐水 0.5 mL。

（3）每排第 1 支试管中分别加入患者血清 0.1 mL，振荡混匀后，取 0.5 mL 转入 2 号试管中，以此类推，稀释至 9 号试管。9 号试管液体混匀后，吸出 0.5 mL 弃去，3 排试管均按以上方法稀释血清。1～9 号试管的血清稀释度依次为 1∶10、1∶20、1∶40、1∶80、1∶160、1∶320、1∶640、1∶1280、1∶2560。10 号试管不加血清，为抗原对照管。

（4）将 OX_2、OX_K、OX_{19} 三种诊断菌液分别加入 3 排试管中，每支试管加 0.5 mL，振荡混匀。

（5）置于 37 ℃水浴箱中过夜，第二天观察结果。

说明：外斐试验可用玻璃或塑料孔板代替试管，同样可得到满意结果。

3. 结果观察

（1）先观察抗原对照管有无凝集反应出现，再观察其他试管的凝集情况，依据液体透明度和凝集度，以"＋＋＋＋""＋＋＋""＋＋""＋""－"表示结果。

＋＋＋＋：细菌全部凝集，沉于管底呈颗粒状，液体澄清。

＋＋＋：大部分细菌凝集，沉于管底呈颗粒状，液体澄清度达 75％。

＋＋：约一半细菌凝集，沉于管底呈颗粒状，液体澄清度达 50％。

＋：仅少部分细菌凝集，沉于管底呈颗粒状，液体混浊，澄清度达 25％。

－：管底无颗粒状凝集，液体均匀混浊。

（2）按照上述标准判断每排 1～9 号试管的凝集程度，以出现"＋＋"凝集的最高血清稀释度为患者血清的凝集效价。单份血清的凝集效价超过 1∶160 才有诊断价值，双份血清效价 4 倍增高时，可作为立克次体新近感染的指标。结果判定请参照表 1-10-1。

NOTE

表 1-10-1　外斐试验结果判断

疾病	OX$_2$	OX$_{19}$	OX$_K$
斑疹伤寒	＋	＋＋＋＋	－
Q 热	－	－	－
恙虫病	－	－	＋＋＋＋

4. 注意事项

（1）变形杆菌 OX$_2$、OX$_K$、OX$_{19}$ 菌株应从有资质的微生物菌种保藏中心获得，以保证结果的准确性。

（2）用变形杆菌 OX$_{19}$ 诊断菌液和患者血清做外斐试验可辅助诊断斑疹伤寒，但不能区分是普氏立克次体还是斑疹伤寒立克次体感染所致。

（3）需排除近期是否有变形杆菌感染。

---------------------------------- **思考题** ----------------------------------

1. 检测立克次体常用的染色方法是什么？
2. 简述外斐试验的原理及应用。

（内蒙古医科大学　卢莎）

答案要点

实验十一　沙眼衣原体的分离培养与包涵体观察

　　衣原体（chlamydia）是一类严格在真核细胞内寄生，有独特发育周期，能通过常用的细菌过滤器的原核细胞型微生物。衣原体在宿主细胞内繁殖的不同阶段可出现两种形态，即原体和始体（网状体）。原体较小（0.2～0.4 μm），结构致密，呈球形，有高度感染性，但无繁殖能力，吉姆萨（Giemsa）染色呈蓝色，麦氏（Macchiavello）染色呈红色。始体无细胞壁，较大（0.5～1.2 μm），结构疏松，呈球形，有纤维网状结构，故又称为网状体。始体无感染性，但具有繁殖能力，Giemsa 染色和 Macchiavello 染色均呈蓝色。原体进入宿主细胞后被细胞膜包绕形成空泡，然后在空泡内逐渐增大发育为始体，继而在空泡内以二分裂方式繁殖又形成许多子代原体，成熟的子代原体从细胞中释放，再感染新的易感细胞，此为一个发育周期。每个发育周期需 48～72 h。细胞内含有始体和原体的空泡称为包涵体。衣原体在宿主细胞内的不同发育时期所形成的包涵体形态及大小有明显差别。通过 Giemsa 染色或碘液染色，在普通光学显微镜下观察细胞内有无包涵体形成，具有一定的辅助诊断意义。衣原体的酶系统不完整，必须借助宿主细胞提供能量才能生存。其培养方法类似于病毒培养，主要有三种：鸡胚卵黄囊接种、细胞原代或传代培养、动物接种。

　　沙眼衣原体是临床主要致病性衣原体之一，分为三个生物亚种、多个血清型，不同生物亚种和血清型引起不同种疾病，包括沙眼、包涵体性结膜炎、泌尿生殖道感染、性病淋巴肉芽肿、沙眼衣原体肺炎。沙眼衣原体的常用培养方法是鸡胚卵黄囊接种及 McCoy、HeLa-229、HL 等细胞培养。在沙眼患者眼结膜刮取的标本或细胞培养物中，均可观察到细胞质中的包涵体。

一、实验目的

（1）熟悉沙眼衣原体的分离培养与鉴定。

（2）了解沙眼衣原体包涵体的检测。

二、实验内容

（一）沙眼衣原体的分离培养与鉴定

1. 材料

（1）标本：沙眼患者眼结膜刮片或眼结膜棉拭子。

（2）试剂：Giemsa 染液、甲醇、蒸馏水、肉汤、Hank's 液等。

（3）其他：5～8 日龄鸡胚、注射器、验蛋器、磨壳器或镊子、固体石蜡、载玻片、普通光学显微镜、香柏油、擦镜纸等。

2. 方法

（1）用刮片刮取沙眼患者结膜上穹窿病变部位标本，将其放入 2～3 mL 肉汤或 Hank's 液（内含链霉素 2.5 mg/mL，新霉素 0.5 mg/mL，制霉菌素 100 μg/mL）中。

（2）取 5～8 日龄鸡胚，先在验蛋器光照下检查其生活状态，用记号笔划出气室及头部位置，然后用碘酒和乙醇对气室部位蛋壳进行消毒，用磨壳器钻一小孔或用镊子尖端戳击卵壳形成小孔，再用乙醇擦拭。

（3）用注射器取 1 mL 标本液，从气室小孔沿鸡卵长轴刺入，避开头部，针尖进入的深度根据鸡胚的大小而定，一般刺入 2～3 cm，回抽针芯见有卵黄时，针尖即进入卵黄囊中，每份标本接种 3～5 个鸡胚，每个鸡胚接种量为 0.2～0.5 mL。接种结束后，用熔化的石蜡封闭小孔，置于 35 ℃温箱培养。

（4）每日在光照下检查鸡胚生长情况。感染后 3 天内死亡的鸡胚视为非特异性死亡，弃去不用。以 3 天后死亡的鸡胚收获卵黄囊，弃去卵黄，用生理盐水漂洗，囊膜剪碎制成悬液。

（5）用悬液制成推片，待自然干燥后用 Giemsa 染色检查包涵体。

3. 结果观察

（1）判断鸡胚生活状态的标准。

①血管清晰程度，胚胎活动程度，鸡胚眼睛黑点是否移动。如果头部不晃动，鸡胚血管模糊不清，认为鸡胚处于濒死状态。

②卵白和胎盘之间界线是否分明，一般卵白一边较亮，胎盘一边呈暗红色。如果胎盘一边变黑或变苍白则表明鸡胚已经死亡。

（2）标本片中可见细胞外有大量暗紫色的原体；鸡胚卵黄囊细胞质呈淡蓝色，其中可见深蓝色的包涵体，原体染成紫红色，始体染成蓝色。

（二）沙眼衣原体包涵体的检测

1. 材料

（1）标本：患者眼结膜刮片或眼结膜棉拭子。

（2）试剂：Giemsa 染液、甲醇、卢戈氏碘液、蒸馏水。

（3）其他：载玻片、普通光学显微镜、香柏油、擦镜纸。

2. 方法

（1）Giemsa 染色：取患者标本涂片，自然干燥后用甲醇固定 1～5 min，加稀释的 Giemsa 染液染色 15～24 h，用蒸馏水缓慢冲洗，玻片干燥后在油镜下观察。

（2）卢戈氏碘液染色：标本涂片自然干燥后，用甲醇固定 1～5 min，自然干燥后滴加卢戈氏碘液染色 10 min，用蒸馏水缓慢冲洗，玻片干燥后在油镜下观察。

3. 结果观察

（1）Giemsa 染色：上皮细胞内包涵体边界明显，多数呈圆形或卵圆形，被染成深蓝色或暗紫色散布于浅蓝色的细胞质内。一个上皮细胞内可以含有 1～3 个或更多的包涵体。

常见的包涵体形态有以下 4 种。

①散在型：圆形或卵圆形，散在分布于细胞质中，多由始体组成。

②帽型：包涵体紧贴于细胞核上或稍有间隙，呈帽状，大小不一，多由始体连续排列而成。

③桑葚型：由原体和始体堆积而成，呈长梭形或椭圆形，形似桑葚状，较大，单个分离或一面依附在细胞核上。

④填塞型：主要由原体堆积而成，塞满整个细胞质，细胞核被挤压变形，表现为巨大包涵体。

（2）卢戈氏碘液染色：上皮细胞内可见被染成棕褐色的包涵体，其他部位不着色。

答案要点

---- 思考题 ----

1.衣原体为什么用活组织培养？

2.沙眼衣原体的形态特征及染色性如何？

（内蒙古医科大学　卢莎）

实验十二　真菌的形态观察、培养与鉴定方法

真菌（fungus）是一类真核细胞型微生物，有细胞壁，有典型的细胞核结构及完善的细胞器，但不含叶绿素，无根、茎、叶分化。真菌一般比细菌大几倍至几十倍，普通光学显微镜下就能清晰地呈现。

真菌在生长发育过程中，可表现出多种形态特征，根据形态结构，真菌可分为单细胞真菌和多细胞真菌两类。单细胞真菌呈圆形或椭圆形，主要以出芽（budding）方式繁殖，芽生孢子成熟后与母体分离，形成新的个体。可以引起人类疾病的有新生隐球菌和白假丝酵母菌等。多细胞真菌又称丝状菌（filamentous fungus）或霉菌（mold），由菌丝和孢子组成，且不同的多细胞真菌的菌丝和孢子形态各异。

真菌的形态、结构和培养特性是鉴别真菌的重要指标。真菌的繁殖方式可分为无性繁殖与有性繁殖两种。无性繁殖是真菌的主要繁殖方式，其过程简单、速度快、产生个体多，主要有芽生、菌丝断裂、细胞裂殖和隔殖等几种形式。真菌的营养要求低，普通真菌培养基即可生长。培养真菌常用沙保弱培养基（Sabouraud's medium），其主要含葡萄糖、蛋白胨和琼脂；最适 pH 为 4～6，最适温度一般为 22～28 ℃。深部感染真菌在 37 ℃条件下生长良好。真菌一般生长缓慢，需培养 1～2 周才能见到典型菌落。不同真菌所形成菌落的特征各异，因此观察菌落特征是鉴别真菌的重要指标。真菌菌落可分为酵母型菌落、类酵母型菌落和丝状菌落三种。

真菌在自然界中分布广泛，绝大部分对人类无害，少数可引起人类疾病。不同真菌致病形式不同，包括致病性真菌感染和条件致病性真菌感染，真菌还会引起超敏反应性疾病，某些真菌毒素可引起机体中毒甚至引发肿瘤。致病性真菌和条件致病性真菌引起的真菌病按感染部位可分为浅部真菌感染和深部真菌感染。

一、实验目的

（1）掌握真菌的基本形态。

（2）熟悉真菌的培养特性。

（3）了解临床标本中常见真菌的检查方法。

二、实验内容

（一）真菌的培养及形态观察

培养真菌的方法有大培养及小培养两种,大培养即平板法、试管法等,优点是水分不易流失,主要用于患者标本的分离培养及真菌性状的观察,有助于病原性真菌的鉴定。小培养即玻片法,用载玻片培养真菌,优点是可以在显微镜下直接观察,避免取样时破坏菌丝体和孢子,主要用于观察真菌生长发育过程及形态特征,对菌种的鉴定具有重要意义。

1. 真菌的一般培养及形态观察(示教)

1) 材料

（1）标本片:青霉菌标本片、曲霉菌标本片、根霉菌标本片、新生隐球菌墨汁染色标本片、白假丝酵母菌乳酸酚棉蓝染色标本片。

（2）菌种:白假丝酵母菌、新生隐球菌、絮状表皮癣菌沙保弱琼脂培养物。

（3）其他:载玻片、普通光学显微镜、香柏油、擦镜纸等。

2) 方法

（1）基本形态观察:使用普通光学显微镜的高倍镜或油镜观察标本片,重点观察单细胞真菌有无假菌丝;多细胞真菌菌丝是否分隔;曲霉菌、青霉菌的分生孢子;根霉菌的孢子囊孢子的形态特点。

（2）菌落特征观察:观察沙保弱培养基上的菌落特征,区分单细胞真菌和多细胞真菌菌落形态差异。

3) 结果观察

（1）基本形态观察。

新生隐球菌墨汁染色标本片:高倍镜下可见菌体呈圆形或卵圆形,大小不一,外包有很厚的荚膜,可见芽生孢子。

白假丝酵母菌乳酸酚棉蓝染色标本片:高倍镜下可见菌体呈圆形或卵圆形,大小不一,可见假菌丝,在油镜下观察其较葡萄球菌大 2～5 倍。

青霉菌标本片:显微镜下可见菌丝有横隔,孢子梗多次分枝,如扫帚状,分生孢子呈圆形或椭圆形。

曲霉菌标本片:显微镜下可见菌丝有横隔,气生菌丝分化为分生孢子梗,分生孢子梗顶端膨大成球形顶囊,顶囊表面布满一层或两层的放射状小梗,小梗顶端可见成串的圆形分生孢子。

根霉菌标本片:镜下可见菌丝无隔膜,有匍匐菌丝和假根,假根处向上有直立的孢子囊梗,顶端膨大为圆形孢子囊,囊内密布孢子囊孢子。

（2）菌落特征观察。

新生隐球菌菌落呈圆形,类似于细菌菌落,白色,表面凸起,光滑,湿润,柔软致密,边缘整齐,菌落黏稠易流动,未发现有菌丝长入培养基,属酵母型菌落。

白假丝酵母菌菌落呈圆形,较大,与酵母型菌落极为相似,奶油色,光滑,湿润,使用显微镜观察可见厚膜孢子及伸入培养基内的假菌丝,属类酵母型菌落。

絮状表皮癣菌菌落明显大于前两者,属丝状菌落,由大量气生菌丝组成,疏松且干燥,不同生长时期菌落表面可呈现棉絮状、绒毛状、粉末状或毛毡状。培养初期可观察到菌落表面呈白色鹅毛状,之后变为黄色粉末状。需要注意从不同角度观察菌落可能呈现不同颜色。

2.真菌的小培养及形态观察

1）材料

（1）菌种：白假丝酵母菌、红色毛癣菌沙保弱琼脂培养物。

（2）培养基：沙保弱琼脂培养基、玉米粉琼脂培养基。

（3）其他：培养皿、载玻片、盖玻片、滤纸、玻璃棒、铝盒、小刀、镊子、接种针、蒸馏水等。

2）方法

（1）对实验中所用的器材进行无菌消毒处理。

（2）分别在两套培养皿中倾注熔化的沙保弱琼脂培养基和玉米粉琼脂培养基，使成厚3～4 mm的薄层。待冷凝后，用小刀切成10 mm×10 mm的小块。用镊子取两种培养基各一小块，置于载玻片上。

（3）用接种针在培养基四周从侧面穿刺接种真菌，加盖玻片。白假丝酵母菌接种于玉米粉琼脂培养基，红色毛癣菌接种于沙保弱琼脂培养基。

（4）在铝盒中放入滤纸，滤纸上放玻璃棒，滴加适量无菌蒸馏水。将接种好的载玻片置于玻璃棒上，盖上铝盒，保持湿度，置于28 ℃温箱中培养。全部过程必须严格遵守无菌操作规则，48 h后取出载玻片，肉眼观察菌落特征，并在显微镜下观察真菌生长发育情况和结构特征。

3）结果观察

（1）白假丝酵母菌玉米粉琼脂载玻片：高倍镜下可见丰富的菌丝多呈藕节状，为假菌丝，菌丝顶端有圆形、较大、厚壁的孢子称为厚膜孢子，还可见圆形或卵圆形丛生的芽生孢子。

红色毛癣菌沙保弱琼脂载玻片：高倍镜下可见结节状菌丝和梨形或棒状的小分生孢子，单一或簇生于菌丝侧端，少见2～5个分隔的大分生孢子，在接种处可见伸出培养基外的气生菌丝。在陈旧培养物中菌丝可呈梳状、结节状等，孢子的细胞壁增厚。

（二）浅部真菌感染的临床标本检查

引起皮肤浅表感染的真菌主要是一些皮肤癣菌，皮肤癣菌有嗜角质蛋白的特性，其侵犯的部位也只局限于角化的表皮、毛发或指（趾）甲。微生物学检查可取患病组织直接镜检，观察到菌丝和孢子即可做出诊断。

1.材料

（1）标本：患者的皮屑、甲屑或毛发。

（2）试剂：10% KOH溶液或10% NaOH溶液。

（3）器材：盖玻片、载玻片、酒精灯、普通光学显微镜等。

2.方法

（1）标本采集：头癣患者可用镊子摘取病损部位的毛发或脆而无光泽的病发；皮肤癣病患者可用钝刀刮取病损部位皮屑；甲癣患者需用小刀刮取病变深部指甲碎屑。

（2）将皮屑、甲屑或毛发放在载玻片中央，滴1～2滴10% KOH或10% NaOH溶液，片刻后加盖玻片。

（3）将载玻片在火焰上方往返几次进行轻微加热，避免沸腾、出现气泡或烤干。

（4）静置载玻片5～10 min后，轻轻按压盖玻片，使溶解的角质分散成薄层，同时吸去周围溢出的液体，标本呈透明状。

（5）先在低倍镜下寻找真菌菌丝或孢子，再换成高倍镜观察其特征。

3.结果观察　　如能观察到典型菌丝和孢子时可确诊为癣病。使用低倍镜在微弱光线、较暗视野下可见折光性强、分枝状丝状体。观察时需要注意区分上皮细胞、纤维、气泡等。在高倍镜下可观察菌丝和孢子的特点，比如菌丝有无分隔、菌丝末端有无关节孢子等。

4.注意事项

（1）镜检时,光线稍弱使视野稍暗为宜。

（2）标本角质层厚可增加 KOH 或 NaOH 溶液的浓度;KOH 或 NaOH 溶液浓度过高可能形成结晶而影响观察结果。

（3）找不到菌丝、孢子并不能完全排除真菌癣病,需重复检查,必要时进行真菌培养。

（三）新生隐球菌的检查

新生隐球菌为单细胞酵母菌,在自然界中广泛存在,多寄生于腐败物中。当人体抵抗力低下时,可能侵犯皮肤黏膜、淋巴结、内脏、中枢神经系统等,引起隐球菌病。新生隐球菌具有宽厚荚膜,折光性强,一般染色不易着色。新生隐球菌感染最快捷、简便的检测方法是取患者脑脊液、脓汁、痰液标本做墨汁负染色镜检,在黑色背景下,可观察到透亮菌体和宽厚荚膜。

1.材料

（1）菌种:新生隐球菌沙保弱琼脂培养物。

（2）试剂:墨汁、生理盐水等。

（3）培养基:沙保弱琼脂平板。

（4）实验动物:小白鼠。

（5）器材:镊子、盖玻片、载玻片、接种环、注射器、普通光学显微镜等。

2.方法

1）直接涂片镜检

（1）采用墨汁负染色法检查,取 1 滴生理盐水置于洁净的载玻片上,用接种环挑取新生隐球菌沙保弱琼脂培养物在生理盐水中混匀,接着滴加 1 滴墨汁在载玻片上与菌液混合均匀,应注意遵守无菌操作规范。

（2）用镊子夹取盖玻片覆盖于菌液上,注意不能产生气泡。

（3）先在低倍镜下观察,再用高倍镜观察菌体、宽厚荚膜及芽生孢子。

2）分离培养

（1）用接种环挑取新生隐球菌沙保弱琼脂培养物,分别接种在两块沙保弱琼脂平板上,其中一块置于 37 ℃培养,另一块置于 28 ℃培养。可依据标本情况,在培养基中加入青霉素、链霉素以抑制细菌生长。

（2）培养数天后可出现酵母型菌落,挑取菌落墨汁负染后镜检。

3）动物接种

（1）取新生隐球菌沙保弱琼脂培养物制成生理盐水悬液,注射于小白鼠脑内(0.02～0.03 mL)或腹腔(0.5～1 mL)。

（2）3～4 周后解剖,取脑组织或腹腔胶质样物质(腹腔液)涂片,墨汁负染后镜检。

3.结果观察

1）直接涂片检查

显微镜下在黑色背景下,可见新生隐球菌菌体透亮,呈圆形或卵圆形,外包透明的宽厚荚膜,荚膜厚度可与菌体相等或比菌体大 1～2 倍。可见大小不等的芽生孢子,孢子内可有较大的反光颗粒(蜡质颗粒)和许多小颗粒。

2）分离培养检查

（1）37 ℃培养:培养 2～5 天后,在培养基表面形成酵母型菌落。菌落呈湿润、黏液样,呈乳酪色至淡褐色,表面有蜡样光泽。镜检可见有荚膜的圆形和卵圆形的芽生孢子。37 ℃生长是新生隐球菌与其他非致病性隐球菌相区别的特征。

（2）28 ℃培养:生长速度较 37 ℃培养时缓慢,同样产生酵母型菌落,初为白色,继续培养菌落变为湿润、黏液样,呈乳酪色至淡褐色,镜检可见有荚膜的芽生孢子。

3）动物接种检查　小鼠脑组织或腹腔液涂片,经墨汁负染后在高倍镜或油镜下,可见芽生、有荚膜的酵母样细胞,其荚膜较人工培养基中形成的荚膜更厚。这些脑组织或腹腔液接种于培养基中可以再培养出新生隐球菌。

4. 注意事项

（1）新生隐球菌墨汁负染时,墨汁浓度应适当,过浓或过淡均会影响观察。标本制备后应及时镜检,勿干燥。

（2）观察时光线稍暗更易观察。

（四）白假丝酵母菌芽管形成试验及厚膜孢子形成试验

白假丝酵母菌为常见的可引起深部感染的条件致病性真菌,通常存在于健康人口腔、上呼吸道、肠道及阴道,为机体的正常菌群,当机体免疫力下降时可引起念珠菌病。临床微生物学检查,可直接涂片、染色后镜检菌体和假菌丝。如果在临床标本中观察到大量假菌丝,表明念珠菌感染处于致病阶段,有一定诊断意义。亦可进行分离培养,通过芽管形成试验和厚膜孢子形成试验进行鉴定。白假丝酵母菌在动物血清中可形成芽管,在含 1% 吐温-80 的玉米粉培养基（玉米粉琼脂和吐温可降低培养基表面张力）中可形成丰富的假菌丝和厚膜孢子。

1. 材料

（1）菌种:白假丝酵母菌。

（2）试剂:玉米粉吐温-80 琼脂平板、动物或健康人血清。

（3）器材:接种环、镊子、盖玻片、载玻片、小试管、普通光学显微镜等。

2. 方法

（1）芽管形成试验:取动物（牛、羊、兔）血清或健康人血清 0.5～1 mL 加于小试管中,继而在其中接种少量白假丝酵母菌,充分振荡混匀,置于 37 ℃恒温箱中孵育,每隔 1 h 用接种环取 1 环混悬液于载玻片上,加盖玻片后在显微镜下观察,共检查 3 次。

（2）厚膜孢子形成试验:在玉米粉吐温-80 琼脂平板上用接种环划线接种白假丝酵母菌,置于室温（不超过 27 ℃）下或置于 25 ℃温箱内培养 24～48 h。挑选某一菌落,将菌落及周围培养基一同割下,置于载玻片中央,以盖玻片压平后在低倍镜或高倍镜下观察。

3. 结果观察

（1）芽管形成试验:显微镜下可观察到白假丝酵母菌孢子伸长,形成短小的芽管。可用于白假丝酵母菌的快速诊断。

（2）厚膜孢子形成试验:显微镜下可观察到白假丝酵母菌形成较多圆形厚膜孢子,多位于藕节状假菌丝的顶端。

4. 注意事项

（1）芽管形成试验检查时间一般不超过 3 h,因为 3 h 后会形成假菌丝。

（2）厚膜孢子形成的最佳温度为 25 ℃,培养温度若超过 27 ℃,将难以形成厚膜孢子。

答案要点

思考题

1. 真菌的菌落有几种？各有何特点？

2. 常见的浅部真菌感染的临床标本是怎样镜检的？

（内蒙古医科大学　卢莎）

▎实验十三　病毒形态的观察▎

病毒(virus)是一类体积微小,结构简单,遗传物质仅含 DNA 或 RNA,严格在活细胞内寄生,以复制为繁殖方式的非细胞型微生物。完整成熟的病毒颗粒称为病毒体(virion),具有典型的病毒形态和结构并具有感染性。多数人和动物病毒呈球形或近似球形,少数为杆状、丝状、弹状和砖块状,噬菌体可呈蝌蚪状。

一、实验目的

(1)掌握病毒的不同形态学特征。
(2)熟悉某些病毒感染时在组织细胞内形成包涵体的形态学特征。

二、实验内容

(一)病毒形态结构的观察(电子显微镜照片示教)

病毒个体微小,用普通光学显微镜无法观察到。通常观察病毒形态需用电子显微镜放大数万倍才能看清。由于病毒只能在活细胞内生长,所以在观察病毒形态时,需要用病毒感染的细胞经超薄切片后,再用电子显微镜观察。因此,要注意病毒颗粒的大小、排列及在细胞内的位置,切勿把细胞的超微结构误认为病毒颗粒。

以下为几种病毒的电子显微镜照片(图 1-13-1 至图 1-13-4)。

1.肠道病毒

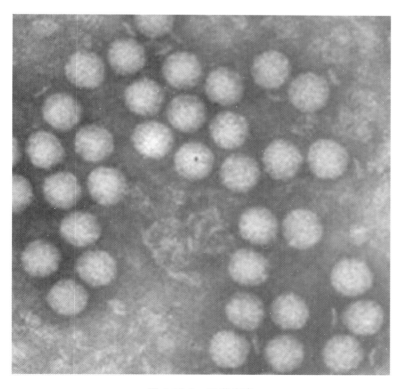

图 1-13-1　肠道病毒

2. 流感病毒

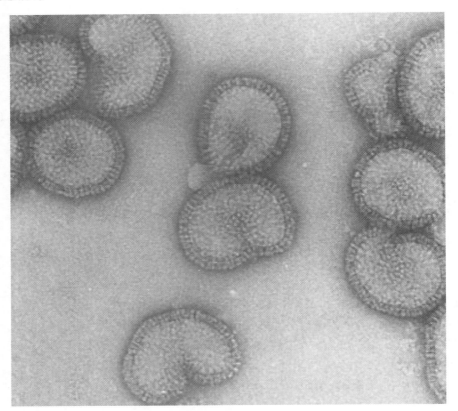

图 1-13-2　流感病毒

3. 狂犬病病毒

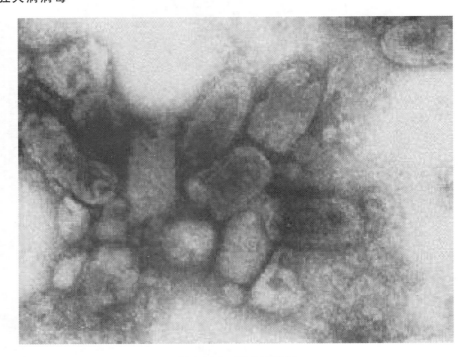

图 1-13-3　狂犬病病毒

4. 乙型肝炎病毒

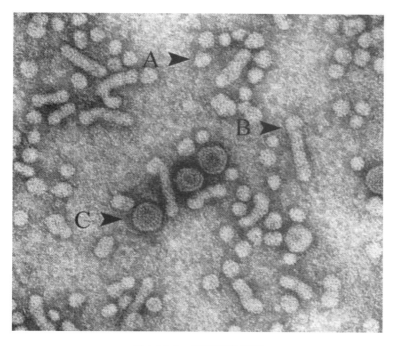

图 1-13-4　乙型肝炎病毒

注：A 为小球形颗粒；B 为管形颗粒；C 为大球形颗粒（Dane 颗粒）。

（二）包涵体形态学观察

在某些病毒感染的细胞内,用普通光学显微镜看到一些圆形或不规则的斑块,称为包涵体（inclusion body）。不同病毒包涵体的形态、大小、数目、染色性及在细胞中的位置不同,具有一定的诊断意义,如狂犬病病毒的包涵体又称内基小体（Negri body）,位于神经细胞的胞质内,为嗜酸性包涵体,苏木精-伊红染色呈红色（图 1-13-5）。麻疹病毒的包涵体可同时存在于

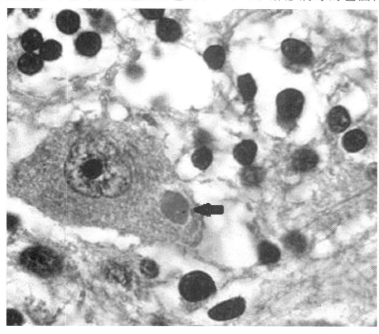

图 1-13-5　狂犬病病毒包涵体

答案要点

胞质和胞核内(感染的人胚肾细胞),亦为嗜酸性包涵体,苏木精-伊红染色呈红色。

●------------------------- 思考题

1.用电子显微镜观察病毒形态时需要注意什么?

2.何为包涵体?

（吉林大学　黄红兰）

实验十四　病毒分离培养技术

病毒的分离培养是病毒性状研究、疫苗制备、流行病学监测、临床疾病诊断和药物选择等方面的重要实验技术。病毒具有严格的细胞内寄生性,需提供活的机体、组织或细胞才能使其增殖。因此,常用于分离培养病毒的方法有动物接种法、鸡胚培养法和组织培养法。然而,至今实验室所采用的病毒培养方法,没有任何一种可将全部或绝大多数病毒分离培养成功。因此究竟采用何种方法,要根据患者的病史、临床诊断和所怀疑的病毒类型而定。

一、实验目的

（1）熟悉病毒分离培养的常用方法。

（2）了解细胞培养技术。

二、实验内容

（一）动物接种法

动物接种法是分离培养病毒最早应用的方法。根据病毒组织亲嗜性,选择对其敏感的动物和适宜的接种途径,观察动物的发病情况,进一步分离鉴定病毒。

动物实验在病毒学研究中的用途主要有三方面:①分离鉴定病毒,如乙脑病毒;②病毒传代,以减弱或降低对人的致病力,如狂犬病病毒;③制备抗病毒血清。

根据动物对病毒的敏感程度,可以选择其敏感动物和适宜的接种部位进行接种。常用的动物有小鼠、豚鼠、家兔和猴等。接种部位有鼻腔、颅、静脉等。采用动物接种法培养病毒的优点是操作简便,结果易于观察和分析。病毒在动物体内引起的病理改变能较客观地反映其致病力,有无发病或死亡的指标易于观察和分析。其缺点是动物的购买和饲养价格昂贵,动物的管理烦琐,有些动物自身还可能携带病毒,个体差异较大等。这里仅介绍病毒培养中常用的两种方法,即脑内接种法和滴鼻接种法。

1.脑内接种法

1）材料

（1）病毒（小鼠脑脊髓炎病毒）悬液:已感染病毒的脑组织先用无菌生理盐水洗去血液,再加含 10% 脱脂奶的生理盐水研磨成 10^{-1} 悬液,然后以 3000 r/min 离心 30 min,取上清液供接种用。

（2）动物:3 周龄健康小白鼠,体重 6～8 g。

（3）其他:0.25 mL 注射器及针头、碘伏、棉签等。

2）方法

（1）用灭菌的 0.25 mL 注射器抽取病毒悬液 0.1 mL，排除注射器内的气泡。

（2）取出小白鼠，用左手大拇指和示指握住小白鼠的头部，使之固定，并用左手掌轻轻按住小白鼠的身体。

（3）右手用棉签蘸取碘伏，消毒小白鼠的右侧颞部皮毛。

（4）右手拿注射器在小白鼠颞部（眼与耳根连线的中点略偏耳朵的方向）刺入，进入颅腔，进针 2～3 mm（通过硬脑膜时阻力突然消失，即有突破感，立即停止进针），不要插得太深，注射量为 0.01～0.03 mL。

（5）注射完毕，将用过的注射器煮沸消毒。

3）结果观察　小白鼠一般在 3～4 天后开始发病，出现食欲减退、活动迟钝、震颤等现象，最后麻痹、瘫痪而死亡。本法适用于一些脑炎病毒的分离培养。

2. 滴鼻接种法

1）材料

（1）病毒悬液：流感病毒鼠肺适应株悬液。

（2）动物：20～25 g 健康小白鼠。

（3）其他：无菌毛细滴管（或微量移液器）、灭菌小试管、乙醚、棉球等。

2）方法

（1）将 1 只小白鼠投入带盖小容器内，该容器内放置蘸有乙醚的棉球，将小白鼠行全身麻醉，注意麻醉深度，一般不宜太深或太浅，太深时易致其麻醉死亡或非特异性吸入性肺炎，太浅则易使其在滴鼻接种时打喷嚏。

（2）用无菌毛细滴管（或微量移液器）吸取病毒悬液少许，连同毛细滴管插在无菌小试管内备用。

（3）用左手取出小白鼠握在掌中，大拇指及示指抓住其耳部，使其头部朝前呈仰卧位，右手持吸有病毒悬液的滴管或移液器，将病毒悬液慢慢挤压于管口形成不会自然掉落的悬滴。将悬滴靠至小白鼠鼻尖，小白鼠在呼吸时自然吸入，一般滴入 0.03～0.05 mL，不宜过多。感染材料如果被吸入肺内，容易引起动物肺水肿，常于接种后 1 天内死亡。

（4）感染的小白鼠须饲养在隔离的动物室中。

3）结果观察　小白鼠慢慢苏醒，逐日观察，通常在数日开始发病，其症状常为咳嗽、不食，甚至死亡。解剖可观察到肺脏有炎症或出血性病灶。

（二）鸡胚培养法

鸡胚培养法为常用的病毒培养方法之一，操作简便，容易管理，鸡胚本身带病毒的情况少见，对流感病毒、腮腺炎病毒、痘类病毒、疱疹病毒和某些脑炎病毒都很敏感，可用来分离培养含上述病毒的临床标本。

一般选用受精的鸡卵，因为其壳薄、色白，用灯照视时易看清其内部的鸡胚情况。先用清水及毛刷洗刷，后用干布擦拭，置于卵架上，放入 38～39 ℃温箱中孵育。温箱内放水盘使其相对湿度为 45%～60%，每天翻动鸡卵 1～2 次。孵育到第 4 天，用验蛋器检视鸡胚是否发育正常。未受精的鸡卵只见模糊的卵黄阴影，这种鸡卵要剔除。鸡胚发育时可在壳壁上看到清晰的血管影和鸡胚暗影，以后鸡胚暗影逐渐增大，而且逐渐有胚动，血管逐渐增多、增粗，变得清晰。其后每天检查 1 次，把已死亡的鸡胚或胚动消失、血管影昏暗模糊处于濒死状态的鸡卵挑出淘汰。

鸡胚接种方法有 4 种，即绒毛尿囊膜接种法、尿囊腔接种法、羊膜腔接种法和卵黄囊接种法。可根据不同的病毒和不同的目的，选择适当的接种途径。鸡胚解剖图以及不同病毒接种的部位,参见图 1-14-1 和表 1-14-1。

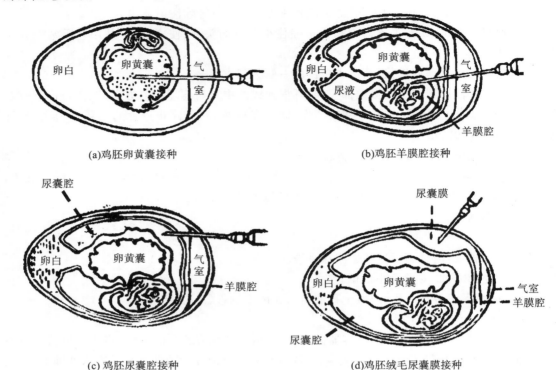

图 1-14-1　鸡胚解剖及接种部位示意图

表 1-14-1　不同病毒鸡胚接种的部位及其胚龄

病毒名称	接种部位	鸡胚胚龄/天
痘类病毒	绒毛尿囊膜	10～13
流感病毒、副流感病毒、腮腺炎病毒	尿囊腔	9～11
嗜神经病毒	卵黄囊	5～8
初次分离标本	羊膜腔	10～12

下面以尿囊腔接种法为例进行介绍。

1. 材料

(1) 9～11 天龄鸡胚、流感患者的含漱液。

(2) 验蛋器、蛋架、注射器、针头、碘伏、棉签等。

2. 方法

(1) 选取 9～11 天龄发育良好的鸡胚,在验蛋器上用铅笔划气室界线,在鸡胚绒毛尿囊膜发育但无大血管处做一标记作为注射入口。

(2) 用碘伏消毒注射入口,将尖锥置火焰烧灼灭菌,稍冷后,在标记处锥破卵壳使成一小孔。把鸡胚平放在蛋架上,气室向上。

(3) 用注射器吸取已用抗生素处理好的待检标本(如流感患者的含漱液)。将针头与蛋壳成 30°角,刺入小孔 0.5～1 cm 处,注入 0.1～0.2 mL 待检标本,然后用加热熔化的石蜡封孔。

(4) 接种后把鸡蛋放入 35～36 ℃温箱继续孵育。其后每天检视鸡胚情况。

3. 结果观察　一般在接种后 1～2 天死亡者为非特异性死亡(接种损伤),应废弃。2 天后死亡者可能是由于病毒生长导致的。有些病毒(如流感病毒)在鸡胚中生长并不一定引起鸡胚死亡。根据不同病毒情况,孵育一定时间后,或检视发现濒死时,将鸡蛋从温箱取出放入 4 ℃冰箱过夜。次日从冰箱中取出,消毒并用灭菌镊子除去气室端蛋壳,撕去卵膜,避开大血管,在绒毛尿囊膜上撕出小口,吸取少量尿囊液注入无菌试管待做血凝试验以检测病毒效价,其余保存于冰箱中做传代或鉴定等试验用。

(三)组织培养法

组织培养法是指用离体活的器官、组织和细胞,在体外模拟体内的生理环境,使之生存和生长,并维持其结构和功能,用来培养病毒的方法。组织培养法包括器官培养、组织块培养和细胞培养。病毒的组织培养法经济实用,观察指标客观,结果敏感,管理方便,组织来源多样,适用于多种病毒的分离培养,是目前培养病毒最常用的一种方法,被广泛用于病毒的分离鉴定、疫苗制备等。细胞培养方法很多,最常用的是单层细胞培养法。根据细胞染色体特性和维持的传代次数,可分成原代细胞培养、二倍体细胞培养与传代细胞培养。因病毒种类和感染细胞类型的不同,细胞受病毒感染后会发生不同的改变,常表现为细胞变圆、坏死、溶解、脱落等,或可形成多核巨细胞,或在细胞内形成包涵体。这里介绍病毒培养方法中常用的人胚肾单层细胞培养法。

1. 材料

(1)灭菌的器材:剪刀、镊子、平皿、三角烧瓶、吸管、滴管、培养瓶、胶塞。

(2)试剂:Hank's 液、5.6% $NaHCO_3$ 溶液、0.25% 胰蛋白酶溶液、抗生素溶液(含 10000 U/mL 青霉素、10 mg/mL 链霉素)、小牛血清、碘酒、70% 乙醇、0.4% 台盼蓝染色液等。

(3)人胚胎:死后不超过 12 h,3～7 个月的自然流产、早产或人工流产(水囊引产或前列腺素引产)的人胚胎。其他药物引产的不宜使用。

(4)细胞生长液:IMDM 培养液　　90 mL

　　　　　　　　 小牛血清　　　　10 mL

(5)细胞维持液:IMDM 培养液　　98 mL

　　　　　　　　 小牛血清　　　　 2 mL

(6)病毒:柯萨奇病毒 B 组 3 型(CVB$_3$)。

2. 方法

(1)解剖取肾:用碘酒和 70% 乙醇消毒人胚腰背部皮肤。用无菌操作法剖开肾区皮肤、肌肉,取出肾脏,放入平皿中,用 Hank's 液(含 200 U/mL 青霉素、200 μg/mL 链霉素)洗涤肾表面 2～3 次。剥去肾包膜,用剪刀从肾表面剪下肾皮质,使成(2～4) mm×(2～4) mm×(2～4) mm 见方的碎块。用 Hank's 液反复洗涤肾皮质小块,直至上清液澄清。

(2)消化:将组织块移入三角烧瓶中,加入 0.25% 胰蛋白酶溶液(用 5.6% $NaHCO_3$ 溶液调 pH 到 8.0 左右)约 20 mL,放入 37 ℃ 水浴中 30～45 min(时间长短视胎龄而定,胎龄小者,消化时间略短;胎龄大者,消化时间略长)。胰蛋白酶主要消化组织间质,但时间长也会损伤细胞。吸弃胰蛋白酶溶液,用冷 Hank's 液洗涤组织块一次。

(3)分散细胞:取细胞生长液 20 mL,加入洗过的组织块中。用滴管反复吹打组织块,使细胞游离下来。待组织块自然下沉后,吸出上层细胞悬液到另一瓶中,按上法反复 2～3 次。如剩余组织块尚多,吹打不碎,还可再加胰蛋白酶溶液消化一次,直到细胞全部吹打下来。

(4)计数细胞:用 0.4% 台盼蓝染色液染细胞(附录 C)。将细胞液滴入血细胞计数板,按白细胞计数方法计数四角的 4 大方格内的细胞总数(只数有胞质、胞核的活细胞),算出每毫升细胞数。

(5)调整细胞数、分装及培养:用细胞生长液把细胞数调整到 5×10^5/mL,每个培养瓶中加入细胞悬液 5 mL,略加摇动,使细胞平铺在瓶壁上,做好标记,置于 37 ℃,5% CO_2 孵箱中培养。次日可见细胞贴壁。48～72 h 细胞开始生长逐渐形成细胞岛,生长液变黄(代谢产物多为酸性,使生长液逐渐变酸所致),可换生长液一次。6～10 天细胞岛互相接触即长成单层,即可接种病毒。

(6)接种病毒:取已长成单层的细胞,一瓶接种 CVB_3,另一瓶作为对照。首先吸弃培养液,接种病毒的一瓶加入已稀释好的病毒悬液 0.5 mL,对照加入维持液 0.5 mL,平放培养瓶使其接触整个细胞层,在 37 ℃,5% CO_2 孵箱中放置 60 min,吸附病毒,然后各加入细胞维持液 4.5 mL,于 37 ℃,5% CO_2 孵箱中继续培养。

3.结果观察 接种病毒后每天用低倍显微镜观察细胞,病毒生长时,细胞胞质内出现颗粒、细胞皱缩、变圆,最后破碎脱落。未接种病毒的细胞仍呈单层,折光性强、胞质较透明,只有个别细胞圆缩脱落。

病变程度的表示方法如下。

－:无细胞病变者。

±:个别细胞出现可疑病变者。

＋:25%细胞出现病变者。

＋＋:50%细胞出现病变者。

＋＋＋:75%细胞出现病变者。

＋＋＋＋:100%细胞出现病变或全部脱落者。

取出"＋＋～＋＋＋＋"细胞病变的培养物,做好标记,低温保存。

答案要点

思考题

1.分离病毒的方法有几种?

2.常用的组织培养法有几种?

(吉林大学 黄红兰)

实验十五 病毒数量和感染性的测定

对于已在细胞培养中增殖的病毒,需要进行感染性和数量的测定。常用的方法有电子显微镜直接计数法、红细胞凝集试验、50%组织细胞感染量($TCID_{50}$)的测定和空斑形成试验。前两种方法只能估计病毒的数量,但测不出其感染性;后两种方法是用培养的细胞进行病毒感染性强弱和活病毒数量的测定。本实验介绍空斑形成试验和 50%组织细胞感染量测定试验。

一、实验目的

(1)掌握病毒数量测定方法。

(2)了解空斑形成试验和 $TCID_{50}$ 测定方法。

二、实验内容

(一)空斑形成试验

空斑形成试验是目前测定活病毒数量和感染性比较准确的方法。将适当浓度的病毒悬液加入致密的单层细胞中,使病毒吸附,再覆盖一层熔化的琼脂,待其凝固后继续培养。病毒在

NOTE

细胞内复制后,可产生一个局限的感染灶,此即空斑。用中性红染活细胞,可见未染上颜色的空斑。空斑通常是由一个感染性病毒体复制形成的。类似细菌的菌落,称为空斑形成单位(plaque forming unit,PFU),亦即一个空斑就相当于一个病毒体。病毒悬液中含有的感染性病毒量以每毫升能形成的空斑形成单位来表示,即 PFU/mL。

1. 材料

(1) 待测病毒液:柯萨奇病毒 B 组 3 型(CVB_3)。

(2) 细胞:HeLa 细胞。

(3) 培养液、试剂:2%胎牛血清(FCS)MEM 或 RPMI 1640 细胞维持液、Hank's 液和低熔点琼脂糖、中性红染色液。

(4) 器材:6 孔细胞培养板、吸管、试管等。

2. 方法

(1) 将待测病毒用细胞维持液做 10 倍系列稀释,稀释度依次为 10^{-1},10^{-2},10^{-3},…,10^{-7}。

(2) 将生长成致密无间隙单层的 HeLa 细胞培养板内的生长液弃掉,用 Hank's 液洗涤细胞 3 次。

(3) 取不同稀释度的病毒液 0.5 mL,分别接种于细胞培养板各孔内,轻轻摇匀,每个稀释度至少接种 2 孔,同时设正常细胞对照孔。

(4) 置于 37 ℃,5% CO_2 孵箱中吸附 1 h,每 15 min 摇动 1 次,使细胞面均匀接触病毒液。

(5) 制备 2%低熔点琼脂糖溶液,置于 42 ℃水浴中待用。将上述琼脂糖溶液与 2×细胞维持液按 1:1 混匀制成覆盖琼脂糖溶液。

(6) 弃去病毒液,将已熔化的 42 ℃左右的覆盖琼脂糖溶液 2 mL 加入各孔内。待琼脂糖凝固后,倒置培养板,置于 37 ℃,5% CO_2 孵箱中培养。

(7) 每天观察细胞病变情况。当细胞出现明显病变时进行二次覆盖。取上述方法混合的混合液,加入中性红染色液使其浓度为 0.002%,向各孔加入 2 mL 混合液,使其冷却凝固形成第二覆盖层。

(8) 倒置培养板,置于 37 ℃,5% CO_2 孵箱中避光继续培养,48 h 内观察结果(中性红染色液遇光易产生毒性物质,因此光照会影响空斑的形成)。

3. 结果观察 由于二次覆盖琼脂内含有中性红染色液,活细胞被染成红色。在红色背景上可见无色的空斑。选择空斑不融合、分散呈单个、数目在 30~100 个/孔的细胞孔,分别计算各病毒稀释度的空斑数,再求平均值,并按下述公式计算:

$$PFU/mL=\frac{\text{同一病毒稀释度每孔空斑平均数}\times\text{病毒稀释倍数}}{\text{每孔接种病毒量}/mL}$$

(二)50%组织细胞感染量测定试验

50%组织细胞感染量($TCID_{50}$)是指能使半数单层细胞管(孔)内的细胞出现细胞病变的最高病毒稀释度。此方法是以细胞病变效应(CPE)作为指标,判断病毒的感染性及毒力,但不能准确测定感染性病毒颗粒的多少。这里介绍微量培养法测定 $TCID_{50}$。

1. 材料

(1) 待测病毒液:柯萨奇病毒 B 组 3 型(CVB_3)。

(2) 细胞:HeLa 细胞。

(3) 培养液、试剂:2%FCS MEM 或 RPMI 1640 细胞维持液、Hank's 液等。

(4) 器材:40 孔细胞培养板、微量加样器、吸管、试管等。

2. 方法

（1）选择培养 24～48 h 生长旺盛，形成良好单层的 HeLa 细胞一瓶，弃去生长液，加入 0.02% EDTA 10 mL，37 ℃ 消化 10～15 min，弃去消化液，用含 10% FCS MEM 或 RPMI 1640 生长液分散细胞，使细胞悬液浓度为 $4×10^5$/mL。用微量加样器将细胞悬液加入细胞培养板微孔中，每孔加 0.1 mL。

（2）将培养板置于 5% CO_2 孵箱中 37 ℃ 培养 12～18 h，使细胞长成单层。

（3）将待测病毒液在试管内用 2% FCS MEM 或 RPMI 1640 细胞维持液做 10 倍系列稀释，稀释度分别为 10^{-1}，10^{-2}，10^{-3}，…，10^{-10}。

（4）弃去培养板中生长液，各细胞孔用 Hank's 液洗涤 2 次，每孔加入不同稀释度的病毒液 0.1 mL，每个稀释度重复 4 个孔，4 个对照孔各加入细胞维持液 0.1 mL，37 ℃吸附 1 h，然后弃去病毒液，各孔加入细胞维持液 0.1 mL，轻轻摇匀，置于 37 ℃，5% CO_2 孵箱内培养。逐日观察细胞病变，连续观察 3～7 天，以"＋＋"细胞病变判定为阳性病变孔，计算 $TCID_{50}$。

3. 结果观察

1）观察各孔细胞病变

（1）先看细胞对照孔：细胞饱满，形态正常，无圆缩、脱落等现象。

（2）再看病毒对照孔：细胞有明显的病变。

（3）比较细胞对照孔和病毒对照孔，判定各实验孔的 CPE。

2）计算　整理 7 天观察记录，按 Reed-Muench 法计算致半数细胞产生病变的最高病毒稀释度，即该病毒的 $TCID_{50}$。例如，按表 1-15-1 中数据，致半数细胞产生 CPE 的病毒稀释度介于 10^{-5} 和 10^{-6} 之间，按下列公式计算距离比例：

$$距离比例 = \frac{高于50\%感染百分数 - 50\%}{高于50\%感染百分数 - 低于50\%百分数} = \frac{83\% - 50\%}{83\% - 40\%} = 0.77$$

表 1-15-1　用 Reed-Muench 法计算病毒 $TCID_{50}$ 举例

病毒稀释度	细胞病变	累计孔数		病变细胞孔	
		有病变	无病变	比例	%
10^{-4}	4/4	9	0	9/9	100
10^{-5}	3/4	5	1	5/6	83
10^{-6}	2/4	2	3	2/5	40
10^{-7}	0/4	0	7	0/7	0

由此可知，致半数细胞产生 CPE 的病毒稀释度是 $10^{-5.77}$，将病毒悬液做 $10^{-5.77}$ 稀释时，0.1 mL 中含 1 个 $TCID_{50}$ 病毒，即该病毒 $TCID_{50} = 10^{-5.77}$/0.1 mL。

思考题

1. 如何滴定病毒的感染性？

2. 何为空斑形成试验？

答案要点

（吉林大学　黄红兰）

实验十六　病毒感染的血清学试验

人体感染病毒后，免疫系统被病毒抗原成分刺激发生免疫应答而产生特异性抗体。抗体的量常随感染过程而增多,表现为抗体效价(或称滴度)的升高。因此,用已知病毒或其特异性抗原,检测患者有无相应特异性抗体及其效价的动态变化,可作为某些病毒性疾病的辅助诊断。一般是采取患者血清进行试验,故称为血清学试验。病毒感染的血清学试验须采用患者急性期与恢复期双份血清,测定恢复期较急性期血清抗体效价有 4 倍及以上增高时,有诊断意义。

血清学试验的方法很多,最常用的有中和试验、补体结合试验、血凝抑制试验等。随着相关技术的发展,现代免疫技术如免疫荧光技术、酶联免疫吸附试验、固相放射免疫测定、蛋白质印迹等,已被应用于病毒感染的早期诊断。

一、实验目的

掌握病毒中和试验、血凝试验及血凝抑制试验的原理、方法及结果判定。

二、实验内容

(一) 中和试验

中和试验(neutralization test,NT)是病毒学中一种经常使用的血清学试验,是观察病毒在活体内或细胞培养中被特异性抗体中和而失去感染性的试验,即先将定量的已知病毒与系列稀释的患者血清作用后,再接种于组织细胞或动物来测定病毒感染力。常用的病毒感染力的观察指标有 CPE、PFU 以及动物半数致死量(LD_{50})等。中和试验具有敏感性、特异性,结果客观,易于观察,常用作病毒性疫苗免疫效果评价、人群抗体水平调查以及临床疾病的诊断等。此外,中和试验还可用已知的标准免疫血清或免疫腹水鉴定未知病毒。根据试验目的的不同,中和试验可以分为固定病毒稀释血清法和固定血清稀释病毒法。目前中和试验向微量化发展,常用微量细胞培养板检测,简称微量细胞中和试验。

1. 材料

(1)标本:乙脑病毒感染的鼠脑。

(2)动物:2～3 周龄小白鼠,体重 9～11 g。

(3)试剂:10%兔血清生理盐水等。

(4)其他:灭菌组织研磨器、灭菌试管、吸管、注射器等。

2. 方法

(1)病毒悬液的制备:无菌操作取出已感染乙脑病毒的鼠脑,按每克鼠脑加 10%兔血清生理盐水 5 mL,充分研磨,以 3000 r/min 离心 20 min,即得 2×10^{-1} 病毒悬液,分装冻存。

(2)稀释病毒悬液:试验时将冻存的病毒悬液解冻,用 10%兔血清生理盐水做 10 倍系列稀释(吸出 0.2 mL 病毒悬液加至 1.8 mL 稀释液中,再从第 1 管吸出 0.2 mL 至另一管 1.8 mL 稀释液中,如此连续稀释),将 2×10^{-1} 病毒悬液稀释成 2×10^{-2},2×10^{-3},2×10^{-4},…,2×10^{-9}。每个稀释度换 1 支吸管。

(3)病毒稀释度的选择:要求最高稀释度时动物全部存活,最低稀释度时动物全部死亡。试验时,选择病毒稀释度范围需根据病毒 LD_{50} 决定,例如初步测定 LD_{50} 效价(能使 50% 小鼠死亡的病毒稀释度倒数之对数)为 7,则对照组病毒的稀释度一般用 $10^{-5} \sim 10^{-9}$,试验组用 $10^{-4} \sim 10^{-9}$。

(4)待检血清处理:用前于 56 ℃ 加热 30 min 灭活。

(5)病毒与血清混合液的准备:按表 1-16-1 操作,在试管中进行病毒与血清的混合。

表 1-16-1　病毒与血清的混合操作程序

混合前病毒稀释度		2×10^{-4}	2×10^{-5}	2×10^{-6}	2×10^{-7}	2×10^{-8}	2×10^{-9}
试验组	病毒悬液/mL	0.2	0.2	0.2	0.2	0.2	0.2
	待检血清/mL	0.2	0.2	0.2	0.2	0.2	0.2
对照组	病毒悬液/mL	—	0.2	0.2	0.2	0.2	0.2
	正常血清/mL	—	0.2	0.2	0.2	0.2	0.2
混合后病毒稀释度		10^{-4}	10^{-5}	10^{-6}	10^{-7}	10^{-8}	10^{-9}

（6）接种：用以上每个稀释度的混合液接种 2～3 周龄（体重 9～11 g）小鼠 5 只，每只小鼠脑内注射 0.03 mL。按 10^{-9} 至 10^{-4} 顺序，用 1 个注射器即可。

（7）观察：注射后每日观察 2 次小鼠发病及死亡情况并详细记录，需观察 14 天（2 天内非特异死亡，不参与计算）。

3. 结果观察　计算出待检血清试验组及正常血清对照组的 LD_{50}，以对照组的 LD_{50} 减去试验组 LD_{50} 得差，再从对数表查出差的反对数即为中和指数。例如对照组 LD_{50} 为 8.0，试验组为 6.5，差为 8.0－6.5＝1.5，中和指数（差之反对数）为 32。

结果判断一般规定为：中和指数小于 10 为阴性，表示无中和抗体存在；中和指数 10～50 为可疑；中和指数大于 50 为阳性，表示待检血清中有中和抗体。

（二）血凝试验及血凝抑制试验

某些病毒如流感病毒、麻疹病毒、新城疫病毒的表面有血凝素（hemagglutinin，HA），能与人和动物红细胞表面的糖蛋白受体结合，使红细胞发生凝集，称为血凝现象。该现象能被相应的特异性抗体所抑制，使病毒失去凝集红细胞的能力，称为血凝抑制现象。利用血凝抑制现象做临床检测试验时，称为血凝抑制试验。此试验可以鉴定未知病毒，也可以测定血清中的未知血凝素抗体及含量。如果用已知病毒的血凝素检测血清中抗体含量，则需先滴定出已知病毒的血凝效价，也称作血凝试验，然后采用一定量的病毒进行血凝抑制试验。从临床标本分离流感病毒后，也需要用血凝试验来检测分离是否成功，病毒效价如何。例如，可以取发病 1～3 天的流感患者咽喉含漱液，接种于鸡胚尿囊腔、羊膜腔或人胚肾细胞中。如果血凝试验阳性，说明病毒已增殖，可进一步用血凝抑制试验进行病毒鉴定。

1. 分离病毒、血凝试验

1）材料

（1）标本：流感患者咽喉含漱液。

（2）动物：9～11 日龄鸡胚。

（3）器材：剪刀、镊子、无菌小试管、吸管、蛋架等。

（4）试剂：0.5%鸡红细胞悬液、流感免疫血清等。

2）方法

（1）分离鉴定程序：病毒分离鉴定程序如下。

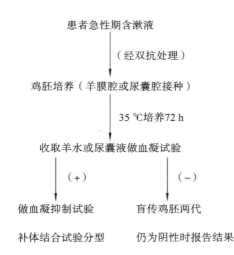

患者急性期含漱液

（经双抗处理）

鸡胚培养（羊膜腔或尿囊腔接种）

35 ℃培养72 h

收取羊水或尿囊液做血凝试验

（＋）　　　　　　　　（－）

做血凝抑制试验　　　　盲传鸡胚两代

补体结合试验分型　　　仍为阴性时报告结果

（2）分离病毒：含漱液经低速离心后，吸取上清液 1 mL，加抗生素（含 20000 U/mL 青霉素、20 mg/mL 链霉素，简称双抗）0.1～0.2 mL，置于 4 ℃冰箱 4 h 或过夜。取 9～11 日龄鸡胚，取上述处理标本 0.2 mL，接种于鸡胚尿囊腔，置于 35 ℃孵育 72 h 后，于 4 ℃冰箱过夜（防止出血）。无菌操作收获尿囊液，测定血凝效价，以确定是否有病毒生长。

（3）血凝试验：取小试管 9 支，各管加入生理盐水，第 1 管为 0.9 mL，其他各管均为 0.25 mL。

取收获的尿囊液 0.1 mL，加入第 1 管中做 1∶10 稀释，混匀后吸取 0.5 mL 弃至消毒缸内，再吸取 0.25 mL 加至第 2 管混匀，从第 2 管中取出 0.25 mL 于第 3 管混匀，依次做倍比稀释至第 8 管，自第 8 管中取出 0.25 mL 弃掉。此时各管液体均为 0.25 mL，1～8 管的尿囊液稀释度分别为 1∶10，1∶20，…，1∶1280，第 9 管为生理盐水对照。

每管加入 0.5％鸡红细胞悬液 0.25 mL，于室温下放置 60 min 观察结果，观察时要轻拿、勿摇晃。

3）结果观察

（1）血凝效价的判定：各管出现红细胞凝集程度以＋＋＋＋、＋＋＋、＋＋、＋、－表示，以出现＋＋凝集的病毒最高稀释度为血凝效价，即 0.25 mL 内含 1 个血凝单位。

＋＋＋＋：全部红细胞凝集，凝集的红细胞铺满管底。

＋＋＋：75％红细胞凝集，在管底铺成薄膜状，但有少数红细胞不凝集，在管底中心聚集成小红点。

＋＋：约有 50％的红细胞凝集，在管底铺成薄膜，面积较小。不凝集的红细胞则在管底中心聚成小红点。

＋：只有 25％红细胞凝集，不凝集的红细胞在管底聚集成小圆点，凝集的红细胞在小圆点周围。

－：不凝集，红细胞沉于管底，呈一边缘整齐的致密圆点。

例如，表 1-16-2 中的两种结果血凝效价均为 1∶320，即将此病毒悬液做 1∶320 稀释时，每 0.25 mL 病毒悬液含 1 个血凝单位。为确保试验中病毒的含量，在血凝抑制试验中，常使用每 0.25 mL 病毒悬液中含 4 个血凝单位，即实际使用的病毒悬液稀释度应为 1∶80，又称 1 个实用单位。

表 1-16-2　血凝试验结果举例

试管号	3	4	5	6	7	8	9
稀释度	1∶40	1∶80	1∶160	1∶320	1∶640	1∶1280	1∶2560
红细胞凝集度	＋＋＋＋	＋＋＋＋	＋＋＋	＋＋	＋	－	－
	＋＋＋＋	＋＋＋	＋＋	＋＋	＋	－	－

（2）如果血凝试验阳性,则需做血凝抑制试验进一步证实,并可鉴定该病毒的型和亚型。

2. 血凝抑制试验　在加鸡红细胞前先加病毒的抗血清,然后加鸡红细胞,以红细胞不凝集为血凝抑制试验阳性。由于该试验中使用的是已知病毒的抗血清,故可鉴定病毒的型及亚型,反之用已知病毒,则可测定患者血清中有无相应抗体,但应先将患者血清进行处理,除去其中的非特异性抑制物或凝集素,并取双份血清做两次试验,若恢复期血清抗体效价比早期高 4 倍以上,再结合临床症状做出诊断。

1）材料　流感病毒悬液（尿囊液,含 1 个实用单位）,流感患者早期、恢复期双份血清,其余同血凝试验。

2）方法

（1）患者血清预处理,除去其中非特异性抑制素。

（2）取小试管 18 支,排成 2 排,每排 9 支,做好标记。除 1 号管和 7 号管加生理盐水 0.45 mL,9 号管加生理盐水 0.5 mL 外,其余每管各加生理盐水 0.25 mL。其中 1～6 号管为试验管,7 号管为血清对照,8 号管为病毒对照,9 号管为鸡红细胞对照。

（3）在第一排的 1 号管和 7 号管中各加入早期血清 0.05 mL,1 号管混匀后吸出 0.25 mL 加至 2 号管,混匀后再从 2 号管吸出 0.25 mL 加至 3 号管,以此类推至 6 号管,最后自 6 号管弃去 0.25 mL。8、9 号管不加早期血清。

（4）取含 1 个实用单位的病毒悬液 0.25 mL 加入 8 号管中,然后自 1 号管至 6 号管每管均加 0.25 mL 病毒悬液。

（5）稍加振摇后,1～9 号管每管中加入 0.5％鸡红细胞 0.5 mL,于室温下放置 1 h,观察结果。

（6）第二排同上述方法同步完成恢复期血清的操作过程。试验全过程见图 1-16-1。

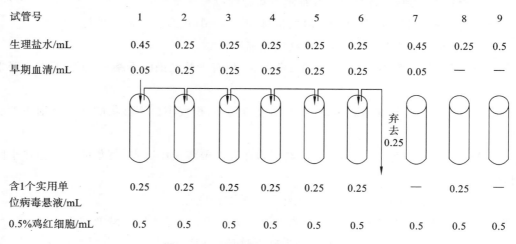

图 1-16-1　血凝抑制试验操作示意图

3）结果观察

（1）观察顺序:先观察 3 支对照管,如果病毒对照管出现完全凝集,血清对照和鸡红细胞对照不发生凝集,再观察试验管,判定效价。

(2)结果判断:以完全抑制红细胞凝集的血清最高稀释度作为该血清的血凝抑制效价。一般恢复期效价高于早期或急性期血清效价4倍或以上,有临床诊断意义。

例如:①恢复期血清血凝抑制试验结果如下。

1	2	3	4	5	6	7	8	9
—	—	—	+	++	+++	—	++++	—

即恢复期血清血凝抑制效价为1∶40。

②急性期血清血凝抑制试验结果如下。

1	2	3	4	5	6	7	8	9
—	+	++	++	+++	++++	—	++++	—

即急性期血清血凝抑制效价为1∶10。

该患者恢复期血凝抑制效价较急性期有4倍升高,为血凝抑制试验阳性。

3.注意事项

(1)血凝试验和血凝抑制试验均可以用玻璃孔板或塑料孔板代替试管,同样可以得到满意结果。

(2)血凝抑制试验的判断标准同血凝试验,但血凝抑制试验是以不出现血凝现象的试验管为阳性,即在完全凝集抑制的试管中,以血清的最高稀释度作为血凝抑制效价。

思考题

1.中和试验的原理是什么?
2.何为血凝抑制试验?

答案要点

(吉林大学 黄红兰)

实验十七 病毒感染的快速诊断

病毒的快速诊断是指从含有病毒的标本及被感染机体的血清中直接检测出病毒颗粒、病毒抗原、IgM特异性抗体和核酸等,往往在数小时内即可得出结果。

一、实验目的

熟悉病毒感染快速诊断的常用方法。

二、实验内容

(一)形态学检查

1.电子显微镜和免疫电子显微镜检查 对含有高浓度病毒颗粒的样品,可直接运用电子显微术(electron microscopy,EM)进行观察。对那些不能进行组织培养或培养有困难的病毒,可用免疫电镜术(immunoelectron microscopy,IEM)检查,即先将标本与特异抗血清混合,使病毒颗粒凝聚,以便于在电子显微镜下观察,可提高病毒的检出率。IEM比EM检查更准确。用此法从轮状病毒感染者的粪便标本、HBV或HIV感染者的血清标本及疱疹病毒感染者的疱疹液中,均可快速检出典型的病毒颗粒,可帮助早期诊断。

NOTE

2. 普通光学显微镜检查　有些病毒在宿主细胞内增殖后,在细胞的一定部位(细胞核、细胞质或两者兼有)出现一个或数个、圆形或椭圆形、嗜酸性或嗜碱性的团块结构,即包涵体。有些病毒感染产生的包涵体对辅助诊断有一定价值,如取可疑病犬的海马体制成染色标本,发现细胞质内有内基小体,便可确诊为狂犬病。

(二)病毒蛋白抗原检查

用荧光素、放射性同位素、过氧化物酶等标记抗体,采用免疫学和分子生物学技术,检测标本中的病毒蛋白抗原,包括免疫荧光技术、固相放射免疫测定、酶免疫技术,具有敏感、特异、快速等优点。

本实验介绍酶联免疫吸附试验检测 HBsAg。采用双抗体夹心法,将特异性抗 HBs 抗体吸附于固相载体表面,当加入待检血清后,其中的 HBsAg 会与抗 HBs 抗体结合为抗原抗体复合物,加入酶标记的抗 HBs 抗体,与酶相应底物反应产生颜色变化,用肉眼判读或酶标仪测定结果。

1. 材料

(1) 包被液:0.2 mol/L pH 9.6 的碳酸盐缓冲液。

(2) 洗涤液:0.015 mol/L pH 7.4 的磷酸盐吐温-20 缓冲液。

(3) 酶标抗体:用辣根过氧化物酶标记的抗 HBs 抗体。

(4) 酶标抗体稀释液:0.015 mol/L pH 7.4 的磷酸盐吐温-20 缓冲液。

(5) 酶底物液:邻苯二胺(OPD),pH 5.0 柠檬酸盐缓冲液,临用前加入 30% H_2O_2。新鲜配制,避光保存。

(6) 中止液:2 mol/L H_2SO_4。

(7) 血清:待检血清、阳性血清、阴性血清。

(8) 器材:聚苯乙烯微量板、微量移液器、吸头等。

2. 方法

(1) 包被:用包被液稀释抗 HBs 抗体为 50 μg/mL,每孔加入 100 μL 抗原包被液。置于 4 ℃过夜后,用洗涤液洗 3 次,每次 3~5 min。

(2) 加样:每孔加入 50 倍稀释的待检血清 100 μL,每个标本 2 孔,同时设置阳性对照、阴性对照和空白对照,置于 37 ℃ 2 h 后洗涤 3 次。

(3) 加酶标抗体:每孔加入经适当稀释的酶标抗体 100 μL,置于 37 ℃ 2 h 后洗涤 3 次。

(4) 加酶底物液:每孔加入 100 μL 酶底物液,避光置于 37 ℃ 20~30 min。

(5) 中止反应:每孔加入 1 滴中止液。

3. 结果观察　肉眼判读时,待测孔颜色与阴性对照一样或更浅,判为阴性。若明显加深,呈黄棕色,判为阳性。用酶标仪检测时,P/N 值≥2.1 为阳性,P/N 值<2.1 为阴性。P 为被检标本 OD 值,N 为阴性对照 OD 值。

(三)特异性 IgM 抗体的检测

检测病毒特异性 IgM 抗体可诊断急性感染,特别是对证实孕妇感染风疹病毒尤为重要,另外,检测早期抗原的抗体是快速诊断的另一途径。如检测针对 EBV 的早期抗原(EA)、核心抗原(EANA)和衣壳抗原(VCA)等的抗体,可以区别急性或慢性 EBV 感染。检测方法主要采用酶联免疫吸附试验。

(四)病毒核酸检测

核酸扩增技术　选择病毒保守区的特异片段作为扩增的靶基因,用特异引物扩增病毒特异序列,以诊断病毒感染。目前聚合酶链式反应技术(包括 RT-PCR 技术)已发展到既能定性又能定量的水平,应用较多的是实时定量 PCR(real time quantitative PCR)。

核酸杂交技术　常用于病毒检测的核酸杂交技术有斑点杂交、原位杂交、DNA 印迹和 RNA 印迹等。

基因芯片技术　指将大量探针分子固定于支持物上，然后与标记的样品分子进行杂交，通过检测每个探针分子的杂交信号强度获取样品分子数量和序列信息，是针对数以万计的 DNA 片段同时进行处理分析的技术，该技术在病毒诊断和流行病学调查方面有着广阔的应用前景。

基因测序　因目前对已发现的病毒全基因测序已基本完成，故可将所检测的病毒进行特征性基因序列测定，并与这些基因库的病毒标准序列进行比对，以达到诊断病毒感染的目的。

这里介绍应用聚合酶链式反应技术检测乙肝病毒（HBV）DNA。聚合酶链式反应（polymerase chain reaction，PCR）是一种在体外扩增特异性 DNA（或 RNA）片段的技术，操作简便，灵敏度高，可检测出精确至 0.1 pg 的目的 DNA。目前已广泛应用于多种病原微生物的检测。具体过程是首先将待检双链 DNA 经 94 ℃高温变性成单链作模板，然后加入一对人工合成的寡核苷酸引物，引物分别与待扩增 DNA 片段的两端互补，经 55 ℃低温退火，引物与模板互补结合。在 72 ℃条件下，结合于模板上的引物在 DNA 聚合酶的催化下，利用反应体系中的 4 种 dNTP 为原料，按碱基互补配对的方式延伸合成两条新的 DNA 链。所扩增的 DNA 可作为下一轮扩增反应的模板。重复上述循环过程，经过 20～30 个循环后，特异的目的 DNA 可扩增百万倍以上。PCR 产物经琼脂糖凝胶电泳后即可观察到特异的扩增条带。

PCR 检测 HBV DNA 的敏感性明显高于传统的血清学方法，且能显示 HBV 在体内的复制情况，直接反映患者血液的感染性，有助于对模棱两可的或与临床表现不相符的血清学结果做出明确诊断。

1.材料　待检血清、HBV PCR 反应液 20 管（每管 20 μL）、HBV DNA 裂解液、阳性模板、溴化乙锭、PCR 扩增仪、电泳仪、紫外线分析仪等。

2.方法

（1）标本处理：取混匀的血清 20 μL，加 20 μL 裂解液，混匀后于 100 ℃沸水浴 10 min，最后以 15000 r/min 离心 3 min，取 4 μL 上清液待检。

（2）加样及 PCR：取反应液一管（使用前稍加离心），加 4 μL 待检上清液或阳性对照于底层反应液中，混匀后高速离心片刻，然后于 94 ℃预变性 2 min，再按 94 ℃ 30 s、55 ℃ 30 s、72 ℃ 60 s 扩增 35 个循环。

（3）电泳与结果判断：取 15 μL 反应液，经 2%琼脂糖凝胶电泳（5 V/cm）30 min。

3.结果观察　用紫外线分析仪观察电泳结果，若 410 bp 处出现橙黄色带，则 HBV 为阳性。

思考题

1.病毒性感染的快速诊断方法有哪些？
2.诊断病毒的核酸技术有哪些？

答案要点

（吉林大学　黄红兰）

第二章 医学免疫学基础实验

实验一 抗毒素的中和作用

中和试验是免疫学常用的一种抗原-抗体反应试验,用以测定抗体中和病毒或中和细菌毒素的生物学效应。凡能与病毒结合,使其失去感染力的抗体称为中和抗体;能与细菌外毒素结合,具有中和其毒性作用的抗体称为抗毒素。病毒感染者体内产生的中和抗体,可在血液中持续或终生存在,故测定特异性中和抗体,可用于病毒感染的血清学诊断、病毒分离株的鉴定、病毒抗原结构的分析、病毒性疾病的流行病学调查等;而抗毒素对相应毒素的中和作用,可用于鉴定白喉毒素、破伤风毒素、肉毒毒素和蛇毒等,并滴定其效价。诊断链球菌感染和判断风湿热活动性的抗链球菌溶血素O试验(简称抗O试验或ASO试验),也属于中和试验范畴。

本实验仅介绍抗毒素对外毒素的中和试验。

破伤风外毒素包括痉挛毒素和溶血毒素。痉挛毒素具有神经亲和性,可随血液循环、淋巴循环附着在血清球蛋白上,到达脊髓前角灰质或脑干的运动神经核,继而结合在灰质中突触小体膜的神经节苷脂上,使其不能释放抑制性递质,运动神经系统失去正常的抑制性,导致全身横纹肌的紧张性收缩或阵挛。如给事先被动免疫的动物注射一定剂量的毒素时,动物不产生中毒症状;而对未经免疫的动物则出现中毒症状其至死亡。

一、实验目的

(1)掌握破伤风抗毒素对破伤风外毒素中和作用的原理。

(2)熟悉破伤风外毒素对小鼠的毒性作用。

(3)了解动物(小鼠)实验的基本操作技术。

二、实验内容

1.材料

(1)动物:昆明小鼠。

(2)试剂:0.4 mL 1:50稀释的破伤风外毒素、0.2 mL 500 IU/mL破伤风抗毒素、2%~3%苦味酸(小鼠标记液)等。

(3)其他:1 mL注射器2支、棉球若干等。

2.方法

(1)取2只昆明小鼠,将其中1只的头部或背部用苦味酸做标记以示区别。

(2)取1只小鼠,常规皮肤消毒,腹腔注射破伤风抗毒素0.2 mL,一侧后肢肌肉注射破伤风外毒素0.2 mL(实验组)。

(3)取另1只小鼠,常规皮肤消毒,一侧后肢肌肉注射破伤风外毒素0.2 mL(对照组)。

3.结果观察 次日观察结果。实验组小鼠健康存活,对照组小鼠后肢及鼠尾痉挛性强直或死亡。

4.注意事项

（1）小鼠捉持法:右手提起鼠尾,放在鼠笼盖或其他粗糙面上,向后上方轻拉,此时小鼠前肢紧紧抓住粗糙表面不动,迅速用左手拇指和示指捏住其头部皮肤和双耳,其余三指和掌心夹住其背部皮肤及尾部,将小鼠固定于手中(图 2-1-1)。捉持小鼠应小心,避免被小鼠咬伤。

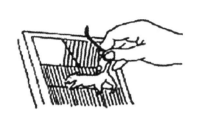
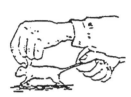
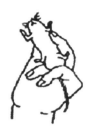

图 2-1-1　小鼠抓取和固定示意图

（2）小鼠腹腔注射法:左手将小鼠握持固定,使其腹部朝上,呈头低臀高位。皮肤消毒后,右手持注射器,在左侧下腹部将针头与皮肤成45°角方向穿过皮下、腹肌,刺入腹腔。进针部位不宜太高,刺入不能太深,针尖进入腹腔时可有抵抗消失感,抽吸无回血或尿液,此时可轻轻推注药液(图 2-1-2)。

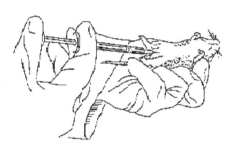

图 2-1-2　小鼠腹腔注射示意图

（3）用注射器吸取破伤风外毒素和破伤风抗毒素后,排空气泡时应用消毒干棉球堵住针头,以免污染环境。

为什么本实验中实验组小鼠能够健康存活?

答案要点

（天津医科大学　李娟）

实验二　小鼠免疫器官观察

免疫器官包括中枢免疫器官和外周免疫器官,前者是免疫细胞发生和成熟的场所;后者是免疫细胞居留和发生免疫应答的场所。中枢免疫器官包括骨髓、胸腺和腔上囊(禽类);外周免疫器官包括脾、淋巴结和黏膜相关淋巴组织。

小鼠是免疫学研究中常用的实验动物,本实验通过对小鼠进行解剖,了解小鼠免疫器官(胸腺、脾、淋巴结)的解剖位置和形态特点。

NOTE

一、实验目的

了解小鼠中枢免疫器官和外周免疫器官的解剖位置和形态特点。

二、实验内容

1. 材料

（1）动物：昆明小鼠。

（2）试剂：5％石炭酸溶液。

（3）器材：解剖剪子、镊子等常规外科解剖器械。

2. 方法

（1）取 1 只小鼠，颈椎脱臼处死，将其浸泡于 5％石炭酸溶液中 1～2 min。

（2）使小鼠腹部向上，以大头针固定四肢于石蜡盘上。

（3）以镊子将小鼠耻骨联合处的皮肤提起并用剪子剪一切口，再以镊子将切口部位的皮肤夹住并翻转撕脱至小鼠颈部。

（4）在腋窝和腹股沟处皮下组织中有时可观察到肿大的淋巴结。

（5）剪开腹壁，打开腹腔。在腹腔的左上部，胃的后下部可见一长条形绛红色器官，即为脾。

（6）沿胸骨两侧将小鼠肋骨剪断，再将横膈膜断开，并将胸骨翻转，暴露出位于胸骨柄后方的胸腺（图 2-2-1）。

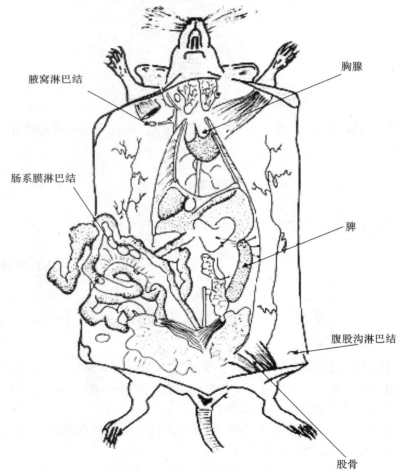

图 2-2-1　小鼠主要免疫器官解剖示意图

3. 结果观察

（1）小鼠的脾呈绛红色，长条形，表面光滑，横切面似等边三角形，位于腹腔的左侧背部，肋骨下面，脾略向后弯曲，延伸于左肾和胃大弯之间。

（2）小鼠的淋巴结为灰褐色，球形，表面平滑，全身广泛分布，有颈前淋巴结、颈后淋巴结、颌下淋巴结、胸淋巴结、腋窝淋巴结、肘淋巴结、腰淋巴结、腹股沟淋巴结、肾淋巴结、肠系膜淋巴结和膝淋巴结等，未曾感染的小鼠淋巴结体积微小，肉眼很难观察到。

（3）小鼠胸腺由左右两叶组成，似等边三角形，位于胸腔前纵隔，胸骨柄后方。新鲜的胸腺呈淡红色，表面不光滑，呈不规则的分叶状，大小与结构随年龄而变化。

思考题

胸腺在人体什么部位？新生儿期切除胸腺对人体会有什么影响？

（天津医科大学　李娟）

知识拓展

答案要点

实验三　间接凝集试验

凝集试验（agglutination test）是指颗粒性抗原与相应抗体结合后发生凝集的血清学试验。抗原与抗体复合物在电解质作用下，经过一定时间，形成肉眼可见的凝集颗粒。

凝集试验有多种类型，根据是否需要载体颗粒可分为直接凝集试验和间接凝集试验。直接凝集试验即抗原本身就是颗粒性的，无需载体，如细菌、红细胞、白细胞、血小板等。这些颗粒性抗原在有适宜的电解质存在条件下，与相应的抗体直接反应出现凝集现象。间接凝集试验是将可溶性抗原（或抗体）先吸附或偶联于一种与免疫无关的、一定大小的颗粒状载体（微球）的表面，使之成为致敏颗粒（也称免疫微球），再与相应抗体（或抗原）作用呈现凝集现象（图2-3-1）。载体要求：理化性质稳定，大小均一，可牢固结合抗原（或抗体）且不影响其特性。用作载体的可以是天然的微粒性物质，如人（O型）和动物（绵羊、家兔等）的红细胞、活性炭颗粒或硅酸铝颗粒等，也可以是人工合成或天然高分子材料制成，如聚苯乙烯乳胶微球等。由于载体颗粒增大了可溶性抗原的反应面积，当颗粒上的抗原与微量抗体结合后，会出现肉眼可见的反应，所以敏感性高于直接凝集试验。某些间接凝集反应的命名与载体有关，如以红细胞为载体称为间接血凝试验，以聚苯乙烯乳胶颗粒为载体称为乳胶凝集试验。

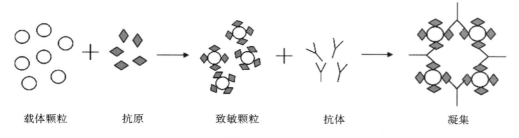

载体颗粒　　　抗原　　　致敏颗粒　　　抗体　　　凝集

图 2-3-1　间接凝集试验原理示意图

根据载体所吸附的是抗原或是抗体，可分为正向间接凝集试验和反向间接凝集试验。如果载体吸附的是抗原，与相应可溶性抗体反应出现凝集，称为正向间接凝集试验。反之，若载体吸附的是抗体，再与相应可溶性抗原反应出现凝集，则称为反向间接凝集试验（reverse indirect agglutination）。而先将可溶性抗原与相应抗体混合，然后再加入吸附有相同抗原的载体颗粒（致敏颗粒），由于抗体已与可溶性抗原结合，故不能再与致敏颗粒发生凝集反应，此方法称为间接凝集抑制试验（indirect agglutination inhibition assay）（图 2-3-2）。用该方法检测待查标本时，不发生凝集反应者为阳性，发生凝集反应者为阴性。

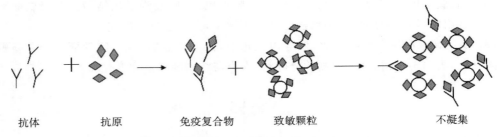

抗体　　　　　　抗原　　　　　　免疫复合物　　　致敏颗粒　　　　　　　　不凝集

图 2-3-2　间接凝集抑制试验原理示意图

间接凝集试验具有灵敏度高、快速、简便等优点，在临床上已得到广泛应用，如用乳胶凝集试验测定相关抗体，可用于辅助诊断钩端螺旋体病、血吸虫病、类风湿关节炎等。此外，反向间接凝集试验和间接凝集抑制试验可以检测可溶性抗原，利于临床早期诊断，如检测血清中的乙型肝炎表面抗原（HBsAg）及甲胎蛋白（AFP）等。乳胶凝集抑制试验可用于妊娠诊断。

一、实验目的

（1）掌握间接凝集试验的原理和应用。

（2）掌握间接凝集试验的基本操作步骤。

二、实验内容

（一）反向间接凝集试验检测甲胎蛋白

1. 材料

（1）诊断红细胞：吸附了抗 AFP 抗体的红细胞。

（2）待检标本及诊断试剂：待检血清、阴性对照血清、阳性对照血清、生理盐水等。

（3）其他：V 形微量血凝板、试管、加样器、吸头等。

2. 方法

（1）稀释血清：将待检血清用生理盐水做 1∶10、1∶100、1∶1000 稀释。

（2）加血清：用加样器分别取每个稀释度的待检血清及阳性对照血清、阴性对照血清 100 μL 于 V 形微量血凝板的各孔内。

（3）加诊断红细胞：于各血清孔内分别加 100 μL 诊断红细胞。

（4）振荡混匀：轻轻摇动血凝板，使内容物混匀。室温下静置 50～60 min，观察结果。

3. 结果观察　将血凝板置于白色背景上，先观察对照孔结果无误后，再根据下列标准判断待检血清的结果。待检血清只有出现阳性（＋＋）才有诊断意义。

（1）阴性（－）：红细胞无凝集，全部自然下沉于孔底，形成致密的小红点，边缘整齐。

（2）阳性（＋）：约 1/4 的红细胞凝集，红细胞大部分沉积在孔底成致密的小红点，边缘不光滑，有少量散在凝集红细胞。

（3）阳性（＋＋）：约 1/2 的红细胞凝集，凝集的红细胞在孔底形成薄层，中心可见沉积的红细胞形成疏松的小红点。

（4）阳性（＋＋＋）：约 3/4 的红细胞凝集，大量凝集的红细胞形成薄层，均匀地铺在孔底及周边，中心隐约可见少量未凝集的红细胞形成的小红点。

NOTE

（5）阳性（＋＋＋＋）：全部红细胞凝集形成薄层铺于孔底及周边，边缘有时可向内翻卷。

4. 注意事项

（1）加不同稀释度的血清时，要注意更换加样器吸头。

（2）诊断红细胞使用前及使用过程中需不断摇匀。

（二）间接凝集抑制试验测定人绒毛膜促性腺激素

1. 材料

（1）诊断抗原：吸附了人绒毛膜促性腺激素（HCG）的乳胶颗粒。

（2）诊断血清：兔抗人 HCG 免疫血清。

（3）待检标本：待检尿、阳性尿、阴性尿。

（4）其他：载玻片、滴管等。

2. 方法

（1）标记加样：取 1 张洁净载玻片，用记号笔划分为 3 格并做标记，分别用滴管滴加 1 滴待检尿、阳性尿和阴性尿于各格内。

（2）加诊断血清：每格各加 1 滴诊断血清，轻轻摇动玻片使之混匀，室温静置 5～10 min。

（3）加诊断抗原：每格各加 1 滴乳胶抗原，混匀，静置 3～5 min 后观察结果。

3. 结果观察

（1）阳性：不出现凝集，为均匀混浊乳状液。

（2）阴性：出现凝集，呈白色细沙样颗粒，周围液体澄清。

4. 注意事项 滴加待检标本时要注意更换滴管，不能互相混用。

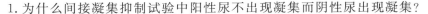

思考题

1. 为什么间接凝集抑制试验中阳性尿不出现凝集而阴性尿出现凝集？

2. 试阐述间接凝集试验的原理。

答案要点

（首都医科大学 郑群）

实验四 沉淀试验

沉淀试验（precipitation test）主要用于抗原或抗体的定性检测。其原理是在适宜的温度、电解质和酸碱度条件下，可溶性抗原（细菌毒素、血清蛋白、组织细胞浸出液等）与相应抗体形成肉眼可见的沉淀物。据此原理所设计的沉淀试验主要包括絮状沉淀试验、环状沉淀试验（ring precipitation test）和凝胶内沉淀试验（precipitation test in gel）。凝胶内沉淀试验根据所用试验方法又可分为免疫扩散（例如单向免疫扩散、双向免疫扩散）和免疫电泳技术。

双向琼脂扩散试验（double agar diffusion test），又称双向免疫扩散试验，常用于定性检测，也可用于半定量检测。其原理是使可溶性抗原与相应抗体同时在琼脂孔中扩散，在最适当比例下相遇后形成特异性沉淀线。当抗原、抗体存在多个系统时，可呈现多条沉淀线乃至交叉反应。依据沉淀线的形态、清晰度及位置可了解抗原或抗体的某些性质，如浓度、特异性、纯度等。

单向琼脂扩散试验（simple agar diffusion test），又称单向免疫扩散试验，是一种常用的定量检测抗原的方法。其原理是将已知抗体与琼脂混匀并倾注在玻片上，待琼脂凝固后打孔，再将定量待测抗原加入孔中,当抗原由孔中向四周扩散后会与琼脂中的抗体结合,一定时间后,两者比例适当时形成白色沉淀环。沉淀环的直径(面积)与抗原浓度呈正相关。通常用已知浓度的标准抗原或国际参考蛋白与沉淀环直径的对应关系绘制成标准曲线,样品中的抗原含量便可在标准曲线上求得,从而定量检测未知标本中的抗原浓度(mg/mL 或 U/mL)。此方法主要用于检测标本中各种免疫球蛋白和血清中各种补体成分的含量,敏感性很高。

一、实验目的

(1)掌握沉淀反应的原理和单向免疫扩散试验、双向免疫扩散试验的原理及用途。

(2)掌握单向免疫扩散试验、双向免疫扩散试验的基本操作步骤。

二、实验内容

(一)双向免疫扩散试验(double immunodiffusion test)检测血清甲胎蛋白(AFP)

1.材料

(1)抗体:抗 AFP 抗体。

(2)抗原:待检血清、AFP 阳性血清、AFP 阴性血清。

(3)其他:1‰琼脂、塑料小平皿、打孔器、微量加样器及吸头、湿盒等。

2.方法

(1)铺板:将预先熔化的 1‰琼脂倒入塑料小平皿中,制成厚度 2～3 mm 的琼脂板,待凝固。

(2)打孔:捏扁打孔器皮头,将打孔器垂直插入凝固的琼脂底部后松开皮头,轻轻沿原路退出打孔器。本试验孔的排列采用三角形,孔间距一般不超过 1 cm。

(3)加样:用微量加样器每孔加 10 μL。1 号孔加抗体,2 号孔加待检血清,3 号孔加阳性血清;另一名同学往 3 号孔加阴性血清(2 人/组)。

(4)孵育:琼脂板标记后放入湿盒中,置于 37 ℃恒温箱内,24 h 后观察结果。

3.结果观察

(1)同一性反应:待检样品与阳性对照抗原相同,形成融合性沉淀线。

(2)非同一性反应:各沉淀线交叉,说明两孔中抗原完全不同。

(3)部分同一性反应:沉淀线融合但出现支线,或同时有另一条或两条沉淀线,说明两孔中抗原部分相同。

4.注意事项

(1)每加一份样品均需更换吸头,以防影响试验结果。

(2)加样若外溢,可用吸水纸吸干。

(二)单向免疫扩散试验(simple immunodiffusion test)测定人血清免疫球蛋白

1.材料

(1)抗体:人 IgG、IgM、IgA 检测试剂盒(含抗人 IgG、IgM、IgA 抗体的琼脂板)。

(2)抗原:待检人血清标本 1 号、2 号。

(3)其他:生理盐水、微量加样器、吸头、湿盒(有盖方瓷盘内加湿纱布)等。

2.方法

(1)稀释血清:将待检血清标本用生理盐水做 1∶4 稀释。

(2)加样:用微量加样器取稀释后的单份血清标本加入琼脂板的孔中(测 IgG 加 5 μL,测 IgM 加 20 μL,测 IgA 加 10 μL),每份标本应各加两孔。

(3)孵育:将加好样的琼脂板做好标记,水平放入湿盒中,置于 37 ℃恒温箱内,24 h 后观察结果。

3. 结果观察 取出琼脂板,可见清晰的乳白色沉淀环。直接以扩散板背面的刻度读出各孔沉淀环的直径(mm),从标准含量表 2-4-1 中查出各直径对应的 IgG、IgM、IgA 含量(g/L),乘以血清稀释倍数,即为待检血清中 IgG、IgM、IgA 的实际含量。

4. 注意事项 加血清样品时,每吸取一份标本均应更换吸头。

表 2-4-1　正常人血清免疫球蛋白含量表　　　　　　　　　　　(直径:mm;浓度:g/L)

IgG				IgA				IgM			
直径	浓度	直径	浓度	直径	浓度	直径	浓度	直径	浓度	直径	浓度
4.0	6.20	7.1	19.90	4.0	0.68	7.1	2.19	4.0	0.400	7.1	1.105
4.1	6.48	7.2	20.80	4.1	0.71	7.2	2.28	4.1	0.410	7.2	1.146
4.2	6.76	7.3	21.70	4.2	0.74	7.3	2.37	4.2	0.430	7.3	1.190
4.3	7.04	7.4	22.60	4.3	0.77	7.4	2.46	4.3	0.450	7.4	1.230
4.4	7.32	7.5	23.50	4.4	0.80	7.5	2.55	4.4	0.470	7.5	1.270
4.5	7.60	7.6	24.40	4.5	0.83	7.6	2.64	4.5	0.480	7.6	1.310
4.6	7.88	7.7	25.30	4.6	0.86	7.7	2.73	4.6	0.500	7.7	1.350
4.7	8.16	7.8	26.20	4.7	0.89	7.8	2.82	4.7	0.515	7.8	1.390
4.8	8.44	7.9	27.10	4.8	0.92	7.9	2.91	4.8	0.530	7.9	1.430
4.9	8.72	8.0	28.00	4.9	0.95	8.0	3.00	4.9	0.544	8.0	1.470
5.0	9.00	8.1	29.20	5.0	0.98	8.1	3.14	5.0	0.560	8.1	1.540
5.1	9.40	8.2	30.40	5.1	1.02	8.2	3.28	5.1	0.580	8.2	1.620
5.2	9.80	8.3	31.60	5.2	1.06	8.3	3.42	5.2	0.604	8.3	1.690
5.3	10.20	8.4	32.80	5.3	1.10	8.4	3.56	5.3	0.626	8.4	1.760
5.4	10.60	8.5	34.00	5.4	1.14	8.5	3.70	5.4	0.650	8.5	1.830
5.5	11.00	8.6	35.20	5.5	1.18	8.6	3.84	5.5	0.670	8.6	1.900
5.6	11.40	8.7	36.40	5.6	1.23	8.7	3.98	5.6	0.691	8.7	1.970
5.7	11.80	8.8	37.60	5.7	1.28	8.8	4.12	5.7	0.710	8.8	2.040
5.8	12.20	8.9	38.80	5.8	1.33	8.9	4.26	5.8	0.735	8.9	2.110
5.9	12.60	9.0	40.00	5.9	1.39	9.0	4.40	5.9	0.760	9.0	2.185
6.0	13.00	9.1	41.80	6.0	1.45	9.1	4.60	6.0	0.780	9.1	2.250
6.1	13.60	9.2	43.60	6.1	1.51	9.2	4.80	6.1	0.810	9.2	2.318
6.2	14.20	9.3	45.40	6.2	1.57	9.3	5.00	6.2	0.840	9.3	2.380
6.3	14.80	9.4	47.20	6.3	1.63	9.4	5.20	6.3	0.870	9.4	2.450
6.4	15.40	9.5	49.00	6.4	1.69	9.5	5.41	6.4	0.900	9.5	2.520
6.5	16.00	9.6	50.80	6.5	1.75	9.6	5.62	6.5	0.920	9.6	2.700
6.6	16.60	9.7	52.60	6.6	1.82	9.7	5.84	6.6	0.950	9.7	2.760
6.7	17.20	9.8	54.40	6.7	1.89	9.8	6.06	6.7	0.980	9.8	2.840
6.8	17.80	9.9	56.20	6.8	1.96	9.9	6.27	6.8	1.007	9.9	2.950
6.9	18.40	10.0	58.00	6.9	2.13	10.0	6.48	6.9	1.036	10.0	3.100
7.0	19.00			7.0	2.10			7.0	1.064		

NOTE

答案要点

————————————————— 思考题 ———

1.比较和分析单向免疫扩散、双向免疫扩散试验结果。同一份标本得出的结果是否完全相同?有哪些因素可以影响试验结果?

2.试阐述沉淀试验的原理。

(首都医科大学　郑群)

实验五　酶联免疫吸附试验

免疫标记技术(immunolabelling technique)是指用荧光素、放射性核素、酶、发光剂或电子致密物质(胶体金、铁蛋白)等作为示踪剂标记抗体或抗原,通过抗原-抗体反应而检测相应抗原和抗体。该方法具有高灵敏度、高特异性、快速等优点,能进行定性、定量和定位测定,易于观察结果并适合自动化检测,广泛用于各种微量生物活性物质的分析鉴定和定性检测。根据实验中使用的标记物与检测方法的不同,免疫标记技术可分为免疫酶技术、免疫荧光技术、放射免疫技术、胶体金免疫技术和免疫发光技术等。

免疫酶技术是一种用酶标记抗体(或抗原)以检测特异性抗原(或抗体)的方法,是将抗原-抗体反应的高度特异性与酶对底物的高效催化作用有效地结合起来,借助酶作用于底物产生显色反应,肉眼观察颜色深浅或使用酶标测定仪测定光密度(OD)来反映待测抗原或抗体的含量。常用作标记的酶有辣根过氧化物酶(horseradish peroxidase,HRP)和碱性磷酸酶(alkaline phosphatase,ALP)等。HRP对应的底物为邻苯二胺(OPD)、四甲基联苯胺(TMB);ALP对应的底物为对硝基苯基磷酸酯。常用的方法有酶联免疫吸附试验(enzyme-linked immunosorbent assay,ELISA)和酶免疫组织化学技术。前者用于可溶性抗原如细胞因子、免疫球蛋白、激素、药物半抗原等的检测,后者用于检测组织或细胞表面的特异性抗原。

酶联免疫吸附试验的基本原理:①使抗原或抗体结合到某种固相载体表面,并保持其免疫活性。②使抗原或抗体与某种酶连接成酶标抗原或抗体,既保留其免疫活性,又保留酶的活性。检测时,将待测的抗体或抗原及酶标抗原或抗体按不同的步骤与固相载体表面的抗原或抗体反应,最后结合在固相载体上的酶量与标本中待测物质的量成一定比例。加入酶促底物后,底物经酶促反应显色,颜色深浅与待测抗体或抗原含量成正比。可根据颜色的有无、深浅推断被测物的存在与否和量的多少。由于酶的催化效率很高,故可极大地放大反应效果,使测定方法达到很高的灵敏度。

ELISA方法可用于测定抗原,也可用于测定抗体。在这种测定方法中有3种必要的试剂:固相的抗原或抗体、酶标记的抗原或抗体、酶促底物。根据试剂来源和标本性状及检测条件,可设计出不同类型的检测方法,主要有双抗体夹心法(图2-5-1)、间接法和竞争法等。

双抗体夹心法是检测抗原最常用的方法。本试验以测定IgE为例进行详细介绍。支气管哮喘、荨麻疹、过敏性鼻炎等过敏性疾病及寄生虫病、霍奇金病等患者的血清IgE浓度升高。测定时,将兔抗人IgE抗体包被在固相载体表面,加入待检血清,使待检血清中的IgE与兔抗人IgE抗体结合,洗去未结合的物质,再加入酶标羊抗人IgE抗体,也通过抗原-抗体反应结合在固相载体上,形成兔抗人IgE-标本中的IgE-酶标羊抗人IgE的复合物,洗去过剩的标记物,此时固相载体上的酶量与标本中受检物质的量成一定的比例。加入酶促底物,酶催化底物生成有色产物,产物的量与标本中受检物质的量直接相关,故可根据颜色的深浅进行IgE的定性或定量分析。

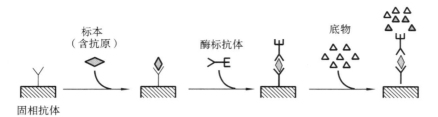

图 2-5-1　双抗体夹心法过程示意图

本实验使用的酶为辣根过氧化物酶(HRP),底物为 H_2O_2,供氢体为邻苯二胺(OPD)。在 HRP 的催化下,H_2O_2 被还原为 H_2O,OPD 因失去氢被氧化而转变为褐色的氧化型 OPD。

一、实验目的

(1) 掌握酶联免疫吸附试验(ELISA)的原理和操作方法。

(2) 掌握 ELISA 双抗体夹心法的原理、操作过程和注意事项,能够对结果做出正确判定。

二、实验内容

1. 材料

1) 试剂

(1) 包被液:0.05 mol/L 碳酸盐缓冲液(pH 9.6)。

(2) 洗涤液:0.015 mol/L PBS-Tween 20(pH 7.4)。

(3) 封闭液:5% BSA(牛血清白蛋白)。

(4) 标本稀释液:含 10% 小牛血清的 0.015 mol/L PBS-Tween 20(pH 7.4)。

(5) 底物(OPD)稀释液:0.018 mol/L 磷酸盐-柠檬酸缓冲液(pH 4.0)。

(6) 兔抗人 IgE 抗体。

(7) 人 IgE 标准品。

(8) HRP 标记的羊抗人 IgE 抗体。

(9) 酶促底物:邻苯二胺(OPD)溶液。

(10) 30% H_2O_2。

(11) 终止液:2 mol/L H_2SO_4。

2) 标本　待检人血清。

3) 其他　酶标板、吸水纸等。

2. 方法

(1) 包被:用包被液将兔抗人 IgE 抗体稀释成 10 g/mL,在酶标板中每孔加入 100 μL,置于 37 ℃,2 h 后再移至 4 ℃冰箱过夜。

(2) 洗涤:取出酶标板,弃去孔内液体,用洗涤液 PBS-Tween 20 加满各孔,静置 1 min 后弃去液体,在吸水纸上拍干。重复 3 次。

(3) 封闭:在酶标板中每孔加入 100 μL 5% BSA,4 ℃过夜。

(4) 洗涤:按步骤(2)洗涤酶标板 3 次。

(5) 加样。

①标准品:用标本稀释液将人 IgE 标准品稀释成不同浓度的工作液,依次加入酶标板中,每孔 100 μL。

②待检血清:将待检血清以 1∶20 稀释,每孔加入 100 μL。

③阴性对照:每孔加阴性对照血清 100 μL。

④空白对照:每孔加标本稀释液 100 μL,做空白对照。

将酶标板置于湿盒中,37 ℃孵育 30 min。

(6)洗涤:按步骤(2)洗涤酶标板 3 次。

(7)向各孔中加入 HRP 标记的羊抗人 IgE 抗体(其稀释度根据预实验结果而定),每孔 100 μL,将酶标板置于湿盒中,37 ℃孵育 30 min。

(8)洗涤:按步骤(2)洗涤酶标板 3~4 次。

(9)显色:将 100 μL 新鲜配制的底物(OPD)溶液加入各孔内,置于湿盒中,37 ℃避光孵育 10~15 min。

(10)终止:向各孔中加入 50 μL 2 mol/L H_2SO_4。

(11)测定:用酶标仪测定各孔 OD 值(波长 492 nm)。

3. 结果观察

(1)空白对照及阴性对照应无色。

(2)各阳性反应孔呈棕黄色,标准品各孔呈明显的颜色深浅梯度。

(3)以人 IgE 标准品工作液的 OD 值为纵坐标,浓度为横坐标,绘制标准曲线。依据待检血清所测得的 OD 值,从标准曲线中求出其 IgE 含量。

4. 注意事项

(1)加样:ELISA 中一般有 3 次加样步骤,即加标本、加酶结合物、加底物。加样时应将所加物加在酶标板孔的底部,避免加在孔壁上部,并注意不可溅出,不可产生气泡。

(2)保温:若用温箱,酶标板应放在湿盒内,在盒底垫湿的纱布,最后将酶标板放在湿纱布上。酶标板不宜叠放,以保证各板的温度都能迅速平衡。对于室温温育反应,操作时的室温应严格限制在规定的范围内,标准室温为 20~25 ℃。

(3)洗涤:在 ELISA 操作中,洗涤是关键步骤。ELSIA 洗涤以达到分离游离的和结合的酶标记物的目的、去除残留在板孔中游离的物质,以及非特异性吸附的干扰物质。聚苯乙烯等塑料普遍吸附蛋白质,在洗涤时应把非特异性吸附的干扰物质洗涤下来。拍板时要垂直,避免交叉污染,用力不能过猛,防止抗原抗体复合物脱离。

(4)显色:显色是酶催化无色底物生成有色产物的反应。反应的温度和时间是影响显色的因素。在一定时间内,阴性孔可保持无色,而阳性孔则随时间的延长而颜色逐渐加深。适当提高温度有助于加速显色。底物要在临用前 30 min 配制且必须避光。

(5)比色:读取结果要在 15~30 min 内完成,定性测定时用肉眼判读结果,反应板应水平,距离白色背景 10~15 cm;定量测定时用酶标仪读取结果,酶标仪不应置于阳光或强光照射下,需先预热 15~30 min 再进行测试。

答案要点

 思考题

ELISA 操作中洗涤的意义及注意事项是什么?

(邵阳学院　赵晋英)

实验六　E 花环形成试验

E 花环形成试验是免疫学上用来检测 T 淋巴细胞(简称 T 细胞)数量的一种方法。T 细胞表面具有能与绵羊红细胞(SRBC)表面糖肽结合的受体,称为 E 受体,即 T 细胞表面的 CD2 分子。人的 CD2 分子表达在 95% 的成熟 T 细胞、50%～70% 的胸腺细胞以及部分 NK 细胞的表面。当 T 细胞与 SRBC 混合后,SRBC 便黏附于 T 细胞表面,呈现花环状(即 E 花环)。通过花环形成检查 T 细胞的方法,称为 E 花环形成试验。根据花环形成的多少,可测知 T 细胞的数目,从而间接了解机体细胞免疫功能状态,判断疾病的预后和药物疗效等。由于 T 细胞的异质性,其对 SRBC 的亲和力也不同,因而 T 细胞可形成不同类型的 E 花环,其中在 4 ℃ 放置 1 h 以上,所形成的花环数代表 T 细胞总数,称为总花环(Et 花环)。该试验可用于先天性细胞免疫缺陷病的检测、肿瘤患者疗效观察及预后判断、评价迟发型超敏反应、了解机体细胞免疫状态、考核药物疗效及研究药物作用机制等。

一、实验目的

(1) 掌握 E 花环形成试验的原理和操作方法。

(2) 熟悉光学显微镜下 E 花环的形态和计数方法。

二、实验内容

1. 材料

(1) 肝素抗凝的人静脉血。

(2) 淋巴细胞分离液。

(3) 小牛血清:56 ℃ 灭活 30 min,按体积比 2:1 与沉积的 SRBC 混合,置于 37 ℃ 30 min 后,2000 r/min 离心 20 min,收集上清液,置于 4 ℃ 保存备用。

(4) SRBC 悬液:无菌取绵羊血 2.5 mL 与阿氏液按体积比 1:1 混合。用 5～10 倍量生理盐水洗 3 次。第 3 次于 2500 r/min 离心 10 min,弃上清液。用生理盐水配制成每毫升含 5×10^8 个 SRBC 的 SRBC 悬液。

(5) 试剂:0.8% 戊二醛(用 Hank's 液将戊二醛配制成 0.8%,用 1 mol/L NaOH 调节 pH 至 7.2～7.4)、吉姆萨-瑞氏染液、阿氏液、pH 7.2～7.4 Hank's 液(不含 Ca^{2+} 和 Mg^{2+})、生理盐水等。

(6) 器材:离心机、水浴箱、显微镜、离心管、载玻片、盖玻片、吸管、注射器等。

2. 方法

1) 淋巴细胞悬液的制备

(1) 取 2 mL 肝素抗凝血,加入 2 mL Hank's 液,混匀,小心地沿管壁加于 2 mL 淋巴细胞分离液中,2000 r/min 离心 20 min。

(2) 吸取单个核细胞层,用 4 倍体积的 Hank's 液洗 2 次,每次 1000 r/min 离心 10 min。弃上清液,留沉淀的细胞,用生理盐水配制成终浓度为 $1×10^7$/mL 的淋巴细胞悬液。

2) E 花环形成试验

(1) 取 SRBC 悬液、小牛血清各 0.2 mL 和淋巴细胞悬液 0.1 mL,混匀,置于 37 ℃ 水浴 5 min。

(2) 500 r/min 离心 5 min,置于 4 ℃ 1～2 h 或过夜。

(3) 小心弃上清液,留约 0.2 mL,轻轻吹吸,混匀沉淀细胞。

(4) 沿管壁加入 0.8% 戊二醛 0.2 mL,置于 4 ℃ 固定 15 min。

(5) 涂片、染色。

① 湿片法:轻轻混匀,取 1 滴细胞悬液滴加于载玻片上,加入少许吉姆萨-瑞氏染液染色,加盖玻片后,在高倍镜下观察。

② 干片法:取细胞悬液涂片,自然干燥,用吉姆萨-瑞氏染液染色 10 min,水洗、干燥后,在

高倍镜或油镜下观察。

3.结果观察

（1）显微镜下观察结果参见图2-6-1。油镜下，淋巴细胞呈蓝色，SRBC不着色，围绕淋巴细胞形成花环，凡表面黏附3个或以上SRBC者为E花环形成细胞（即E阳性细胞）。

（2）计数200个淋巴细胞，计算出E花环形成率（正常值为50%～80%）。

$$E 花环形成率(\%)=\frac{E 花环形成细胞}{E 花环形成细胞+不形成花环淋巴细胞}\times100\%$$

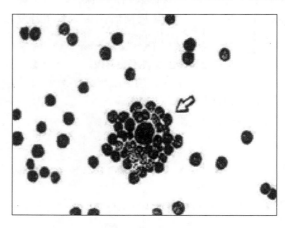

图2-6-1 E花环形成示意图

4.注意事项

（1）SRBC最好是新鲜的，一般采血后保存在阿氏液中，2周以内可用，超过2周则其与淋巴细胞结合力下降。

（2）淋巴细胞离体后不能超过6 h，否则会影响E花环形成率。可用台盼蓝（锥虫蓝）检查活力，活细胞不少于95%。

（3）SRBC与淋巴细胞混合比例以100∶1～200∶1为宜。SRBC与淋巴细胞混合后，离心速度不能过高；在E花环形成试验中，其置于4 ℃应至少1 h或过夜。

（4）温度对试验结果影响较大，故试验温度条件应保持一致，从4 ℃取出后应立即计数。

（5）计数前将沉淀细胞重悬时，使细胞团块松散均匀即可，不可强力吹打，以免SRBC从淋巴细胞上脱落。

答案要点

思考题

试述E花环形成试验的原理。

（邵阳学院　赵晋英）

实验七　中性粒细胞吞噬功能测定

具有吞噬功能的细胞称为吞噬细胞，包括单核/巨噬细胞（大吞噬细胞）及中性粒细胞（小吞噬细胞）。单核细胞存在于血液中，随血液循环迁移至组织中定位，并分化成熟为巨噬细胞。巨噬细胞吞噬功能强，胞内富含溶酶体和线粒体，具有吞噬、清除病原体、凋亡细胞及异物等功能。中性粒细胞内富含溶酶体、过氧化物酶及杀菌物质，具有高度的移动性和吞噬功能。吞噬细胞是机体固有免疫的重要组成部分,吞噬细胞数量减少或功能障碍都会导致非特异性免疫缺陷,因此检测吞噬细胞的吞噬功能有助于诊断某些疾病和判断机体非特异性免疫水平。

通常采用细菌计数法来测定中性粒细胞的吞噬功能。将细菌等抗原异物与中性粒细胞在一定条件下共同孵育,可被中性粒细胞吞噬、摄入,通过计算吞噬率和吞噬指数来判断中性粒细胞的吞噬功能,对与吞噬细胞功能障碍相关的疾病有辅助诊断的作用。

一、实验目的

（1）熟悉细菌计数法测定中性粒细胞吞噬功能试验的原理、方法和用途。
（2）了解中性粒细胞的生物学特性。

二、实验内容

血液中的中性粒细胞即小吞噬细胞通过趋化、调理、吞入和杀菌等步骤,吞噬和消化衰老、死亡细胞以及病原微生物等异物,参与抗化脓性细菌感染、急性炎症反应及Ⅲ型超敏反应等多种重要的生理和病理过程,是机体固有免疫的重要组成部分。在体外,将新鲜血液与细菌混合,经适当时间孵育后涂片染色,在显微镜下可观察到被吞噬到中性粒细胞胞质内但尚未被消化的细菌。计算吞噬有细菌的中性粒细胞数占中性粒细胞总数的百分率和每个中性粒细胞平均吞噬的细菌数,可反映中性粒细胞的吞噬功能。本实验用表皮葡萄球菌作为中性粒细胞的吞噬物。

1. 材料

（1）菌种:表皮葡萄球菌孵育 18 h 的肉汤培养物。
（2）染色液与试剂:瑞氏染液、碘伏、pH 6.8 PBS、蒸馏水、生理盐水。
（3）器材:肝素抗凝试管、无菌棉签、压脉带、采血针、吸管、EP 管、载玻片、水浴箱、孵育箱、显微镜、香柏油等。

2. 方法

（1）制备细菌悬液:取表皮葡萄球菌孵育 18 h 的肉汤培养物,经 McFarland 比浊法测定细菌数后,用生理盐水调整浓度至 $(6\sim9)\times10^8$/mL,100 ℃下加热 15 min 杀死细菌,4 ℃保存备用。

（2）准备血液样本:用碘伏消毒手臂皮肤后,静脉采血 2 mL,收集于含肝素(50 U/mL)的抗凝试管中,轻轻混匀。

（3）孵育:将血液和细菌悬液按体积比 2∶1 混合,轻轻混匀后,置于 37 ℃孵育箱中孵育 20 min,间隔 10 min 混匀一次。

（4）制作血涂片:用吸管将血液和细菌的混合液轻轻吹打均匀,取 1 小滴置于洁净载玻片上,用另一玻片推成血涂片,于空气中自然干燥。

（5）瑞氏染色:滴瑞氏染液数滴于血涂片上覆盖血膜,染色 1 min,再加等量 pH 6.8 PBS 与染液混合,轻轻混匀后,染色 10～15 min,注意勿使染液干涸。平持载玻片,用蒸馏水冲洗载玻片一端,使水流将染料"漂"走,于空气中自然干燥。

（6）油镜观察:先在低倍镜下找到中性粒细胞,再换用油镜观察中性粒细胞及其吞噬的细菌。

3. 结果观察

（1）油镜下可见中性粒细胞核深染且分叶,胞质呈淡红色,细菌呈蓝紫色,位于胞质中(图 2-7-1)。

（2）随机计数 100～200 个中性粒细胞,分别记录吞噬细菌的中性粒细胞数和每个中性粒细胞吞入的细菌数。按以下公式计算吞噬率和吞噬指数:

吞噬率(%)＝吞噬细菌的中性粒细胞数/计数的中性粒细胞总数(吞噬的＋未吞噬的)
×100%

吞噬指数＝被吞噬的细菌总数/吞噬细菌的中性粒细胞数

一般情况下,人中性粒细胞吞噬率正常参考值为62%～76%,吞噬指数正常参考值为
1.32～1.72。

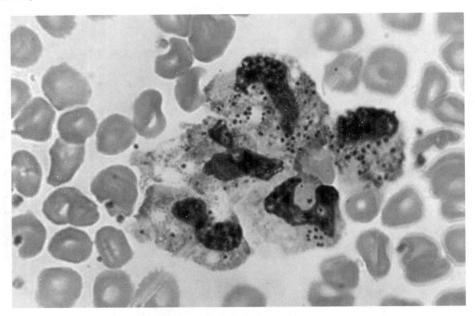

图 2-7-1　中性粒细胞吞噬细菌现象

4.注意事项

(1) 人中性粒细胞的吞噬活性在37 ℃时最强,温度过高、过低均会使其吞噬能力减弱。

(2) 个体差异、年龄、健康状况不同,中性粒细胞的吞噬能力也不同。

(3) 掌握好细菌与中性粒细胞的作用时间。中性粒细胞对细菌的吞噬是一个非常迅速的
过程,吞噬5 min 时吞噬率达45%,10 min 时吞噬率接近80%,20 min 时即达平台。

(4) 血涂片不宜太厚或过薄,要求推出尾部,越接近推片末端,中性粒细胞越多。计数时
应取玻片前、中、后三段计数,以提高准确率。

答案要点

 思考题

· ·

中性粒细胞的吞噬率和吞噬指数的含义是什么?

(邵阳学院　赵晋英)

▎实验八　淋巴细胞转化试验▎

T 细胞、B 细胞在体外培养时,若受到有丝分裂原(如 PHA、ConA)或特异性抗原刺激,可
发生克隆性增殖和分化,表现为细胞代谢旺盛,细胞内核酸和蛋白质合成增加,体积增大,成为
能进行分裂的淋巴母细胞。在形态上可见淋巴母细胞体积明显增大,可达成熟淋巴细胞的3～
4倍,染色质疏松,细胞质丰富,核清晰可见(图2-8-1)。淋巴细胞转化试验是基于淋巴细胞对

有丝分裂原和特异性抗原的反应,体外检测淋巴细胞增殖反应的试验。淋巴细胞增殖反应能力的强弱,在某种程度上反映了淋巴细胞对外来抗原刺激反应能力的高低。淋巴细胞转化测定的方法有形态学检测法、^{3}H-胸腺嘧啶脱氧核苷(^{3}H-TdR)放射性核素掺入法、四甲基偶氮唑盐比色法(MTT法)等。淋巴细胞转化试验通常应用于患者细胞免疫功能检测、器官移植中组织相容性检测及免疫制剂的免疫调节功能评价等。

本实验采用 MTT 法。淋巴细胞受到伴刀豆球蛋白(ConA)、抗原等作用后发生增殖活化,其细胞内线粒体琥珀酸脱氢酶活性相应升高,该酶可将外源性 MTT 还原为不溶于水的蓝紫色结晶甲瓒(formazan),沉积在细胞中,而死细胞无此功能。二甲基亚砜(DMSO)能溶解细胞中的甲瓒,形成蓝色溶液。细胞增殖程度越高,形成的甲瓒越多,蓝色就越深。用酶标仪测定 570 nm 波长处的 OD 值,OD 值的大小可反映体系中细胞的相对增殖程度。该方法已广泛用于一些生物活性因子的活性检测、抗肿瘤药物筛选、细胞毒性试验以及肿瘤放射敏感性测定等。

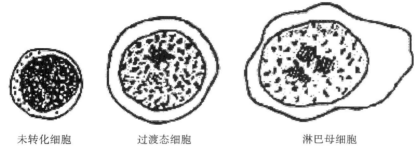

未转化细胞　　　过渡态细胞　　　淋巴母细胞

图 2-8-1　淋巴细胞转化示意图

一、实验目的

(1) 掌握淋巴细胞转化试验的原理及应用。

(2) 熟悉用四甲基偶氮唑盐比色法(MTT法)检测淋巴细胞的转化。

二、实验内容

1. 材料

(1) 健康 6~8 周龄 BALB/c 小鼠。

(2) Hank's 液、RPMI 1640 培养液、胎牛血清、ACK 红细胞裂解液、DMSO。

(3) ConA:根据 ConA 的纯度,用 RPMI 1640 培养液配制成最适浓度,用 0.22 μm 微孔滤膜过滤除菌。ConA 刺激小鼠 T 细胞增殖的最适浓度一般为 1.25~5 μg/mL。

(4) 四甲基偶氮唑盐(MTT)溶液:用 PBS 配制 5 mg/mL 的 MTT 储存液,经 0.22 μm 微孔滤膜过滤除菌、分装,4 ℃避光保存。

(5) CO_2培养箱、酶标仪、注射器内芯、培养皿、试管、吸管等。

2. 方法

1) 淋巴细胞的分离与培养

(1) 采用无菌操作技术取小鼠脾,置于预先加入 5 mL Hank's 液的培养皿中的 100 目钢网上,用注射器内芯将脾压碎后,将细胞液移至离心管内,用 PBS 洗涤一次,1000 r/min 离心 5 min,弃上清液。

(2) 用 2 mL ACK 红细胞裂解液重新悬浮细胞,室温静置 3~5 min。

(3) 用 10 mL PBS 洗涤 1 次,1000 r/min 离心 5 min,弃上清液。

(4) 用 5 mL 含 10%胎牛血清的 RPMI 1640 培养液重新悬浮细胞,调整细胞浓度为 5×

10⁶/mL,加入 96 孔培养板中,每孔加 100 μL 细胞悬液。

（5）在 96 孔培养板中,加入最适剂量的 ConA,每孔 100 μL,同时设置只加 5% 胎牛血清 RPMI 1640 的阴性对照,每组设 3 个复孔。

（6）将 96 孔培养板置于 5% CO₂ 培养箱,37 ℃ 培养 48～72 h。

2）MTT 法检测淋巴细胞增殖水平

（1）在上述培养细胞的 96 孔培养板中加入 5 mg/mL MTT 溶液,每孔 10 μL,加完后轻轻磕板,使 MTT 与细胞混匀,在 37 ℃,5% CO₂ 培养箱中继续培养 4 h。

（2）小心吸弃上清液,每孔加入 100 μL DMSO,于微量振荡器上轻轻振荡 10 min,使颗粒完全溶解。

（3）用酶标仪测定各孔溶液在 570 nm 波长处的 OD 值（用空白孔调零）,记录结果。

3. 结果观察 根据有丝分裂原刺激组和阴性对照组各自的 OD 均值,计算出刺激指数（SI）。

SI＝ConA 刺激孔 OD 均值/阴性对照孔 OD 均值。

4. 注意事项

（1）淋巴细胞要新鲜制备,否则会影响试验结果。

（2）ConA 浓度应合适,浓度过高对细胞有毒性,浓度过低不足以刺激淋巴细胞发生转化。如果用特异性抗原刺激淋巴细胞,则 ConA 刺激孔可以作为阳性对照。

（3）MTT 法最后吸弃上清液时,不要将甲臜颗粒吸出,以免影响结果。

（4）加入 DMSO 应充分溶解甲臜颗粒后,才能进行比色检测。

答案要点

●----------● **思考题** ●

用有丝分裂原或特异性抗原刺激淋巴细胞转化的机制是什么?

（邵阳学院　赵晋英）

实验九　唾液溶菌酶试验

溶菌酶是一种碱性蛋白,主要由吞噬细胞合成分泌,广泛分布于血清、唾液、泪液、痰液等分泌物中。它能溶解革兰阳性菌细胞壁肽聚糖,破坏细胞壁结构,使细菌发生低渗性溶解。检测体液中溶菌酶的活性和含量,可以作为了解机体固有免疫功能的一个指标。

体液中溶菌酶活性可以通过其对特定敏感菌的溶解作用来检测。测定方法主要包括光学测定法和琼脂平板法等。光学测定法通常适用于较窄浓度范围溶菌酶的检测,而且操作比较复杂,本实验主要学习琼脂平板法。

一、实验目的

（1）了解溶菌酶的溶菌活性。

（2）熟悉唾液溶菌酶活性的测定方法。

二、实验内容

1. 材料

（1）人的新鲜唾液（含有溶菌酶）、生理盐水。

（2）含溶壁微球菌的 1% 琼脂平板、无菌空平皿、毛细吸管、刻度尺、打孔器等。

（3）溶菌酶标准品（备选）：称取溶菌酶，用 PBS 配制成 1 mg/L、5 mg/L、10 mg/L、25 mg/L、50 mg/L、100 mg/L 的标准液，用于制备标准曲线。

2. 方法

（1）收集唾液：垂头微侧，嘴微张（不要做吞咽动作），停留片刻让唾液流入无菌空平皿中。

（2）取已制备好的含溶壁微球菌的 1‰ 琼脂平板，用打孔器打孔，用记号笔标记各孔（图 2-9-1）。用毛细吸管吸取新鲜收集的唾液加于实验孔中，注满但不要溢出。另取一支毛细吸管滴加生理盐水于对照孔（E 孔）中作为阴性对照。

（3）备选步骤：如果条件允许，用毛细吸管吸取各种浓度的溶菌酶标准品加入相应的孔中，作为阳性对照并用于绘制标准曲线。

（4）将琼脂平板置于 37 ℃恒温箱中，18～24 h 后观察结果。

（5）用刻度尺量取各孔的溶菌环直径。如果进行了滴加溶菌酶标准品的操作，需用半对数坐标纸，以溶菌酶浓度为横坐标，溶菌环直径为纵坐标，绘制标准曲线。

3. 结果观察 加唾液和溶菌酶标准品的孔周围会出现圆形的透亮区，即溶菌酶溶解溶壁微球菌后形成的溶菌环。加生理盐水的孔（E 孔）是阴性对照孔，不应出现透明环（图 2-9-1）。溶菌环直径的大小可以反映唾液中溶菌酶的活性，还可参照标准曲线计算出待测样品中溶菌酶的含量。

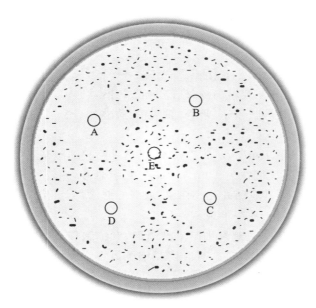

图 2-9-1 唾液溶菌酶试验结果示意图

1. 溶菌酶溶菌的机制是什么？

2. 琼脂平板法是否可以测定唾液溶菌酶的含量？

答案要点

（蚌埠医学院 宋传旺、钱中清）

实验十 巨噬细胞吞噬功能的测定

　　高等动物体内的单核/巨噬细胞具有非特异性的吞噬功能。它们广泛分布在血液和组织中,是机体固有免疫功能的重要组成部分。巨噬细胞的分离和功能检测对于了解机体的免疫功能状态具有重要意义。在免疫学研究中,常采用小鼠、大鼠和豚鼠等小动物腹腔巨噬细胞来测定巨噬细胞的相关功能。本实验以小鼠腹腔巨噬细胞为例说明。

　　巨噬细胞可以非特性吞噬较大的颗粒性异物,如鸡红细胞、白假丝酵母菌等,称为吞噬现象。本实验将鸡红细胞注入小鼠腹腔中,腹腔中的巨噬细胞可以非特异性地吞噬并消化鸡红细胞。一段时间后取小鼠腹腔液进行涂片、染色,在油镜下观察鸡红细胞被吞噬的情况。通过计算吞噬率和吞噬指数,反映小鼠腹腔巨噬细胞的吞噬功能。

一、实验目的

（1）掌握巨噬细胞吞噬试验的原理及其意义。

（2）熟悉巨噬细胞吞噬试验的操作方法。

二、实验内容

1.材料

（1）实验动物:体重 20～25 g 小白鼠 1～2 只。

（2）1%鸡红细胞悬液、6%淀粉肉汤、瑞氏染液、PBS。

（3）无菌注射器、手术剪刀、镊子、吸管、显微镜、载玻片等。

2.方法

（1）给小白鼠腹腔注射 1 mL 6%淀粉肉汤,以诱导巨噬细胞聚集。

（2）72 h 后,向小白鼠腹腔注射 1 mL 1%鸡红细胞悬液,并轻揉其腹部。

（3）注射 30 min 后,颈椎脱臼处死小白鼠,取腹腔液涂片,自然风干后进行瑞氏染色。

（4）将染色后的涂片置于油镜下观察。

3.结果观察
显微镜下可见鸡红细胞呈椭圆形,有细胞核。巨噬细胞与鸡红细胞的核均呈蓝色,巨噬细胞的胞质被染成红色。有时巨噬细胞可吞噬多个鸡红细胞(图 2-10-1)。高倍

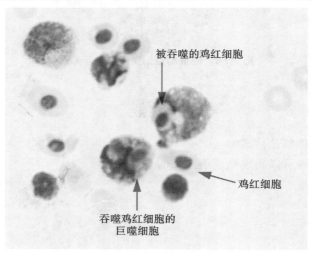

被吞噬的鸡红细胞

鸡红细胞

吞噬鸡红细胞的
巨噬细胞

图 2-10-1　小白鼠腹腔巨噬细胞吞噬鸡红细胞现象(瑞氏染色)

NOTE

镜下随机计数 100～200 个巨噬细胞,计算吞噬率和吞噬指数。

吞噬率＝吞噬鸡红细胞的巨噬细胞数/计数的巨噬细胞总数×100％

吞噬指数＝被吞噬的鸡红细胞总数/吞噬鸡红细胞的巨噬细胞数

思考题

1. 为什么在实验前 3 天向小白鼠腹腔注射 6％淀粉肉汤?
2. 检测人巨噬细胞功能的方法有哪些?

答案要点

(蚌埠医学院 宋传旺、钱中清)

实验十一 外周血单个核细胞的分离

外周血单个核细胞(peripheral blood mononuclear cell,PBMC)包括淋巴细胞和单核细胞。PBMC 是免疫学实验中较常用的细胞群,从外周血中分离 PBMC 是进一步研究淋巴细胞等免疫细胞功能的基础。细胞分离的原理是根据细胞大小、密度、黏附性、沉降率等特性的差异,采用一定的技术加以分离。本实验采用 Ficoll 密度梯度离心法分离 PBMC。

人外周血中红细胞密度最大,约为 1.093 g/mL,多形核粒细胞的密度约为 1.092 g/mL,血小板的密度约为 1.030 g/mL,PBMC 的密度与其他血细胞不同,介于 1.075～1.090 g/mL 之间(平均约为 1.076 g/mL)。利用一种密度介于 1.076～1.092 g/mL 之间的等渗溶液对人外周血进行密度梯度离心,可使不同密度的血细胞在分层液中呈梯度分布。用于人 PBMC 分离的等渗液是由 60％的聚蔗糖 2 份和 34％的泛影葡胺 1 份混合制成的 Ficoll 淋巴细胞分离液,其具有分子量大、无化学活性、20 ℃时相对密度为(1.077 ± 0.001) g/mL 的特性。Ficoll 密度梯度离心后,红细胞因密度最大沉于管底;多形核粒细胞的密度较大但低于红细胞,故铺于红细胞上;血小板的密度小,悬浮于血浆中;PBMC 的密度略小于分离液,悬浮于分离液上方,与血浆交界处呈白膜状,层次非常明显。将 PBMC 层吸出,经洗涤后便可用于后续的免疫学实验。用 Ficoll 密度梯度离心法分离 PBMC,速度快,纯度高,细胞得率可达 80％以上,淋巴细胞纯度达 90％以上,细胞活力达 95％以上。分离后得到的 PBMC 悬液可满足许多实验的需要,该实验技术是进行细胞免疫试验的基本技术之一。

一、实验目的

(1) 掌握密度梯度离心法分离外周血单个核细胞的原理。
(2) 熟悉用 Ficoll 密度梯度离心法分离外周血单个核细胞。

二、实验内容

1. 材料

(1) 试剂:密度为(1.077±0.001)g/mL 且近于等渗的 Ficoll 淋巴细胞分离液、Hank's 液(无 Ca²⁺、Mg²⁺,pH 7.2～7.4)、1000 U/mL 肝素溶液(采集 2 mL 血约需 0.01 mL)、台盼蓝染色液等。

(2) 器材:水平离心机、显微镜、血细胞计数板、注射器、吸管等。

2. 方法

(1) 抽取外周静脉血 2 mL,加入肝素抗凝的无菌试管中摇匀,再加入 2 mL Hank's 液两

NOTE

倍稀释。

（2）在离心管中加入 2 mL 淋巴细胞分离液,然后用吸管将 4 mL 稀释的血液沿管壁徐徐加入离心管中,使血液平铺于淋巴细胞分离液之上,使二者之间形成清晰的界面。稀释的血液与淋巴细胞分离液的容积比例以 2∶1～3∶1 为宜。

（3）配平后将离心管置于水平离心机内,2000 r/min 离心 20 min,取出后可清楚地看到离心管中的不同层面(图 2-11-1)。

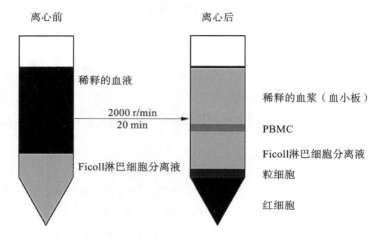

图 2-11-1　Ficoll 密度梯度离心前后血细胞分层示意图

（4）将毛细吸管轻轻插到血浆与分离液之间的白膜层,吸出该层细胞,移入另一试管。

（5）加 4 倍量以上的 Hank's 液混匀,2000 r/min 离心 10 min,弃上清液,将管底细胞混匀,再加足量 Hank's 液,洗涤 2 次。

（6）末次洗涤弃上清液后,用 Hank's 液将细胞悬液体积还原至 1 mL,取少许进行细胞计数和活力测定。

①细胞计数:取 1 滴细胞悬液加入血细胞计数板内,显微镜下计数四个角的四个大方格内的细胞数,按下列公式计算细胞总数。

$$PBMC 细胞总数 = \frac{4 个大方格内细胞总数}{4} \times 10^4 \times 稀释倍数 \times 细胞悬液体积(mL)$$

②细胞活力鉴定:取 2 滴细胞悬液加 1 滴 20 g/L 台盼蓝染色液,混匀,静置 5 min 后取样做镜检。活细胞因排斥染料而不被着色,但染料可渗入死细胞中使死细胞呈蓝色。正常情况下,活细胞比例应不少于 95%。

$$活细胞(\%) = \frac{活细胞数}{总细胞数} \times 100\%$$

3. 结果观察　水平离心后,细胞出现如图 2-11-1 所示的分层情况:最下层为红细胞和粒细胞层,中层为 Ficoll 淋巴细胞分离液层,最上层为血浆层(含血小板和破碎细胞),外周血单个核细胞层位于上层和中层之间,呈白膜状。

答案要点

思考题

1. 分离动物的 PBMC 时对分离液的密度有什么要求?

2. 用密度梯度离心法分离得到 PBMC 后,可进一步采用什么方法去除单核细胞以纯化淋巴细胞?

（蚌埠医学院　宋传旺）

实验十二 淋巴细胞亚群的测定

流式细胞术(flow cytometry,FCM)是利用流式细胞仪对单细胞或生物微粒(如细菌、微球、小型模式生物等)的理化特性进行快速定量分析和分选的技术。流式细胞术运用现代多学科高新技术,可以高速分析上万个细胞,并能同时从一个细胞中测得多个参数,具有速度快、精度高、准确性好等优点,成为当代先进的细胞定量分析技术之一,已被广泛运用于从基础研究到临床实践的各个方面,涵盖了细胞生物学、免疫学、血液学、肿瘤学、药理学、遗传学及临床检验等领域,对细胞的生理功能、疾病的发生与发展规律的研究起着重要作用。

流式细胞仪的工作原理:待测细胞或颗粒与特异性荧光抗体结合后,制成单颗粒悬液,在气体压力下经上样管进入流动室。在流动室,样品流在鞘液的包裹下呈单行排列,形成稳定的单细胞流柱通过检测区。激光作为激发光源,垂直照射样品流,根据细胞的大小、胞内颗粒多少产生不同散射光信号,同时结合了荧光的细胞产生荧光信号,这些光信号被前向的光电二极管和侧向成 90°角的光电倍增管接收转换成脉冲信号,信号经放大后进入计算机系统进行数据转换、存储、分析,最后以直方图、散点图,平均荧光强度、阳性细胞百分率等多参数的图像和数据表示,从而分析细胞或颗粒的体积、内部结构、抗原等物理及化学特征。

淋巴细胞是人体重要的免疫细胞群落,根据其免疫功能和细胞表面标志分为 T 细胞、B 细胞、NK 细胞三个亚群。一般情况下,T 细胞标记为 $CD3^+$ 细胞,$CD3^- CD19^+$ 细胞被认为是 B 细胞,NK 细胞标记为 $CD3^- CD16^+ CD56^+$。在待测样品中加入相应的荧光抗体的组合,应用流式细胞仪获取各种信号并通过软件分析,可以得到待测血液中淋巴细胞亚群的相对比例。

一、实验目的

(1)掌握流式细胞仪的工作原理及流式细胞术检测淋巴细胞亚群的原理。
(2)熟悉用流式细胞术检测人外周血淋巴细胞亚群的方法。

二、实验内容

1. 材料

(1)标本:新鲜人抗凝全血。
(2)试剂:溶血剂(溶解红细胞)、PBS(洗涤)、1% PFA(固定剂)等。
荧光抗体:①同型对照抗体(IgG1-FITC/IgG2b-PE);②CD3-FITC;③CD4-PE;④CD8-PE;⑤CD19-PE;⑥CD16/CD56-PE。
(3)器材:注射器、肝素抗凝试管、流式管(兼作染色和测定用)、微量移液器(0.5~10 μL,10~100 μL 和 100~1000 μL)、流式细胞仪、离心机等。

2. 方法

(1)抽取人外周静脉血 1 mL 于肝素抗凝试管中。
(2)取 8 支流式管,编号(1~8),按照表 2-12-1 加入荧光抗体。

表 2-12-1 FCM 检测人外周血淋巴细胞亚群染色方案

管号	检测内容	荧光抗体(1)	荧光抗体(2)
1	空白对照	—	—
2	同型对照	IgG1-FITC/IgG2b-PE,1 μL	—

续表

管号	检测内容	荧光抗体(1)	荧光抗体(2)
3	第 1 荧光(补偿)	CD3-FITC,3 μL	—
4	第 2 荧光(补偿)	—	CD8-PE,1 μL
5	总 T 细胞/CD4$^+$T 细胞	CD3-FITC,3 μL	CD4-PE,3 μL
6	总 T 细胞/CD8$^+$T 细胞	CD3-FITC,3 μL	CD8-PE,1 μL
7	总 T 细胞/B 细胞	CD3-FITC,3 μL	CD19-PE,3 μL
8	总 T 细胞/NK 细胞	CD3-FITC,3 μL	CD16/CD56-PE,3 μL

（3）染色：将抗凝全血加入上述流式管中，每管 30～40 μL，与荧光抗体混匀，4 ℃避光反应 30 min。

（4）溶血：各管加入溶血剂 1 mL，混匀，室温避光作用 10 min；1500 r/min 离心 5 min，弃上清液，轻轻振荡管底，使细胞沉淀悬起。

（5）洗涤：各管加 PBS 1 mL，混匀，1500 r/min 离心 5 min，弃上清液。轻轻振荡管底，使细胞沉淀悬起（也可用此方法再洗涤一次）。

（6）检测（或固定）：各管加入 PBS 300 μL，混匀后上机测定（如不能及时检测，加 1% PFA 固定剂 300 μL，置于 4 ℃冰箱避光保存，但应在 1 周内测定）。

（7）利用 FlowJo 或 CellQuest 等软件分析结果。

3. 结果观察 本实验是用两种荧光染料（FITC 和 PE）标记的不同抗人 CD 单克隆抗体检测人外周血淋巴细胞亚群。每组共检测了 8 个流式管，产生了 8 个数据文件，其文件名称的前缀根据各组情况命名（如 070411LH），后缀为：XXX.001，……，XXX.008，这些文件代表的意义见表 2-12-2。

表 2-12-2　实验分组及意义

文件名	管号	检测内容	第 1 荧光抗体	第 2 荧光抗体	备注
XXX.001	1	空白对照	—	—	上机检测时用于荧光电压的设置，将感兴趣的细胞显示在图中
XXX.002	2	同型对照	Mouse IgG1-FITC/Mouse IgG2b-PE	—	观察待检细胞（FcR）与不同亚类 Ig 的非特异性结合（分析时用于荧光阴阳界线的设定）
XXX.003	3	第 1 荧光（补偿）	CD3-FITC	—	上机检测时用于对第 1 荧光的补偿调节（FL2－FL1）（分析时不需要）
XXX.004	4	第 2 荧光（补偿）	—	CD8-PE	上机检测时用于对第 2 荧光的补偿调节（FL1－FL2）（分析时不需要）

文件名	管号	检测内容	第1荧光抗体	第2荧光抗体	备注
XXX.005	5	总 T 细胞/ CD4$^+$ T 细胞	CD3-FITC	CD4-PE	检测和分析总 T 细胞在淋巴细胞中的比例,以及 CD4$^+$ T 细胞在淋巴细胞和总 T 细胞中的比例
XXX.006	6	总 T 细胞/ CD8$^+$ T 细胞	CD3-FITC	CD8-PE	检测和分析总 T 细胞在淋巴细胞中的比例,以及 CD8$^+$ T 细胞在淋巴细胞和总 T 细胞中的比例
XXX.007	7	总 T 细胞/ B 细胞	CD3-FITC	CD19-PE	检测和分析总 T 细胞和 B 细胞在淋巴细胞中的比例
XXX.008	8	总 T 细胞/ NK 细胞	CD3-FITC	CD16-PE CD56-PE	检测和分析 NK 细胞在淋巴细胞中的比例,以及 NKT 细胞在淋巴细胞和总 T 细胞中的比例

 思考题

1. 流式细胞术中常用的数据显示方式有哪些?
2. 流式细胞术检测淋巴细胞亚群的基本原理是什么?

答案要点

(蚌埠医学院 宋传旺)

实验十三 胶体金免疫层析试验

胶体金免疫标记技术是以胶体金作为标记物,用于抗原-抗体反应的一种检测技术。它的特点是简便、快速、应用广泛、无需特殊仪器设备,可用于定性或半定量的快速免疫检测。其具有代表性的技术类型有斑点金免疫渗滤试验和胶体金免疫层析试验。胶体金免疫层析法简称"一步金法"。多个干试剂被结合在一个约 6 mm×70 mm 的塑料板条上,试纸条两端有吸水材料,成为单一的试纸条。待检测的样本加在试纸条的一端,通过毛细管作用使样本液在层析材料上泳动。样本中的待测物与试纸条上的反应试剂特异性结合,形成的复合物被富集固定在试纸条的特定区域(形成检测线),带有胶体金的标记物会显红色。常见的测定模式有双抗体夹心法测大分子抗原、竞争法测小分子抗原和间接法测抗体。

本实验以双抗体夹心法测定尿液中人绒毛膜促性腺激素(HCG)为例说明。抗人 HCG 免疫金复合物(鼠源)干片粘贴靠近 A 端的 G 区(图 2-13-1),抗人 HCG 单克隆抗体和抗小鼠 IgG 抗体分别包被于硝酸纤维素膜的测试区(T)和质控参照区(C)。当试纸条 A 端浸入液体标本中,吸水材料即吸取液体向 B 端移动,流经干片时,使免疫金复合物复溶,并带动其向 B 端迁移。若标本中有 HCG,可与抗人 HCG 免疫金复合物结合。此抗原抗体复合物流至测试区(T)时即被固相抗人 HCG 单克隆抗体所捕获,在膜上显示红色反应线条,多余的免疫金复合物继续渗移至质控参照区(C),与固相抗小鼠 IgG 结合后可呈现出红色质控线条(图 2-13-1)。若标本中无 HCG,则仅在质控 C 区出现红色质控线条,测试 T 区不会出现红色反应线条。

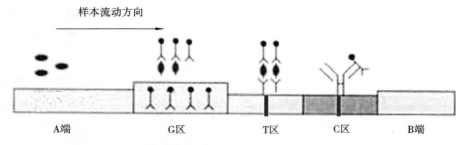

图 2-13-1　胶体金免疫层析(双抗体夹心法)测 HCG 实验原理示意图

一、实验目的

(1) 掌握胶体金免疫层析试验的原理。

(2) 熟悉胶体金免疫层析试验(双抗体夹心法)的操作方法。

二、实验内容

1. 材料

(1) 待测尿液、孕妇尿液、正常人尿液(阴性对照)。

(2) 尿液收集杯、胶体金免疫层析试纸条。

2. 方法

(1) 将试纸条平衡至室温 20～30 min。

(2) 用尿液收集杯收集尿液。

(3) 将试纸条下端插入尿液中(勿超过标志线)3～10 s,取出后平放于桌面,5 min 内观察结果。

3. 结果观察(图 2-13-2)

(1) 阳性:试纸条质控参照区(C)和测试区(T)均出现红色线条。

(2) 阴性:试纸条只有质控参照区(C)显示红色线条。

(3) 无效:试纸条无红色线条出现。

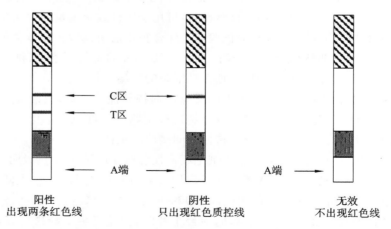

图 2-13-2　胶体金免疫层析(双抗体夹心法)测 HCG 实验结果示意图

NOTE

答案要点

思考题

1. 如何对实验结果做出阴性、阳性判断?

2. 如果标本中 HCG 浓度过高时,可能会出现什么样的实验结果?

(蚌埠医学院　宋传旺)

第三章 人体寄生虫学基础实验

实验一 消化道线虫

一、似蚓蛔线虫（蛔虫）

（一）实验目的

（1）掌握蛔虫受精卵和未受精卵的形态特征。

（2）熟悉感染期蛔虫卵和脱蛋白质膜蛔虫卵的形态特征。

（3）熟悉蛔虫成虫的形态特征。

（二）实验内容

1. 虫卵（玻片标本，低倍镜及高倍镜观察）

（1）蛔虫受精卵：呈宽椭圆形，平均大小为 $65~\mu m \times 45~\mu m$。卵壳厚而无色透明，其外附一层凹凸不平且分布均匀的蛋白质膜。蛋白质膜因被宿主胆汁染色而呈棕黄色。虫卵随粪便排出时，内含 1 个球形卵细胞，卵细胞的两端与卵壳之间各有 1 个新月形空隙（图 3-1-1，彩图 3-1-1）。便秘患者或放置时间长的粪便内虫卵，因卵细胞分裂为多个，卵内新月形空隙逐渐消失。若虫卵呈纵截面时，可见虫卵为圆形，新月形空隙常不可见。

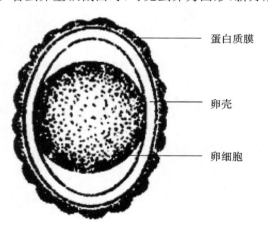

图 3-1-1 蛔虫受精卵

（图中标注：蛋白质膜、卵壳、卵细胞）

（2）蛔虫未受精卵：呈长椭圆形，有些虫卵形状不规则，平均大小为 $90~\mu m \times 40~\mu m$，蛋白质膜因被宿主胆汁染色而呈棕黄色。与受精卵相比，未受精卵的蛋白质膜和卵壳均较薄，且凹凸不平的蛋白质膜分布不均匀，卵内含有许多大小不等的折光颗粒（或称卵黄颗粒）（图 3-1-2，彩图 3-1-2）。

（3）感染期蛔虫卵：又称含蚴卵，卵内含有一条卷曲的幼虫，其他结构与受精卵相似（图 3-1-3，彩图 3-1-3）。

（4）脱蛋白质膜蛔虫卵：蛔虫受精卵、未受精卵或感染期卵有时其外面的蛋白质膜可脱落，此时卵壳光滑且无色透明，卵内结构与相应未脱蛋白质膜虫卵相同（图 3-1-4，彩图 3-1-4）。应注意与钩虫卵等其他类似虫卵相区别。

2. 成虫

（1）活成虫（肉眼观察）：虫体呈长圆柱形，似蚯蚓，中间稍膨大，两端逐渐变细，粉红色或微黄色。体表有横纹，两侧各有一条纵行的侧索。雌虫长 20～35 cm，尾端直而钝圆；雄虫长 15～31 cm，尾部向腹面卷曲（彩图 3-1-5）。

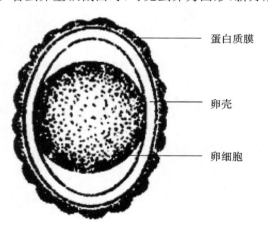

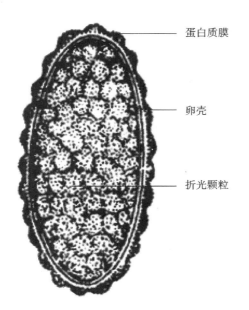

图 3-1-2　蛔虫未受精卵

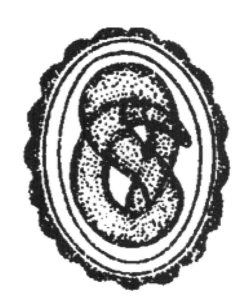

图 3-1-3　感染期蛔虫卵

（2）成虫（浸制标本，肉眼观察）：呈灰白色，其余形态结构同活成虫。

（3）成虫（解剖浸制标本，肉眼或放大镜观察）：观察内部消化器官和生殖器官。

①消化器官：为一条粗大的直管，纵行于虫体中央，分口、食道、中肠、直肠等几个部分。雌虫直肠通入肛门，开口于近尾端腹面。雄虫直肠与射精管共同通入泄殖腔，由泄殖孔通向体外。

②生殖器官：为粗细不等、迂回盘曲的白色管状结构。雌性生殖器官为双管型，卵巢最细，且较长，一端游离，一端连接逐渐膨大的输卵管，再通至最粗的子宫，其内充满虫卵（彩图 3-1-6）。两子宫末端合并而成阴道，阴门位于虫体前 1/3 与中 1/3 的交界处腹面中线上。雄性生殖器官为单管型，睾丸起始于最细一端，连接逐渐膨大的输精管、贮精囊和射精管（贮精囊最粗）。交合刺 2 根，自射精管两侧伸入泄殖腔，由泄殖孔通向体外。

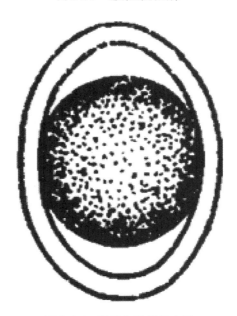

图 3-1-4　脱蛋白质膜蛔虫卵

（4）蛔虫头部唇瓣（染色玻片标本，低倍镜观察）：3 个唇瓣排列成"品"字形，一个在背面称为背唇，两个在腹面称为亚腹唇，中央是口孔，唇瓣内缘有细齿，外缘有感觉乳突和头感器（彩图 3-1-7）。

（5）雄蛔虫尾部交合刺（染色玻片标本，低倍镜观察）：雄虫尾端自泄殖腔中伸出 2 根牛角状、淡黄色交合刺（彩图 3-1-8）。

二、毛首鞭形线虫（鞭虫）

（一）实验目的

（1）掌握鞭虫卵的形态特征。

NOTE

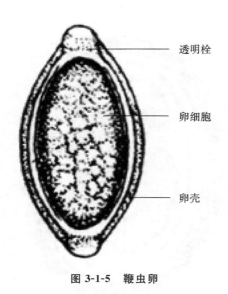

图 3-1-5　鞭虫卵

透明栓

卵细胞

卵壳

（2）熟悉鞭虫成虫的形态特征。

（二）实验内容

1. 虫卵（玻片标本,低倍镜及高倍镜观察）　鞭虫卵呈黄褐色,腰鼓形或纺锤形,大小约 50 μm×25 μm。卵壳较厚,两端有透明的盖塞（又称透明栓）,卵内含 1 个长圆形卵细胞（图 3-1-5,彩图 3-1-9）。

2. 成虫

（1）成虫（浸制标本,肉眼观察）:虫体长 3～5 cm,灰白色,前 3/5 细长,后 2/5 粗短,形似马鞭,故名鞭虫。雌虫较大,尾部钝圆。雄虫较小,尾端向腹面作环状卷曲。

（2）雄虫（染色玻片标本,低倍镜观察）:尾端有交合刺 1 根,交合刺外面有可伸缩的交合刺鞘（彩图 3-1-10）。

三、蠕形住肠线虫（蛲虫）

（一）实验目的

（1）掌握蛲虫卵的形态特征。
（2）熟悉蛲虫成虫的形态特征。

（二）实验内容

1. 虫卵（玻片标本,低倍镜及高倍镜观察）　蛲虫卵呈不对称椭圆形（又称柿核形）,一侧隆起,一侧扁平,大小约 55 μm×25 μm。卵壳较厚,无色透明,卵内含蝌蚪期胚胎或幼虫。若虫卵为雌成虫解剖获得,此时卵内含卵细胞或胚细胞（图 3-1-6,彩图 3-1-11）。

2. 成虫

（1）成虫（浸制标本,肉眼观察）:虫体细小,乳白色,似白棉线头,雌虫长约 1 cm,虫体中部膨大,尾端直而尖细;雄虫仅为雌虫长度的 1/3,尾端向腹面卷曲（图 3-1-7）。

（2）成虫（染色玻片标本,低倍镜观察）:虫体前端两侧表皮隆起成头翼,咽管末端膨大成球形,称咽管球（彩图 3-1-12）。雄虫尾端有交合刺 1 根,雌虫阴门开口于体前、中 1/3 交界处腹面正中线上。

四、十二指肠钩口线虫（十二指肠钩虫）与美洲板口线虫（美洲钩虫）

（一）实验目的

（1）掌握钩虫卵的形态特征。
（2）掌握十二指肠钩虫和美洲钩虫成虫的形态特征及鉴别要点。

（二）实验内容

1. 虫卵　钩虫卵（玻片标本,低倍镜及高倍镜观察）:十二指肠钩虫和美洲钩虫虫卵形态近似,显微镜下不能区分。钩虫卵呈椭圆形,大小约 60 μm×40 μm。卵壳极薄,无色透明。新鲜粪便中的虫卵内含 4～8 个细胞,以 4 个细胞为多见,卵细胞与卵壳之间有明显的空隙。如粪便放置较久,卵内细胞继续分裂,可呈桑葚形,甚至发育为幼虫（图 3-1-8,彩图 3-1-13）。

2. 成虫

（1）两种钩虫成虫（浸制标本,肉眼观察）:两种钩虫活时皆为肉红色,固定后呈乳白色。

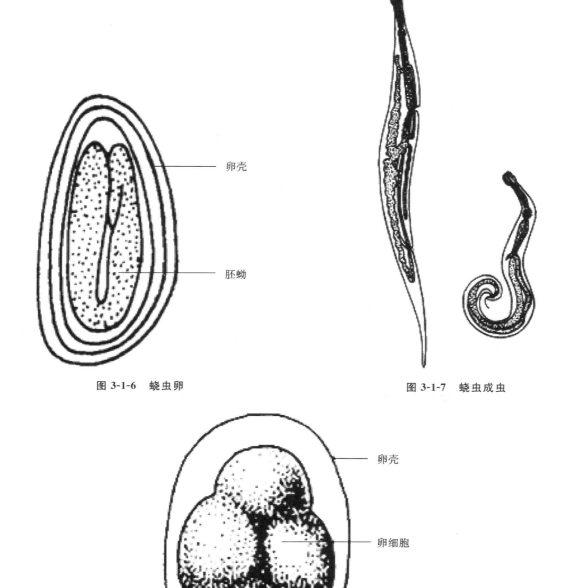

图 3-1-6　蛲虫卵

卵壳

胚蚴

图 3-1-7　蛲虫成虫

卵壳

卵细胞

空隙

图 3-1-8　钩虫卵

虫体呈细长圆柱形,长约 1 cm。雌虫较雄虫略粗长,虫体末端呈圆锥形;雄虫尾端膨大成伞状,称交合伞。虫体前端微向背侧仰屈,十二指肠钩虫头部与身体弯曲一致(均向背侧仰屈),略似"C"形(彩图 3-1-14)。美洲钩虫头部与尾部弯曲方向相反,略似"S"形(图 3-1-9)。

（2）两种钩虫成虫口囊(玻片标本,低倍镜观察):虫体前端为口囊,十二指肠钩虫口囊的腹侧缘有两对钩齿(图 3-1-10),美洲钩虫口囊的腹侧缘为一对半月形的板齿(图 3-1-11)。钩

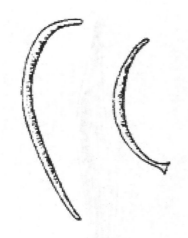

(a) 十二指肠钩虫

(b) 美洲钩虫

图 3-1-9　钩虫成虫

齿与板齿是钩虫的附着器官(图 3-1-12)。

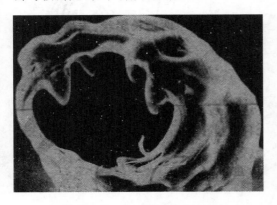

图 3-1-10　十二指肠钩虫口囊

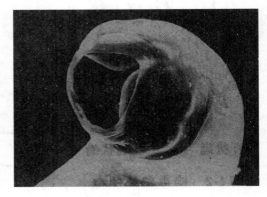

图 3-1-11　美洲钩虫口囊

（3）两种钩虫成虫尾部（玻片标本，低倍镜观察）。

①十二指肠钩虫：雌虫尾部有透明的尾刺，雄虫有交合刺 1 对，末端分开；交合伞撑开略呈圆形，背辐肋从远端分为 2 支，每支再分为 3 小支。

②美洲钩虫：雌虫无尾刺，雄虫有交合刺 1 对，末端合并呈倒钩状；交合伞撑开略呈扁圆形，背辐肋从基部分为 2 支，每支再分为 2 小支（图 3-1-12）。

两种钩虫形态区别见表 3-1-1。

表 3-1-1　十二指肠钩虫与美洲钩虫形态区别

类　型	十二指肠钩虫	美洲钩虫
大小	较大,雌虫略大于雄虫	较小
体态	虫体前端与尾端均向背侧弯曲,呈"C"形	虫体前端向背侧弯曲,尾部向腹侧弯曲,呈"S"形
口囊	两对钩齿	一对板齿
交合刺	两根平行分开	两根末端合并,呈钩状

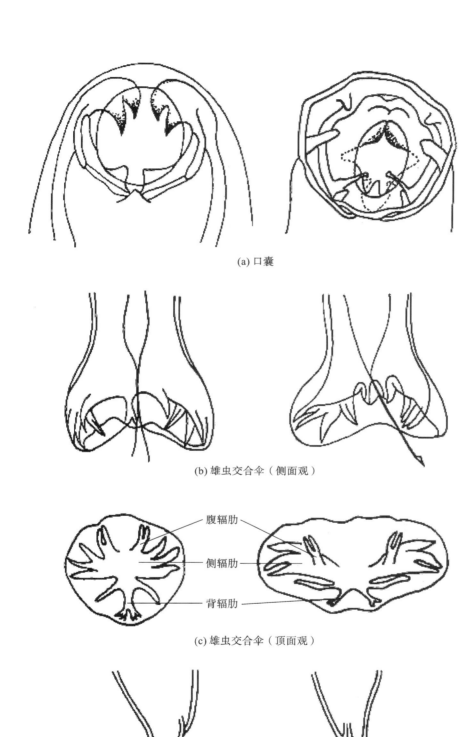

(a) 口囊

(b) 雄虫交合伞（侧面观）

腹辐肋
侧辐肋
背辐肋

(c) 雄虫交合伞（顶面观）

尾刺

(d) 雌虫尾部

十二指肠钩虫　　　　　　　　　　美洲钩虫

图 3-1-12　十二指肠钩虫和美洲钩虫成虫鉴别

● ----------------------- **思考题**

1.试述蛔虫对人体的主要危害。

2.检查蛲虫成虫常用什么方法？

3.钩虫病的最主要症状是什么？如何引起的？

（内蒙古医科大学　木兰）

实验二　血液和组织内线虫

一、班氏吴策线虫（班氏丝虫）与马来布鲁线虫（马来丝虫）

（一）实验目的

（1）掌握班氏微丝蚴和马来微丝蚴的基本形态。

（2）熟悉丝虫成虫的形态特征。

（二）实验内容

1.微丝蚴（染色玻片标本，低倍镜及高倍镜观察）

（1）班氏微丝蚴：大小为（244～296）μm×（5.3～7）μm，虫体细长，弯曲或卷曲。前端钝圆，后端尖细，外被鞘膜。体内充满染成蓝紫色的体核，圆形，大小相近，分布均匀，不重叠，清晰可数，体前端有一无核空隙，称头间隙。班氏微丝蚴的头间隙较短，长与宽比例为1：1，神经环明显，体核分布到后端，无尾核（图3-2-1，彩图3-2-1（a））。

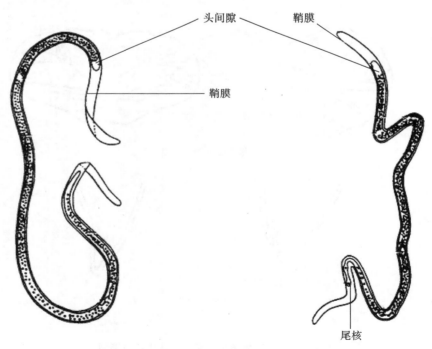

(a) 班氏微丝蚴

(b) 马来微丝蚴

图 3-2-1　班氏微丝蚴和马来微丝蚴

（2）马来微丝蚴：马来微丝蚴较班氏微丝蚴小，大小为$(177\sim230)$ $\mu m\times(5\sim6)$ μm，体外被鞘膜，虫体弯曲不自然，比较僵直，大弯中有小弯。体核椭圆形，大小不等，分布不整齐，常互相重叠，不易分清，头间隙较长，长与宽比例约为 2：1，尾端的略膨大可见 2 个尾核，呈前后排列（彩图 3-2-1(b)）。

2. 成虫（甲醛浸制标本，肉眼观察） 虫体外形细长如丝线，乳白色，体表光滑，雌雄异体，雌虫大于雄虫。雄虫尾端向腹面卷曲 2～3 圈，雌虫尾部钝圆，略向腹面卷曲。

二、旋毛形线虫（旋毛虫）

（一）实验目的

（1）掌握旋毛虫幼虫囊包的形态特征。

（2）了解旋毛虫成虫的形态特征。

（二）实验内容

1. 旋毛虫幼虫囊包（玻片标本，低倍镜观察）

（1）切片：可见囊包切面，囊包内有幼虫的横切面或纵切面。

（2）压片：观察肌肉内盘曲或伸直的幼虫，其周围有纤维性的包膜包围，形成囊包。幼虫囊包通常位于横纹肌细胞内，呈梭形或柠檬形，其长轴与肌纤维走向平行。囊包大小为$(0.25\sim0.5)$ mm$\times(0.21\sim0.42)$ mm，1 个囊包内通常含 1～2 条幼虫，多时可达 6～7 条。幼虫细长，卷曲于囊包中，其咽管结构与成虫相似。囊包壁由内、外两层构成，内层厚而外层较薄，由成肌细胞退变以及结缔组织增生形成。随感染时间增长，囊包可逐渐钙化，此时囊包可不透明，虫体不易看清（图 3-2-2，彩图 3-2-2）。

2. 成虫（示教标本，低倍镜观察） 旋毛虫成虫虫体细小，呈线状，越向前端，直径越小。雄虫大小为$(1.4\sim1.6)$ mm$\times(0.04\sim0.05)$ mm，无交合刺，尾端有 2 片叶状交配附器。雌虫大小为$(3.0\sim4.0)$ mm$\times0.06$ mm，阴门位于体前 1/5 处，卵巢位于体后部，子宫较长，近端含未分裂的卵细胞，中段含虫卵，近阴门处已有发育成熟的幼虫。两性成虫的生殖器官均为单管型（彩图 3-2-3）。

三、广州管圆线虫

（一）实验目的

（1）掌握广州管圆线虫幼虫的形态特征。

（2）熟悉广州管圆线虫成虫的形态特征。

（二）实验内容

1. 第三期幼虫（玻片标本，低倍镜及高倍镜观察） 无色透明，呈细线状，大小为$(409\sim489)$ $\mu m\times(25\sim31)$ μm，头端稍圆，尾部末端骤变尖细。食管、肠管、生殖原基和肛孔均易看到。

2. 成虫（玻片标本，低倍镜及高倍镜观察） 呈细线状，体表具微细环状横纹。头端钝圆，

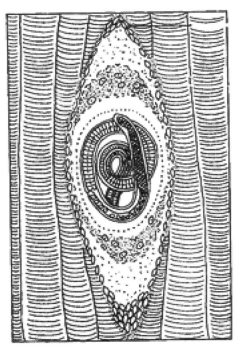

图 3-2-2　旋毛虫幼虫囊包

头顶中央有一小圆口,缺口囊。雌虫大小为(17~45)mm×(0.3~0.66)mm,尾端呈斜锥形;肠管内充满血液,与白色的子宫(双管型)缠绕成红、白相间的螺旋形纹理,很醒目,似理发店门前的转筒。雄虫大小为(11~26)mm×(0.21~0.53)mm,乳白色,尾端略向腹面弯曲,并有肾形交合伞(彩图3-2-4)。

 思考题

1.诊断丝虫病患者为什么需要夜间采血?
2.旋毛虫可通过什么途径和方式感染人体?

（内蒙古医科大学　木兰）

实验三　消化道吸虫

一、华支睾吸虫(肝吸虫)

(一)实验目的

(1)掌握华支睾吸虫卵的形态特征。
(2)熟悉华支睾吸虫成虫的形态特征。
(3)了解华支睾吸虫中间宿主的形态特征。

(二)实验内容

1.虫卵(玻片标本,低倍镜及高倍镜观察)　重点观察虫卵的外形、大小、颜色、卵壳结构及内含物。低倍镜下虫卵形态似芝麻。高倍镜下形如旧式电灯泡,大小为(27~35)μm×(12~20)μm,为寄生于人体的蠕虫卵中的最小者。华支睾吸虫卵呈淡黄褐色,一端较窄有卵盖,卵盖周围的卵壳增厚外凸成肩峰,另一端有一个小突起称小疣(小棘)(图3-3-1,彩图3-3-1)。从粪便中排出时,卵内已含有一毛蚴。因虫卵较小,在低倍镜下寻找时,应将光圈缩小些。

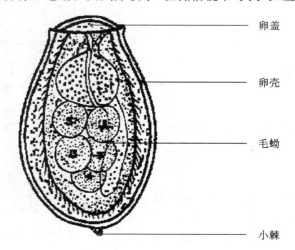

卵盖

卵壳

毛蚴

小棘

图 3-3-1　华支睾吸虫卵

2.成虫

(1)成虫(甲醛浸制标本,肉眼或放大镜观察):虫体采自感染猫的肝胆管,10%甲醛固定。

注意观察成虫的大小、外形、颜色等。虫体扁平半透明，前端较窄，后端钝圆，外形如葵花籽状，大小为(10～25) mm×(3～5) mm。

(2)成虫(染色玻片标本,低倍镜观察):虫体经10％甲醛固定,卡红染色,封片标本。重点观察口吸盘、腹吸盘的大小及位置,消化器官及生殖器官。口吸盘位于虫体前端,略大于腹吸盘,后者在体前1/5处。口位于口吸盘中央,咽呈球形,其后为短的食道,肠分两支沿虫体两侧延伸至虫体末端形成盲端,无肛门。雌雄同体,一对睾丸高度分支,前后排列于虫体后1/3处,染成深红色。一个卵巢,浅分叶状,位于睾丸之前。受精囊呈椭圆形,位于睾丸与卵巢之间。子宫在卵巢与腹吸盘之间,高度迂曲,内充满虫卵。卵黄腺分布于虫体中部的两侧,染成棕黄色。生殖孔在腹吸盘前方(彩图3-3-2)。

3. 幼虫(染色玻片标本,低倍镜观察)

(1)毛蚴:近圆形,外被密集的纤毛(彩图3-3-3)。

(2)胞蚴:袋形,内含许多胚细胞、胚团以及发育中的雷蚴。

(3)雷蚴:与胞蚴形态相似,虫体一端可见咽及原肠,内含胚细胞、胚团以及发育中的尾蚴。

(4)尾蚴:分为体部和尾部,体部呈长椭圆形,体前端背部有一对眼点。尾部较长,不分叉,为体部的2～3倍。

(5)囊蚴:呈椭圆形,大小约0.138 mm×0.15 mm,囊壁分两层,外层较厚,内层较薄,囊内幼虫可见口、腹吸盘及含有黑色颗粒的排泄囊(彩图3-3-4)。

4. 中间宿主(甲醛浸制标本,肉眼观察)

(1)第一中间宿主:豆螺、沼螺。如赤豆螺,成体壳高约10 mm,宽约7 mm,外形呈宽卵圆锥形,有5个螺层。螺旋部呈短圆锥形,体螺层膨大。壳面呈灰褐色、淡褐色,光滑,具有不明显的生长纹。

(2)第二中间宿主:淡水鱼、虾,如麦穗鱼。

二、布氏姜片吸虫

(一)实验目的

(1)掌握布氏姜片吸虫卵的形态特征。

(2)熟悉布氏姜片吸虫成虫的形态特征。

(3)了解布氏姜片吸虫的中间宿主及植物传播媒介。

(二)实验内容

1. 虫卵(湿片标本,低倍镜及高倍镜观察) 虫卵采自感染布氏姜片吸虫病猪的粪便,用10％甲醛浸制,置于广口瓶中,用时临时制作。布氏姜片吸虫卵为寄生于人体的寄生虫卵中最大的虫卵,大小为(130～140) μm×(80～85) μm,呈椭圆形,淡黄色,卵壳薄而均匀,一端有一不明显的小盖(卵盖),卵内含一个卵细胞和20～40个卵黄细胞(图3-3-2,彩图3-3-5)。

2. 成虫

(1)成虫(甲醛浸制标本,肉眼观察):标本采自感染猪,用10％甲醛浸制。观察时应注意口吸盘、腹吸盘的位置、大小比例及形状。虫体外形硕大、肥厚,呈椭圆形,背腹扁平,前窄后宽,大小为(20～75) mm×(8～20) mm,活时呈肉红色,死后为灰白色,似姜片。口吸盘小,位于虫体前端亚顶位,腹吸盘靠近口吸盘,呈漏斗状(呈明显的凹陷),比口吸盘大4～5倍。

(2)成虫(染色玻片标本,肉眼或放大镜观察):重点观察消化器官和生殖器官。消化器官包括食管、咽和肠管。咽和食管短,肠管在腹吸盘前分叉,呈波浪形向后延伸至体末端,以盲端终。两个睾丸高度分支呈珊瑚状,前后排列于虫体后半部。卵巢呈佛手状分支,位于睾丸之前,无受精囊。子宫盘曲在腹吸盘与卵巢之间,卵黄腺发达,布满虫体两侧。生殖孔在腹吸盘前缘(图3-3-3,彩图3-3-6)。

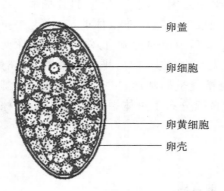

图 3-3-2 布氏姜片吸虫卵

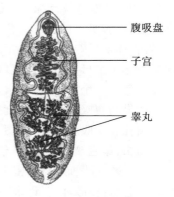

图 3-3-3 布氏姜片吸虫成虫

3.幼虫(染色玻片标本,低倍镜观察)

(1)尾蚴:体部呈椭圆形,尾部细长,无尾鳍(彩图3-3-7)。

(2)囊蚴:扁圆形,大小约216 μm×187 μm,囊壁有两层,囊内为后尾蚴(彩图3-3-8)。

4.中间宿主 扁卷螺(甲醛浸制标本,肉眼观察):呈浅棕色,螺壳扁平盘曲,外观似蜗牛。

5.植物传播媒介(甲醛浸制标本,肉眼观察) 水红菱、荸荠、茭白等。

答案要点

思考题

1.吸虫病的流行特点是什么?

2.华支睾吸虫病的病原学诊断方法有哪些?

(内蒙古医科大学　木兰)

实验四　血液和组织内吸虫

一、肺吸虫与斯氏狸殖吸虫

(一) 实验目的

(1)掌握肺吸虫卵的形态特征。

(2)熟悉肺吸虫成虫、斯氏狸殖吸虫成虫及虫卵的形态特征。

(3)了解川卷螺、溪蟹、蝲蛄、拟钉螺等中间宿主的形态特征。

(二) 实验内容

1.肺吸虫

(1)虫卵(玻片标本,低倍镜及高倍镜观察):肺吸虫(又称卫氏并殖吸虫)卵呈椭圆形,金黄色,左右多不对称,大小为(80~118) μm×(48~60) μm,前端宽有卵盖,后端窄,卵盖大、扁平,常稍倾斜。卵壳厚薄不均,窄端卵壳稍增厚。卵内含一个未分裂的受精卵细胞和十多个卵黄细胞(图3-4-1,彩图3-4-1)。

(2)成虫。

①成虫(甲醛浸制标本,肉眼观察):标本采自感染犬肺脏,用 10% 甲醛浸制。虫体肥厚,呈椭圆形,活体为暗红色,保存标本为灰白色,体长 7~12 mm,宽 4~6 mm,腹面扁平,背面隆起,形如半粒花生米。

②成虫(染色玻片标本,低倍镜或解剖镜观察):标本经 10% 甲醛固定,卡红染色制成。重点观察口吸盘、腹吸盘大小和位置以及生殖器官。口吸盘、腹吸盘大小略同,口吸盘位于前端,腹吸盘在虫体中央略偏前。食管短,肠管沿虫体的两侧作螺旋状弯曲,以盲端终于虫体后部。卵巢与子宫并列于腹吸盘之后,指状分支的两个睾丸并列于虫体后 1/3 处,此为本虫的特征(图 3-4-2,彩图 3-4-2)。

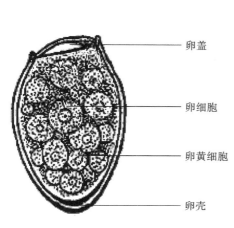

图 3-4-1 肺吸虫卵

卵盖
卵细胞
卵黄细胞
卵壳

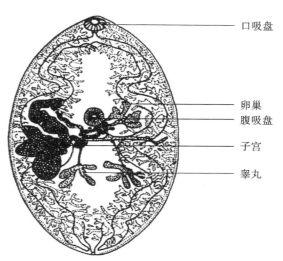

图 3-4-2 肺吸虫成虫

口吸盘
卵巢
腹吸盘
子宫
睾丸

(3)幼虫(染色玻片标本,低倍镜观察)。

①尾蚴:体部大,尾部较小,球形。口吸盘大,中央有一锥刺(彩图 3-4-3)。

②囊蚴:标本采自阳性溪蟹,用 10% 甲醛固定,卡红染色、封片制成。虫体呈球形,具有内、外两层囊壁。内含后尾蚴,可见口吸盘、腹吸盘,弯曲的肠管及含有黑色颗粒的排泄囊(彩图 3-4-4)。

(4)中间宿主(甲醛浸制标本,肉眼观察)。

①第一中间宿主:川卷螺(黑螺),呈黑褐色,螺层较粗大,壳不光滑,螺尖常缺损。

②第二中间宿主:溪蟹、蝲蛄等。

2. 斯氏狸殖吸虫

(1)成虫(染色玻片标本,低倍镜或解剖镜观察):外形与肺吸虫不同,虫体窄长,两端较尖,似纺锤,大小为(11~18.5)mm×(3.5~6)mm。腹吸盘位于虫体前 1/3 处,略大于口吸盘。雌雄同体,卵巢位于腹吸盘后,呈多分支状,形如珊瑚。腹吸盘后有 2 个睾丸,左右并列,呈长形有分支(图 3-4-3,彩图 3-4-5)。

(2)虫卵(玻片标本,低倍镜及高倍镜观察):呈椭圆形,大多形状不对称,卵壳薄厚不均匀。虫卵大小及内部结构与

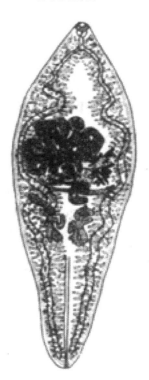

图 3-4-3 斯氏狸殖吸虫成虫

肺吸虫卵相似(彩图 3-4-6)。

（3）中间宿主：拟钉螺(甲醛浸制标本,肉眼观察)，小型或微小型螺类,壳高 2.5～5 mm，宽约 1.5 mm；长圆锥形,壳面光滑,黑色或褐色。

二、日本血吸虫

（一）实验目的

（1）掌握日本血吸虫卵的形态特征。

（2）熟悉日本血吸虫成虫和尾蚴的形态特点。

（3）了解日本血吸虫中间宿主——钉螺的形态特征。

（二）实验内容

1. 虫卵（玻片标本,低倍镜及高倍镜观察） 标本采自感染血吸虫病兔粪便,用 5％～10％甲醛固定,封片制成。粪便中可观察到未成熟虫卵、成熟虫卵及毛蚴死亡后的变性虫卵,重点观察成熟虫卵。

成熟虫卵呈椭圆形,淡黄色,平均大小为 89 μm×67 μm,卵壳厚薄均匀,无卵盖,卵壳一侧有小棘,因虫卵表面常附有宿主组织残留物,小棘常被遮盖不易见到。卵内含有一成熟毛蚴,毛蚴与卵壳间常可见圆形或椭圆形的油滴状毛蚴分泌物(图 3-4-4,彩图 3-4-7)。

2. 成虫

（1）成虫(甲醛浸制标本,解剖镜观察)：虫体采自感染血吸虫病兔肠系膜静脉,用 10％甲醛浸制。重点观察雌、雄成虫的大小、形态、颜色及雄虫的抱雌沟。本虫为雌雄异体,呈圆柱形,外观似线虫。

①雄虫：较粗短,长 10～20 mm,乳白色,腹吸盘以下虫体两侧向腹面卷曲形成抱雌沟。

②雌虫：较雄虫细长,长 12～28 mm,灰褐色,前端尖细,后端较粗,常居留于抱雌沟内与雄虫呈合抱状态。

（2）成虫雌雄合抱(染色玻片标本,低倍镜观察)：雄虫口吸盘、腹吸盘明显,有 7 个睾丸,椭圆形,呈串珠状排列于腹吸盘后方背侧。雌虫口吸盘、腹吸盘较小,不明显,卵巢 1 个,长椭圆形,位于虫体中部,子宫位于卵巢前,内含虫卵。雌虫位于雄虫抱雌沟内(图 3-4-5,彩图 3-4-8)。

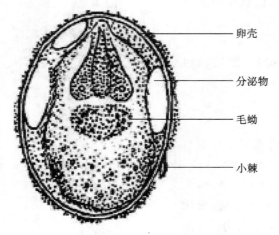

图 3-4-4　日本血吸虫卵

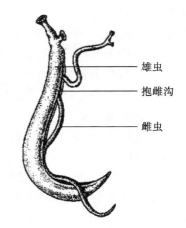

图 3-4-5　日本血吸虫雌雄成虫合抱

3. 幼虫（染色玻片标本,低倍镜及高倍镜观察）

（1）毛蚴：呈梨形,左右对称,大小约 99 μm×35 μm,周身附有纤毛。前端有一锥形顶突，体内有一个顶腺和两个侧腺(彩图3-4-9)。

(2)尾蚴:分体、尾两部分。体部椭圆形,有头腺和钻腺;尾部分为尾干和尾叉,尾部分叉为其特征(彩图3-4-10)。

4. 中间宿主 钉螺(甲醛浸制标本,肉眼观察),呈圆锥形,似螺丝钉,长1 cm左右,有6~8个螺层,表面有纵肋者为肋壳钉螺,壳面光滑者为光壳钉螺。

思考题

1.简述血吸虫病病原学检查方法。

2.简述血吸虫病免疫血清学检查方法中环卵沉淀试验与原理。

3.改变不良的饮食习惯为什么可有效预防肺吸虫的感染?

答案要点

(内蒙古医科大学 木兰)

实验五 绦 虫

一、链状带绦虫(猪带绦虫)

(一)实验目的

(1)掌握猪带绦虫头节、成节、孕节和囊尾蚴的形态特点与鉴别要点。

(2)掌握猪带绦虫虫卵的形态特征和诊断意义。

(二)实验内容

1. 成虫(液浸标本) 猪带绦虫呈乳白色,扁长如带,薄而透明,长2~4 m,前端较细,向后渐扁阔。链体由700~1000个节片组成,头节近似球形,近颈部的未成熟节片宽大于长,中部的成节近正方形,末端的孕节则长大于宽。每一节片的侧面有一生殖孔,略突出,位于节片边缘中部,或左或右,不规则地分布于链体两侧(彩图3-5-1)。

2. 头节(染色封片标本) 头节近似球形,直径0.6~1 mm,除有4个吸盘外,顶端还有顶突,其上有小钩25~50个,排列成内外两圈,内圈的小钩比外圈稍长。吸盘和顶突小钩均为固着器官。颈节与头节紧密相连,无明显界线,较细,直径约为头节的二分之一,长5~10 mm。颈节为虫体的生发中心(彩图3-5-2)。

3. 成节(染色封片标本) 成节略呈方形,每一成节均具雌雄生殖器官各一套。睾丸150~200个,分布于节片背侧,输精管向一侧横走,经阴茎囊开口于生殖腔,生殖腔在节片的一侧边缘中部。阴道在输精管的后方;卵巢在节片后1/3的中央,分为三叶,除左右两大叶外,在子宫与阴道之间另有一中央小叶。卵黄腺位于卵巢之后。

4. 孕节(染色封片标本) 孕节呈长方形,内充满虫卵的子宫向两侧分支,每侧7~13支,每一支又继续分支,呈现不规则的树枝状,每一孕节中含3万~5万个虫卵(彩图3-5-3)。

5. 囊尾蚴(染色封片标本和液浸标本) 俗称囊虫,肉眼可见囊尾蚴呈卵圆形,似黄豆大小,为5 mm×(8~10) mm,为白色半透明的囊状物,囊内充满透明的囊液。囊壁分两层,外为皮层,内为间质层,间质层向囊内生,形成向内翻卷收缩的头节,受胆汁刺激后可翻出,其形态结构和成虫的一样,可寄生于人体内(彩图3-5-4)。

6. 虫卵(封片标本) 猪带绦虫卵和牛带绦虫卵在光学显微镜下很相似,形态上难以区别,故常统称带绦虫卵(图 3-5-1,彩图 3-5-5)。

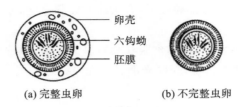

卵壳
六钩蚴
胚膜

(a) 完整虫卵　　　　(b) 不完整虫卵

图 3-5-1　带绦虫卵

显微镜下呈圆球形或近似球形,直径 31～43 μm。卵壳很薄而透明,极易破裂脱落。卵壳内为胚膜,较厚,可达 2.9 μm,棕黄色,由许多棱柱体组成,在光学显微镜下呈放射状的条纹。虫卵自孕节散出后,卵壳多已脱落,成为不完整虫卵。胚膜内含球形的六钩蚴(oncosphere),直径 14～20 μm,有 3 对小钩,自孕节中人工分离出来的虫卵多为完整虫卵。

二、肥胖带绦虫(牛带绦虫)

(一) 实验目的

(1)掌握牛带绦虫头节、成节、孕节和囊尾蚴的形态特点与鉴别要点。

(2)掌握牛带绦虫卵的形态特征和诊断意义。

(二) 实验内容

1. 成虫　外形与猪带绦虫很相似,但虫体大小和结构有差异。成虫呈乳白色,长 4～10 m,最大宽度 7 mm,共有 1000～2000 个节片,节片较肥厚不透明。

2. 头节(染色封片标本)　头节略呈方形,直径 1.5～2 mm,只有 4 个吸盘,无顶突及小钩,这是其与猪带绦虫的鉴别点之一(彩图 3-5-6)。

3. 成节(染色封片标本)　与猪带绦虫基本相似,但卵巢只分 2 叶,在子宫与阴道之间无中央小叶,其阴道外口处有括约肌,这是其与猪带绦虫的鉴别点之二。

4. 孕节(染色封片标本)　与猪带绦虫基本相似,但子宫分支较整齐,每侧 15～30 支,支端多有分叉,这是其与猪带绦虫的鉴别点之三(图 3-5-2,彩图 3-5-7)。

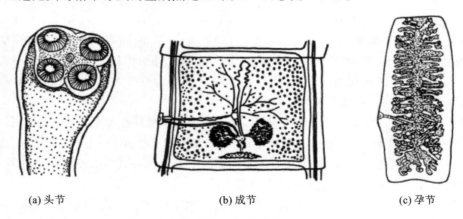

(a) 头节　　　　　　(b) 成节　　　　　　(c) 孕节

图 3-5-2　牛带绦虫头节、成节、孕节

5. 囊尾蚴(染色封片标本和液浸标本)　外观与猪带绦虫相似,难以区别,唯一不同是其内头节的结构,与其成虫头节一样,无顶突及小钩。不寄生于人体内。

6. 虫卵(封片标本)　牛带绦虫卵和猪带绦虫卵光学显微镜下很相似,形态上难以区别(图 3-5-1,彩图 3-5-5)。

三、细粒棘球绦虫(包生绦虫)

（一）实验目的

(1) 掌握细粒棘球绦虫棘球蚴的形态特征。

(2) 熟悉细粒棘球绦虫成虫及虫卵的形态特征。

（二）实验内容

1. 虫卵（玻片标本，低倍镜及高倍镜观察） 细粒棘球绦虫卵形态与猪带绦虫卵、牛带绦虫卵相似，光学显微镜下难以区分。细粒棘球绦虫卵呈球形或近似球形，完整虫卵直径 50～60 μm，不完整虫卵直径 31～43 μm。卵壳薄而无色透明，易破碎。通常镜检所见为脱壳卵，棕褐色，外被较厚胚膜，显微镜下可见放射状条纹；胚膜内为球形六钩蚴，新鲜虫卵可见其上有 3 对小钩，若标本搁置时间太久或由于观察角度的关系，则小钩难以辨认。

2. 成虫（染色玻片标本，低倍镜观察） 虫体较小，体长 2～7 mm，平均 3.6 mm，由头节、颈节及链体组成，链体由幼节、成节、孕节各 1 节构成，偶尔可多 1 节。头节略呈梨形，有顶突和 4 个吸盘，顶突上有两圈小钩，共 28～48 个。幼节呈正方形，成节长大于宽，内含雌雄生殖器官各 1 套，其内可见子宫及染色较深的睾丸（45～65个），生殖孔开口于节片一侧中部偏后位置。孕节较长，子宫向两侧凸出形成不规则的侧囊，内含虫卵（图3-5-3）。

3. 幼虫，即棘球蚴（卡红染色玻片标本，低倍镜下观察） 原头蚴呈椭圆形或圆形，大小为 170 μm×122 μm，其顶突和 4 个吸盘（由于位置重叠，或只见 2 个）内陷，保护着数十个小钩；有的头节已翻出，头节及吸盘清晰可见。此外，还可见石灰小体等（图3-5-4）。

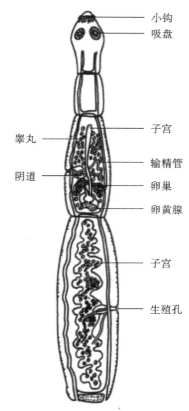

图 3-5-3 细粒棘球绦虫成虫模式图

（图中标注：小钩、吸盘、子宫、睾丸、输精管、阴道、卵巢、卵黄腺、子宫、生殖孔）

四、曼氏迭宫绦虫

（一）实验目的

(1) 掌握曼氏裂头蚴的形态特点。

(2) 熟悉曼氏迭宫绦虫卵、成虫、成节、孕节的形态特征。

(3) 了解中间宿主的形态。

（二）实验内容

1. 曼氏裂头蚴（甲醛浸制标本，肉眼观察） 曼氏裂头蚴呈长带形，白色，大小约 300 mm×0.7 mm，活时伸缩能力很强。头部膨大，体前端无吸槽，中央有一明显凹陷，是与成虫相似的头节。体不分节但具有不规则横皱褶，后端多呈钝圆形。

2. 虫卵（玻片示教标本，低倍镜及高倍镜观察） 虫卵呈椭圆形，两端稍尖，长 52～76 μm，宽 31～44 μm，呈浅灰褐色，卵壳较薄，一端有盖，内有一个卵细胞和若干个卵黄细胞（彩图3-5-8）。

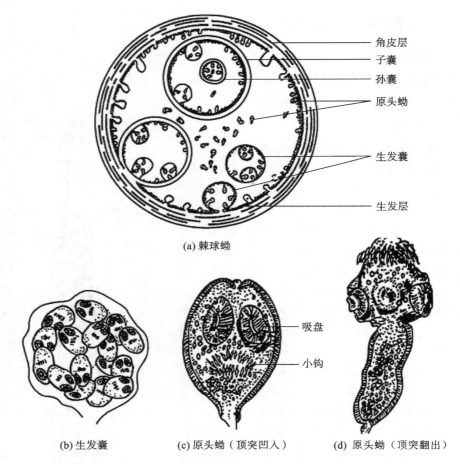

图 3-5-4　细粒棘球绦虫幼虫和原头蚴模式图

3. 成虫(甲醛浸制标本,肉眼观察)　成虫呈灰白色,长 60~100 cm,宽 0.5~0.6 cm。头节细小,长 1~1.5 mm,宽 0.4~0.8 mm,呈指状,其背面、腹面各有一条纵行的吸槽。颈部细长,链体有节片约 1000 个,节片一般宽度均大于长度,但远端的节片长、宽几近相等。

4. 成节和孕节(染色玻片标本,显微镜下或放大镜观察)　成节和孕节的结构基本相似,均具有发育成熟的雌雄生殖器官各一套。肉眼即可见到每个节片中部凸起的子宫,在孕节中更为明显。睾丸呈小泡形,有 320~540 个,散布在节片靠中部的实质中,由睾丸发出的输出管在节片中央汇合成输精管,然后弯曲向前并膨大成储精囊和阴茎,再通入节片腹面前部中央的圆形生殖孔。卵巢分两叶,位于节片后部,自卵巢中央伸出短的输卵管,其末端膨大为卵模后连接子宫。卵模外有梅氏腺包绕。阴道为纵行的小管,其月牙形的外口位于雄性生殖孔后,另一端膨大为受精囊,再连接输卵管。卵黄腺散布在实质组织的表层,包绕着其他器官,子宫位于节片中部,螺旋状盘曲 3~4 圈或多至 7~8 圈,各圈紧密重叠,基部宽而顶端窄小,略呈发髻状,子宫孔开口于阴道口之后(彩图 3-5-9)。

5. 中间宿主

(1) 第一中间宿主:剑水蚤(标本示教)。

(2) 第二中间宿主:蛙等(液浸标本),观察裂头蚴寄生于蛙肉内的情况。

五、微小膜壳绦虫

(一) 实验目的

(1) 掌握微小膜壳绦虫卵的形态特点与鉴别要点。

（2）熟悉微小膜壳绦虫成虫的形态和内部结构。

（二）实验内容

1. 成虫（液浸标本和染色封片标本） 微小膜壳绦虫为小型绦虫，乳白色，大小为（5～80）mm×（0.5～1）mm，平均长度为 20 mm，极少超过 40 mm。链体由 100～200 个节片组成，多者可达 1000 个节片。所有节片均宽大于长，并由前向后逐渐增大，孕节最大。各节片生殖孔都位于虫体同一侧。

2. 头节（染色封片标本） 低倍镜下头节呈球形，直径 0.13～0.4 mm，有 4 个吸盘和 1 个可自由伸缩的顶突，顶突上有 20～30 个小钩，排成一圈。颈部细长，与头节紧密相连（彩图 3-5-10）。

3. 成节（染色封片标本） 低倍镜下可见成节有 3 个较大的椭圆形睾丸，做横线排列，贮精囊较发达，在阴茎囊内的部分称内贮精囊，在阴茎囊外的部分称外贮精囊。卵巢呈分叶状，位于节片中央；卵黄腺呈球形，在卵巢后方的腹面（彩图 3-5-11）。

4. 孕节（染色封片标本） 孕节子宫呈袋状，充满虫卵并占据整个节片（彩图 3-5-12）。

5. 虫卵（封片标本） 虫卵呈椭圆形或圆形，大小为（48～60）μm×（36～48）μm，无色透明，卵壳很薄，其内为胚膜，较厚，胚膜两极略凸起并由该处各发出 4～8 根丝状物，亦称极丝，弯曲地延伸在卵壳和胚膜之间。胚膜内含有一个六钩蚴（图 3-5-5，彩图 3-5-13）。

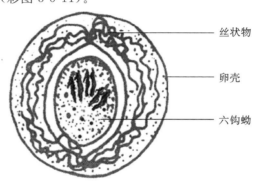

丝状物

卵壳

六钩蚴

图 3-5-5 微小膜壳绦虫卵

思考题

1. 猪带绦虫卵是如何离开人体的？
2. 目前对棘球蚴病的治疗首先应考虑何种治疗方案？为什么？
3. 为何要区别患者体内寄生的是哪种带绦虫？
4. 如何诊断囊虫病？

答案要点

（内蒙古医科大学　木兰）

实验六　消化道及生殖道原虫

一、溶组织内阿米巴

（一）实验目的

（1）掌握溶组织内阿米巴包囊及滋养体的形态特征。

（2）熟悉生理盐水涂片法检查滋养体，碘液染色法检查阿米巴包囊的步骤。

（3）了解铁苏木素染色法检查滋养体。

NOTE

（二）实验内容

1. 包囊（染色玻片标本，低倍镜及高倍镜观察）

（1）碘液染色：包囊呈淡黄色，球形，直径 10～20 μm。囊壁较厚且透明，不着色，有明显的界线。细胞核呈棕黄色小亮点，数目 1～4 个；核内隐约可见深染点状核仁；在 1～2 核的包囊内容易观察到棕褐色的糖原泡、不着色的短棒状拟染色体（图 3-6-1）。

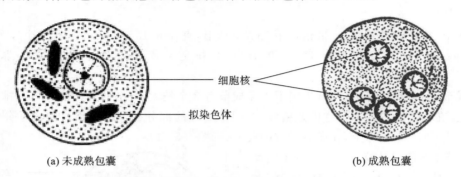

(a) 未成熟包囊   (b) 成熟包囊

图 3-6-1　溶组织内阿米巴未成熟包囊和成熟包囊

（2）铁苏木素染色：包囊呈蓝灰色，球形，直径 10～20 μm。囊壁较厚且不着色。细胞核清晰，数目 1～4 个；核内隐约可见深染点状核仁。在 1～2 核的包囊内可观察到空泡状的糖原泡、被染为黑色的短棒状拟染色体（彩图 3-6-1）。

2. 滋养体（染色玻片标本，低倍镜及高倍镜观察）

（1）铁苏木素染色：虫体呈浅蓝色略带红色，多为圆形或椭圆形，直径 20～40 μm。外质与内质分界明显，外质为无色透明状，内质富含小而均匀的颗粒。有明显的核，圆形，核膜边缘内侧有大小均匀、排列整齐的核周染色质深染颗粒。核仁小而圆，深染，多位于中央。内质内常可观察到被吞噬的染为蓝黑色的红细胞，红细胞大小不等。部分滋养体内偶见空泡（图3-6-2，彩图 3-6-2）。

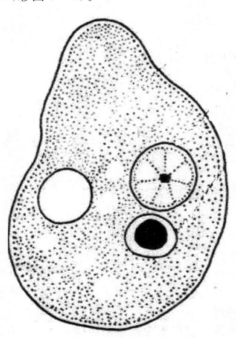

图 3-6-2　溶组织内阿米巴滋养体

（2）生理盐水涂片法观察活体：虫体无色透明，具有折光性；较白细胞稍大，在温度适宜情况下可运动活泼，外质不断伸出伪足，形态不固定。

二、蓝氏贾第鞭毛虫

（一）实验目的

（1）掌握蓝氏贾第鞭毛虫滋养体及包囊的形态特征。

（2）掌握蓝氏贾第鞭毛虫病的病原学诊断方法。

（二）实验内容

1. 蓝氏贾第鞭毛虫滋养体（玻片标本，高倍镜或油镜下观察）　虫体经铁苏木素染色后呈蓝黑色，呈倒置梨形，长 9～21 μm，宽 5～15 μm，厚 2～4 μm。两侧对称，前端钝圆，向后渐细，背面隆起，腹面扁平。腹面前半部凹陷形成

吸盘，借此吸附在宿主肠黏膜上。吸盘背侧有两个圆形泡状核并列于虫体中线两侧，核内各有

一大的核仁位于中央,两核之间有两条平行纵贯全虫的轴柱,轴柱中部有一对半月形的中体。轴柱前端有基体复合器,自此发出 4 对鞭毛,按其伸出部位分别称为前侧鞭毛、后侧鞭毛、腹鞭毛和尾鞭毛(图 3-6-3,彩图 3-6-3),其依靠鞭毛的摆动,可活泼运动。

2. 蓝氏贾第鞭毛虫包囊(玻片标本,高倍镜或油镜下观察) 蓝氏贾第鞭毛虫包囊呈椭圆形,大小为(8~12)μm×(7~10)μm,囊壁厚,不易着色,与虫体间有明显空隙。铁苏木素染色后,虫体呈蓝黑色。囊内有 2~4 个细胞核,常偏于一端,还可见到轴柱和丝状物(图 3-6-4,彩图 3-6-4)。碘液染色后,包囊呈黄绿色或浅灰蓝色,囊壁与虫体之间有明显空隙,囊内结构清晰可辨。

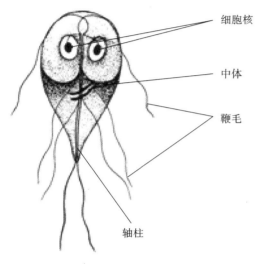

图 3-6-3 蓝氏贾第鞭毛虫滋养体

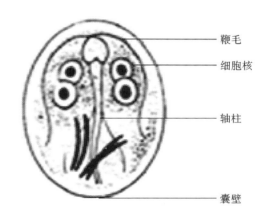

图 3-6-4 蓝氏贾第鞭毛虫包囊

三、阴道毛滴虫

(一)实验目的
(1)掌握阴道毛滴虫活体标本的活动特点和外形。
(2)掌握阴道毛滴虫滋养体的形态特征。
(3)熟悉阴道毛滴虫的基本构造。

(二)实验内容

1. 阴道毛滴虫(活体标本,低倍镜及高倍镜观察) 直接获取阴道后穹隆分泌物或将分泌物进行体外培养。用吸管在培养管近底部吸取培养液一滴,滴于载玻片上,覆以盖玻片,在显微镜下观察,光线不宜太强。
虫体长 7~32 μm,呈梨形或椭圆形,无色透明,具有折光性,借前鞭毛摆动和波动膜波浪状运动,虫体做旋转运动。虫体伸缩力强,常可改变形状。

2. 阴道毛滴虫滋养体(玻片标本,高倍镜或油镜下观察) 阴道毛滴虫的生活史中只有滋养体期。滋养体经吉姆萨染色后细胞质呈淡蓝色,细胞核 1 个,蓝紫色,位于虫体前 1/3 处。虫体前端有 5 粒排列成环形的毛基体,由此发出 4 根前鞭毛和 1 根后鞭毛。体外侧前 1/2 处有一波动膜,其外缘与向后延伸的后鞭毛相连。波动膜较短,长度不超过虫体的一半,膜的基部有一条基染色杆或称肋。轴柱一根,纵贯虫体,并从后端伸出。轴柱对侧有一根副基纤维。细胞核、鞭毛、轴柱、基染色杆、副基纤维均染成紫色,细胞质中有着色较深的染色颗粒(氢化酶体),其在轴柱及基染色杆附近较为密集(图 3-6-5,彩图 3-6-5)。

NOTE

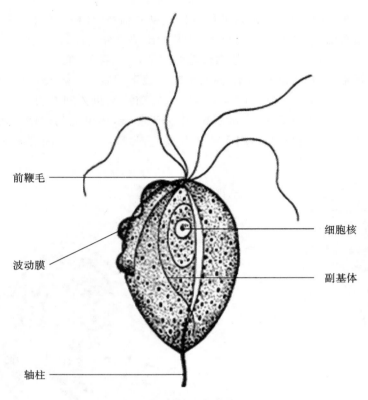

前鞭毛

波动膜

细胞核

副基体

轴柱

图 3-6-5　阴道毛滴虫滋养体

答案要点

思考题

1.阿米巴病标本送检时的注意事项有哪些?

2.滴虫性阴道炎的发病机制是什么?

3.经口进入人体而致病的原虫有哪些? 食入的为虫体的哪个阶段?

（内蒙古医科大学　于晶峰）

实验七　血液和组织内原虫

一、疟原虫

（一）实验目的

（1）掌握间日疟原虫红内期各阶段及恶性疟原虫环状体和配子体的形态特征。

（2）观察疟原虫卵囊、子孢子的形态,了解疟原虫在按蚊体内的发育过程。

（二）实验内容

1.间日疟原虫（玻片标本,油镜观察）　先在低倍镜下选取血膜薄而均匀的部位,多为血片近末端,可见红细胞呈单层均匀排列,再加香柏油,转油镜观察。血片经吉姆萨或瑞氏染液染色后,疟原虫的细胞质染成天蓝色或深蓝色,核呈紫红色,疟色素为黄褐色。但要注意与血片中的其他细胞、染液沉渣等区别。

1）滋养体

（1）早期滋养体：又称环状体。细胞质呈环状，染成蓝色，细胞核点状，紫红色，位于细胞质一侧，似红宝石戒指。被寄生的红细胞尚无可见变化，寄生的环状体直径约占红细胞直径的1/3，一个红细胞内通常含有一个疟原虫（彩图 3-7-1）。

（2）晚期滋养体：又称大滋养体。由环状体进一步发育而来，细胞核增大，细胞质增多，形状不规则，常有伪足伸出，有不着色的空泡，细胞质内出现黄褐色烟丝状的疟色素。被寄生的红细胞胀大，色变浅，出现细小鲜红色的薛氏点（Schuffner's dot）（彩图 3-7-2）。

2）裂殖体 为晚期滋养体进一步发育后的形态。虫体较大，逐渐变圆，细胞质增多且较致密，空泡消失，细胞核开始分裂但尚未达到一定数量，疟色素开始集中，称为未成熟裂殖体。细胞核继续分裂到 12～24 个，细胞质随之分裂，并包绕每个核，生成 12～24 个裂殖子，黄褐色的疟色素集中在虫体中央或一侧，发育为成熟裂殖体（彩图 3-7-3）。

3）配子体 为疟原虫有性生殖的开始。虫体呈圆形，细胞质几乎充满胀大的红细胞，核 1 个，疟色素均匀分布于其中。雄配子体较小，核大而疏松，淡红色，多位于细胞质中部，细胞质呈浅蓝色而略带红色。雌配子体较大，核小而致密，深红色，多偏于细胞质一侧，细胞质呈深蓝色（彩图 3-7-4）。

受染红细胞除环状体期外，其余各期红细胞均胀大，颜色变淡，可见鲜红色、细小的薛氏点。

2. 蚊体内的疟原虫

（1）子孢子（玻片标本，油镜观察）：长梭形，核位于中央（彩图 3-7-5）。

（2）卵囊：蚊胃壁上大小不等圆形凸出的小囊。成熟的还可见其内有很多梭形子孢子（彩图 3-7-6）。

二、刚地弓形虫

（一）实验目的

（1）掌握刚地弓形虫滋养体的形态特征。

（2）掌握隐孢子虫卵囊形态特征。

（3）了解刚地弓形虫的卵囊。

（二）实验内容

1. 滋养体（玻片标本，油镜观察） 刚地弓形虫滋养体呈香蕉形或半月形，一端钝圆，一端较尖；一侧扁平，一侧隆起；长 4～7 μm，最宽处 2～4 μm。经吉姆萨染液染色后可见细胞质呈蓝色，细胞核呈紫红色，位于虫体中央（彩图 3-7-7）。

2. 包囊 刚地弓形虫包囊呈圆形或椭圆形，具有一层富有弹性的坚韧囊壁。囊内含有数个至数百个滋养体（缓殖子），虫体较小，核稍偏虫体钝端（彩图 3-7-8）。

3. 卵囊（玻片标本，高倍镜观察） 刚地弓形虫卵囊呈圆形或椭圆形，具有两层光滑透明的囊壁，其内充满均匀的小颗粒。成熟的卵囊内含 2 个孢子囊，每个孢子囊内含 4 个新月形子孢子（图 3-7-1）。

三、杜氏利什曼原虫

（一）实验目的

（1）掌握杜氏利什曼原虫无鞭毛体的形态特征。

（2）熟悉杜氏利什曼原虫前鞭毛体的形态特征。

（3）了解白蛉的形态特征及生活习性。

（二）实验内容

1.无鞭毛体（玻片标本，油镜下观察） 杜氏利什曼原虫无鞭毛体又称利杜体，呈卵圆形，较小，为(2.9~5.7) μm×(1.8~4.4) μm。寄生于巨噬细胞内，巨噬细胞的细胞核常被挤向一侧，有时巨噬细胞破裂，巨噬细胞核周围可见散落的大量虫体。吉姆萨或瑞氏染色标本中，细胞质被染为淡蓝色或深蓝色，细胞核为紫红色，大而圆。细胞核旁有一细小、杆状的动基体，着色较深。虫体前侧有一点状基体，基体与细胞膜之间有一细丝状的根丝体（图3-7-2，彩图3-7-9）。

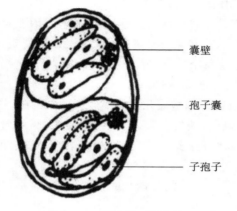

图 3-7-1　刚地弓形虫卵囊

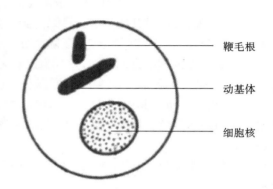

图 3-7-2　杜氏利什曼原虫无鞭毛体

2.前鞭毛体（玻片标本，油镜下观察） 前鞭毛体，又称鞭毛体。标本来自体外培养，成熟的虫体呈梭形，前端较宽，后端较窄，长 11.3~15.9 μm，经瑞氏或吉姆萨染色后，胞质染成淡蓝色，细胞核呈圆形，紫红色，位于体中部。动基体位于体前部，基体在动基体之前，由基体发出一根前鞭毛游离于虫体外。动基体、基体及鞭毛着色均为紫红色（图3-7-3，彩图3-7-10）。

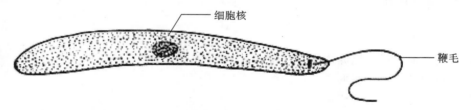

图 3-7-3　杜氏利什曼原虫前鞭毛体

思考题

1.阐述疟原虫的生活史过程，并写出生活史要点。
2.简述黑热病患者的主要症状。

答案要点

（内蒙古医科大学　于晶峰）

实验八　医学节肢动物(昆虫纲)

一、蚊

（一）实验目的

(1)掌握三属蚊成虫的形态鉴别特征。

（2）熟悉蚊生活史各期形态。

（3）熟悉蚊刺吸式口器的构造。

（二）实验内容

1. 三属蚊成虫标本（针插标本,放大镜或解剖镜观察）

（1）按蚊:体灰色,无斑,通常翅有黑色和白色鳞片形成黑白斑。静止时,喙与身体成一直线,与停留面成锐角（彩图 3-8-1）。

（2）伊蚊:体多为黑色,间有白纹,足有白环,翅无斑点。静止时喙与身体成钝角,身体与停留面平行（彩图 3-8-2）。

（3）库蚊:体多为棕色,无斑。静止时喙与身体成钝角,身体与停留面平行（彩图 3-8-3）。

2. 蚊幼虫（玻片标本,低倍镜观察） 幼虫虫体分为头、胸、腹三部分。头部有触角、复眼、单眼各 1 对,咀嚼式口器。按蚊缺呼吸管,有气门。库蚊呼吸管细长。伊蚊呼吸管粗短（图3-8-1）。

3. 蚊蛹（玻片标本,低倍镜观察） 侧面观呈逗点状,分头胸部和腹部。胸背两侧的 1 对呼吸管是蚊分属的重要依据。

（1）按蚊属蛹:呼吸管短粗,口宽似漏斗形,有裂隙。

（2）库蚊属蛹:呼吸管无裂隙,细而长,口小。

（3）伊蚊属蛹:呼吸管无裂隙,短而宽。

4. 蚊卵（玻片标本,低倍镜观察）

（1）按蚊卵:按蚊卵呈舟形,两侧有浮囊,产出后浮在水面。

（2）库蚊卵:呈圆锥形,无浮囊,产出后粘在一起形成卵筏。

（3）伊蚊卵:多呈橄榄形,无浮囊,产出后单个沉在水底。

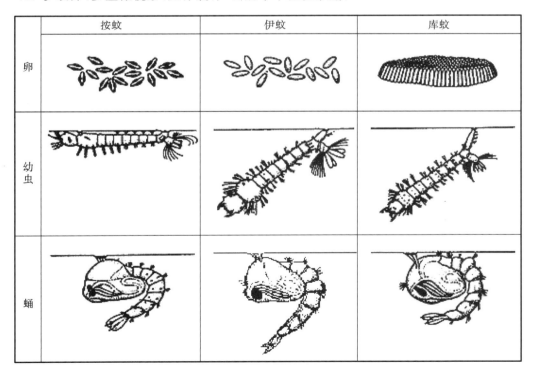

	按蚊	伊蚊	库蚊
卵			
幼虫			
蛹			

图 3-8-1　按蚊、伊蚊、库蚊的卵、幼虫、蛹形态比较

二、蝇

（一）实验目的

（1）掌握蝇类成虫的形态特征，识别常见蝇种。

（2）了解蝇类形态结构与传播疾病的关系。

（二）实验内容

1. 常见蝇成虫（针插标本，放大镜观察）

（1）家蝇：体长 5～8 mm，灰褐色；胸部背面具 4 条黑色纵纹（彩图 3-8-4）。

（2）大头金蝇：体长 8～11 mm，有青绿色金属光泽；复眼深红色（彩图 3-8-5）。

（3）丝光绿蝇：体长 5～10 mm，有绿色金属光泽；胸背部的鬃毛发达，腋瓣上无毛（彩图 3-8-6）。

（4）黑尾黑麻蝇：体长 6～12 mm，暗灰色；胸背面有 3 条黑色纵纹，腹部背面有黑白相间的棋盘状斑。

（5）厩螫蝇：体长 5～8 mm，暗灰色；胸部背面有 4 条不清晰的黑色纵纹，翅第 4 纵脉末端呈弧形弯曲（彩图 3-8-7）。

（6）巨尾阿丽蝇：体长 5～12 mm；中胸背板前部中央有 3 条短黑色纵纹，腹部背面有深蓝色金属光泽（彩图 3-8-8）。

2. 蝇头（玻片标本，低倍镜观察） 蝇头呈球形或半球形。一对复眼大，单眼 3 个呈三角形排列。触角 1 对，非吸血蝇类的口器为舐吸式。

3. 蝇足（玻片标本，低倍镜观察） 足 3 对，足多毛，末端具爪、爪垫各 1 对和 1 个爪间突。

三、白蛉

（一）实验目的

（1）掌握白蛉成虫的形态特征。

（2）熟悉中华白蛉成虫分类特征。

（二）实验内容

1. 成虫（针插标本，放大镜或解剖镜观察） 成虫体长 1.5～4 mm，多呈灰黄色或灰褐色，全身密被细毛（彩图 3-8-9）。

（1）头：头部球形。复眼大而黑。触角细长，分 16 节。触须分 5 节。口器为刺吸式。

（2）胸：胸背隆起成驼背状。翅狭长，足 3 对，细长，多毛。

（3）腹：腹部分 10 节，背板第 1 节的长毛竖立，第 2～6 节的长毛在不同蛉种或竖立或平卧或两者交杂。

2. 中华白蛉咽甲（玻片标本，高倍镜观察） 咽甲是白蛉消化道前端，咽甲有众多尖齿，前部和中部较大而松散，后部较小而致密。齿后有若干横脊。

3. 中华白蛉受精囊（玻片标本，高倍镜观察） 受精囊是从雌蛉尾端解剖出来的生殖器官，其形状似玉米穗状。

四、蚤

（一）实验目的

掌握蚤成虫的形态特征。

（二）实验内容

1.印鼠客蚤成虫(玻片标本,低倍镜下观察)　眼鬃1根,位于眼前方。雌蚤受精囊尾部基段扩大,微宽或等宽于头部。

2.方形黄鼠蚤松江亚种(玻片标本,低倍镜下观察)　额鬃1根,眼鬃3根,具前胸栉。雌蚤受精囊头部呈椭圆形,尾部呈纺锤形。

3.人蚤(玻片标本,低倍镜下观察)　在眼下方有眼鬃1根。雌蚤受精囊的头部圆形,尾部细长弯曲。

五、虱

（一）实验目的

掌握人虱与耻阴虱成虫的形态特征。

（二）实验内容

1.人虱(玻片标本,低倍镜下观察)　人虱呈灰白色,体狭长,雌虫可达4.4 mm,雄虫稍小(彩图3-8-10)。

(1)头部:略呈菱形,触角约与头等长。眼明显,位于触角后方。口器为刺吸式。

(2)胸部:3节融合,有1对胸气门,位于中胸侧面,无翅及翅痕,3对足均粗壮。

(3)腹部:分节明显,外观可见8节。雌虱腹部末端呈"W"形,雄虱腹部末端呈"V"形。

2.耻阴虱(瓶装标本,放大镜观察)　耻阴虱呈灰白色,体形宽短似蟹。雌虱体长1.5~2 mm,雄性稍小(彩图3-8-11)。

六、蜚蠊

（一）实验目的

掌握蜚蠊成虫的形态特征。

（二）实验内容

1.蜚蠊成虫(针插标本,放大镜或解剖镜观察)　蜚蠊成虫呈椭圆形,一般长10~30 mm,体呈黄褐色或深褐色(彩图3-8-12)。

(1)头部:小且向下弯曲。复眼大,有单眼2个。触角细长呈鞭状,口器为咀嚼式。

(2)胸部:前胸发达,中、后胸较小,不能明显区分。前翅革质,后翅膜质。少数种类无翅。足粗大多毛。

(3)腹部:扁阔,分为10节。雄虫的最末腹板着生1对腹刺,雌虫无腹刺,据此可分辨雌雄。

2.卵鞘(玻片标本,低倍镜观察)　蜚蠊雌虫产卵前先排泄一种物质形成卵鞘(卵荚)。卵鞘坚硬,暗褐色,长约1 cm,形似钱袋状。

七、臭虫

（一）实验目的

(1)掌握臭虫成虫的形态特征。

(2)了解温带臭虫与热带臭虫的主要鉴别要点。

（二）实验内容

臭虫成虫背腹扁平,呈卵圆形,红褐色,大小为(4~5) mm×3 mm,遍体生有短毛。

答案要点

1.温带臭虫(玻片标本,放大镜和低倍镜观察) 温带臭虫呈卵圆形,长 5.6 mm,前胸背板前缘凹陷较深,腹部较短胖,柏氏器管状,不明显(彩图 3-8-13)。

(1)头部:有 1 对凸出的复眼,触角 1 对。喙较粗,内含刺吸式口器。

(2)胸部:分 3 节,最显著的是前胸,中胸小,后胸背面大部分被翅基遮盖,足 3 对。

(3)腹部:腹部 10 节,外观只可见 8 节。

2.热带臭虫(玻片标本,低倍镜观察) 热带臭虫呈长椭圆形,长 7 mm,前胸背板前缘的凹陷较浅,两侧缘不外延,腹部较瘦长,柏氏器块状,较明显。

- **思考题**

1.蚊主要传播哪些寄生虫病?简述其传病机制。

2.试述与传播疾病有关的蝇类的形态结构及生活习性。

3.蚤可传播哪些疾病?简述其传病机制。

4.在我国常见的医学昆虫中,哪几种昆虫的生活史是不完全变态?针对其孳生习性不同,宜采取哪些防治措施?

(内蒙古医科大学 于晶峰)

实验九 医学节肢动物(蛛形纲)

一、蜱

(一)实验目的

(1)掌握蜱成虫的一般形态结构,了解硬蜱卵、幼虫、若虫的形态和硬蜱颚体的基本构造。

(2)掌握硬蜱与软蜱的区别方法。

(3)掌握蜱标本的采集、制作和保存方法。

(二)实验内容

1.硬蜱

1)成虫 硬蜱成虫呈圆形或长圆形,体长 2～10 mm,雌蜱饱食后可达 20～30 mm。虫体分颚体和躯体两部分(彩图 3-9-1)。

(1)颚体(玻片标本):称假头,位于虫体前端,由以下几个部分组成。

①颚基:与躯体相连,呈六角形、方形等,雌蜱假头基上有 1 对孔区。

②螯肢:1 对,呈杆状,由颚基背面向前伸出,主要用于切割宿主皮肤。

③口下板:1 块,由颚基腹面正中伸出,与螯肢合拢形成口腔。腹面有左右对称的数行倒齿,吸血时借助钩齿附着于宿主皮肤上。

④须肢:1 对,位于螯肢两侧,由 4 节构成,吸血时,须肢起固定和支撑作用。

(2)躯体(大体标本):由头胸部和腹部愈合而成,呈椭圆形,左右对称。①背面有盾板 1 块,雌蜱的盾板较小,仅覆盖躯体前端一小部分;雄蜱的盾板则覆盖整个背面。②眼位于盾板的边缘,有的无眼。③足 4 对,第Ⅰ对足的跗节背面近端部有杯状的哈氏器,为嗅觉器。④虫体腹面的生殖孔位于第Ⅱ、第Ⅲ对足基节之间的水平线上。⑤气门位于第Ⅳ对足基节的后外侧。⑥肛门位于体后端。

2）生活史其他期

（1）卵：呈圆形或橄榄形，直径 0.5～1 mm，刚产的卵为淡黄色，后为棕黄色，半透明，胶囊状。

（2）幼虫：形似成虫，很小，背面的背板只占躯体前部，足 3 对，无气门。

（3）若虫：形更似成虫，足 4 对，生殖器官尚未成熟。

2. 软蜱（大体标本） 成虫躯体背面无几丁质盾板，体表呈革质，故称软蜱。由颚体和躯体两部分构成（彩图 3-9-2）。

（1）颚体：位于躯体前面的腹部，从背面不能见到。①颚基较小，一般近方形，其上无孔区。②须肢长杆状，4 节，各节均可活动。③口下板不发达。④螯肢结构和硬蜱相同。

（2）躯体：无盾板，体表有许多小疣，或具皱纹、盘窝。①气门板小，位于第 Ⅳ 对足基节的前外侧。②生殖孔位于腹面的前部，两性特征不明显。③足 4 对。④肛门位于身体中间或稍后。

二、革螨

（一）实验目的

（1）掌握革螨成虫的形态特征。

（2）了解革螨生活史中各发育阶段的形态特征。

（二）实验内容

1. 成虫（低倍镜观察） 形态和蜱相似，但较小，通常呈卵圆形，黄色或褐色，体表膜质，体长多为 0.2～0.5 mm，个别种类可达 1.5～3 mm。无眼，无气门。虫体分颚体和躯体两部分。

（1）颚体：位于躯体前端，由以下三部分组成。

①螯肢：1 对，由螯杆和螯钳组成，螯钳又分动趾和定趾。

②触须：1 对，长棒状，由颚基两侧伸出，一般仅见 5 节。

③口下板：由颚基向前延伸而成。

（2）躯体：呈囊状，体表有大量的波状横行皮纹，背面有成列的圆锥形皮棘。①躯体背部前端有盾板。②腹面颚体后缘正中有一个"Y"形的胸骨。③雌虫腹面几块骨板，从前到后分别是胸板、生殖板、腹板和肛板。④雌虫生殖孔位于胸板之后，呈横缝隙状；雄虫生殖孔位于胸板之前，呈漏斗状。⑤气门，1 对，圆孔状。⑥足 4 对，分 6 节。

2. 生活史其他期

（1）卵：椭圆形，乳白色或淡黄色，直径 0.1～0.35 mm。

（2）幼虫：长 120～160 μm，白色，足 3 对，无气门和气门沟。

（3）前若虫：淡黄色，足 4 对，气门沟短，胸板上有 3 对刚毛。

（4）后若虫：淡黄色，和成虫相似，气门沟长，胸板上有 4 对刚毛，无生殖孔和生殖板。

三、恙螨

（一）实验目的

（1）掌握恙螨成虫和幼虫的形态特征。

（2）了解恙螨生活史中各发育阶段的特征。

（二）实验内容

1. 幼虫（显微镜观察） 恙螨幼虫营寄生生活，多呈椭圆形，虫体通常呈红色、橙色、淡黄色或乳白色，刚孵出时体长约 0.2 mm，饱食后可达 0.5～1 mm。虫体由颚体和躯体两部分组成

(彩图 3-9-3)。

（1）颚体：着生于躯体前方,由螯肢和须肢各 1 对构成。①螯肢基节宽大,端节的定趾退化,动趾变为螯肢爪,弯刀状。②须肢呈圆锥形,分 5 节。颚基在腹面向前延伸,其外侧形成 1 对螯盔。

（2）躯体：背面前端有盾板,形状因种而异。盾板上通常有 5 根刚毛,1 对感器。眼位于盾板两侧的眼板上,多数 2 对,少数 1 对或无眼。盾板后方的躯体上有横列的背毛。气门有或无。足 3 对,分 6 或 7 节,足上多羽状毛。

2. 生活史其他期

（1）成虫：营自生生活,体长 1～2 mm,外形呈葫芦状,通常为红色,密被绒毛,足 4 对,生殖孔已发育完全,雌雄可辨。

（2）若虫：形似成虫,体长 0.5～1 mm,体表分布的绒毛相对稀疏,足 4 对,末端有 1 对爪,第 I 对足较长,有触角作用,生殖孔未发育完全,雌雄不易区别。

（3）卵：近球形,直径约 130 μm,乳白色至淡土黄色。

四、疥螨

（一）实验目的

（1）掌握人疥螨成虫和幼虫的形态特征。

（2）了解疥螨生活史中各发育阶段的特征。

（二）实验内容

1. 成虫 疥螨成虫呈近圆形或椭圆形,背面隆起,乳白色或浅黄色。雌螨体长 0.3～0.5 mm,雄虫略小。由颚体和躯体两部分构成(彩图 3-9-4)。

（1）颚体：短小,基部嵌入躯体内。螯肢钳状,尖端有小齿;须肢分 3 节;无眼,无气门。

（2）躯体：①背面有波状横纹、成列的鳞片状皮棘及成对的粗刺或刚毛等,后半部有几对杆状刚毛和长鬃。背部前端有盾板。②腹面光滑,仅有少数刚毛。③无眼,无气门。④足 4 对,粗短呈圆锥形,分前后两组。前 2 对足跗节上有爪突,末端均有具长柄的爪垫,称为吸垫;后 2 对足的末端雌雄不同,雌螨均为长鬃,雄螨仅第 III 对足的末端为 1 根长鬃,第 IV 对足末端为带柄的吸垫。⑤雄螨生殖孔位于第 IV 对足之间略后处。雌螨产卵孔呈横裂缝状,躯体末端为一纵列的阴道。⑥雄螨肛门位于躯体后缘正中,雌螨位于阴道的背侧。

2. 生活史其他期

（1）卵：椭圆形,淡黄色,壳薄,大小约为 80 μm×180 μm。

（2）幼虫：大小为(120～160) μm×(100～150) μm,足 3 对,2 对位于虫体前部,其末端为吸垫;1 对位于虫体后部,末端长鬃。躯体后背部有杆状毛 5 对。

（3）若虫：体小,生殖器官未成熟。雄虫的若虫只有 1 龄。雌虫的若虫分前若虫、后若虫:前若虫躯体背面后方有杆状毛 7 对,腹面无生殖毛;第 IV 对足比第 III 对足短。后若虫有交合孔,生殖孔未发育成熟,但可交配,第 IV 对足之间有 2 对生殖孔毛。

五、蠕形螨

（一）实验目的

（1）掌握蠕形螨成虫和幼虫的形态特征。

（2）了解蠕形螨生活史中各发育阶段的特征。

（二）实验内容

1. 蠕形螨成虫(玻片标本,低倍镜观察) 毛囊蠕形螨和皮脂蠕形螨的形态基本相似,螨体

NOTE

细长呈蠕虫状,乳白色,略透明,体长 0.1～0.4 mm,雌虫比雄虫略大(彩图 3-9-5,彩图 3-9-6)。

(1)颚体:宽短呈梯形。螯肢 1 对,呈短针状;须肢 1 对,分 3 节,端节有倒生的须爪。

(2)躯体:分足体和末体两部分。①足体腹面具 4 对粗短的足,呈芽突状。雄虫生殖孔位于第Ⅰ、第Ⅱ对背足体毛之间一长圆形突起上,雌虫生殖孔位于腹面第Ⅳ对足之间,呈裂缝状。②末体细长如指状,体表具环形横纹。毛囊蠕形螨较细长,末体占虫体总长的 2/3～3/4,末端较钝圆。皮脂蠕形螨略短,末体约占虫体总长的 1/2,末端尖细,呈锥状。

2.生活史其他期

(1)卵:无色半透明,毛囊蠕形螨卵呈小蘑菇状或蝌蚪状,长 40～100 μm;皮脂蠕形螨卵呈椭圆形,长 30～60 μm。

(2)幼虫:体细长,大小约 283 μm×34 μm,足 3 对,各足 2 节,足跗节各有 1 爪,爪端分 3叉,在足间有 2 对基节骨突。末体环纹不明显。

(3)前若虫:大小约 365 μm×34 μm,足 3 对,基节骨突 3 对,各足跗节均有 1 对 3 叉爪。

(4)若虫:大小约 392 μm×42 μm,末体环纹清晰,足 4 对,基节骨突 4 对,跗节有 1 对 4 叉爪。

思考题

1.比较硬蜱与软蜱生活史和生态习性的异同。
2.如何进行疥疮的病原诊断与防治?
3.我国常见的蜱螨种类有哪些?请描述其可致疾病、病原体及致病方式。

答案要点

(内蒙古医科大学 于晶峰)

实验十 粪便检查技术

粪便检查是诊断寄生虫病常用的方法。

一、实验目的

(1)掌握粪便检查寄生虫的原理及操作技术。
(2)熟悉各种常规粪便检查方法的应用、条件、范围及注意事项。
(3)了解一些特殊粪便检查方法的用途和条件。

二、实验内容

1.材料 载玻片、盖玻片、竹签、滴管、平底玻璃试管、沉淀杯、塑料杯、漂浮瓶、污物缸、生理盐水、饱和盐水、消毒液、显微镜等。

2.方法

1)直接涂片法 用以检查蠕虫卵、原虫包囊和滋养体。此法简单、迅速,但如果粪便中虫卵或原虫量少时不易查到。

(1)取一洁净的载玻片,滴 1～2 滴生理盐水(或清洁水)于载玻片中央。

(2)用竹签在待检粪便上多处取样,取火柴头大小的粪粒,置于载玻片上的生理盐水中混匀,用竹签均匀涂布,涂片面积约为载玻片的 2/3,四周应留有空隙,厚薄以透过涂片看清印刷字体为宜。

（3）将盖玻片由左边接触水滴外缘,轻轻盖下,置于低倍镜下观察,光线宜暗些,发现虫卵或包囊后,换高倍镜观察,并调节光线与焦距,应按一定顺序移动,以免遗漏,并防止涂片干燥。仔细观察虫卵结构(图3-10-1)。

（4）粪便中常有许多与虫卵相似的杂质,如食物残渣、气泡、脂肪滴及细胞等,应注意鉴别。

（5）观察完毕,用竹签将盖玻片推入粪箕内,载玻片冲洗后置于污物缸内。实验完毕须洗手。先在装有甲酚皂溶液的盆内洗一次,再用肥皂及自来水冲洗。

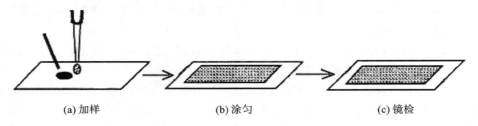

　　(a) 加样　　　　　　　(b) 涂匀　　　　　　　(c) 镜检

图 3-10-1　直接涂片法示意图

（6）直接涂片法的注意事项如下。

①正确使用显微镜,低倍镜下光线宜弱,高倍镜下光线要适当加强。

②粪便中含有来自食物的各种植物细胞、酵母菌、花粉、植物纤维等,容易与虫卵混淆,注意鉴别。

③涂片不能干燥,干燥后标本中的虫卵不易辨认。

④观察完毕后,应消毒处理污物。

2）饱和盐水浮聚法　　有些寄生虫虫卵的相对密度小于饱和盐水的相对密度,因而虫卵能漂浮于饱和盐水液体表面,起到聚集的作用。

（1）取一个浮聚盒,加饱和盐水少许,用竹签从待检粪便的不同部位挑取共 1 g 左右(黄豆粒大小)的粪便,放入瓶内。

（2）将小瓶放在塑料袋中用竹签搅匀粪便,然后注满饱和盐水,接近瓶口时改用滴管,使液面略凸出瓶口,但不外溢。若液面有粪渣,用竹签将其挑出放在塑料袋中并加满饱和盐水。

（3）取一载玻片水平覆盖于瓶口上,注意勿产生气泡。

（4）静置 15 min 后,垂直向上提起载玻片,并迅速翻转,盖上盖玻片,镜检(图3-10-2)。

（5）饱和盐水浮聚法的注意事项如下。

①粪便必须充分搅匀。

②盖上盖玻片时,注意不要产生气泡。

③静置时间需适宜,不宜超过 20 min,否则会由于渗透压的改变致虫卵下沉而影响检出率。

④翻片速度不宜过快,防止悬液流落而影响结果。

3）改良加藤法　　适用于粪便内各种蠕虫卵的检查及计数。

（1）取一块载玻片,在右上角做好标记。

（2）将筛网置于粪便上,用竹签轻压筛网,使下方的纯粪质滤过在筛网上。

（3）将定量板置于载玻片上,用一手的两指压住定量板的一端,用竹签刮取筛网上纯粪质填满定量板上的模孔,压紧,刮去多余部分,然后向上提起定量板,载玻片上即留下长条形或圆形粪样。

（4）用镊子取含甘油-孔雀绿的玻璃纸一张盖在粪条上,用橡皮塞轻压玻璃纸,使粪样在玻璃纸与载玻片间铺开成长条形。

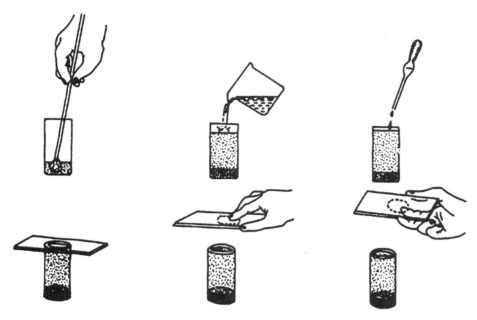

图 3-10-2 饱和盐水浮聚法示意图

（5）置于室温下 1～2 h 使粪膜透明。在低倍镜下按顺序观察，记录各种虫卵并乘以 24，即得每克粪便中所含该种寄生虫的虫卵数（EPG）。

（6）改良加藤法的注意事项如下。

①粪便要均匀铺开，不宜过厚。

②透明时间要适度（尤其对于钩虫检查，透明时间宜短，尽量不要超过 30 min）。

③在定量检查时，为提高检出率，要求一个样本做三张标本片。

4）毛蚴孵化法　血吸虫卵内的毛蚴在适宜的条件（如温度、光照、渗透压）下，在清水中短时间内可孵出，并游动于水面之下，根据这一特性，可以用孵化法进行血吸虫病诊断。此法适用于早期血吸虫病患者的粪便检查，是普查血吸虫病时采用的常规方法。血吸虫病患者粪便中虫卵较少，直接涂片法不易检出，毛蚴孵化法常与自然沉淀法或尼龙筛集卵法联用于血吸虫感染的诊断。

（1）取粪便 30 g，经重力沉淀法浓集处理，将粪便沉渣倒入 500 mL 三角烧瓶内，加冷开水（自来水需去氯）至离瓶口 1 cm 处，于 20～30 ℃（25 ℃最为适宜）环境中孵化。

（2）经 4～6 h 后用肉眼或放大镜观察结果。观察时应将三角烧瓶向着光源，必要时可衬以黑色背景。注意寻找接近水面 1 cm 水域处快速运动的小白点，如见针尖大小、菱形、乳白色、半透明小白点，须仔细观察这些小白点的运动特点（直线来往游动或斜线向上运动，碰壁迅速拐弯），它们可能是毛蚴。且应特别注意与水中其他原生动物（如草履虫）相鉴别。若肉眼观察鉴别困难，可用吸管吸出运动的小白点，置于载玻片上，用低倍镜进行观察。其基本形态特征：梨形，体表有纤毛。如无毛蚴，每隔 4～6 h（24 h 内）观察一次。气温较高时，毛蚴可在短时间内孵出，因此在夏季要用 1.2% NaCl 溶液或冰水冲洗粪便，最后一次才改用室温清水。

毛蚴促孵法：将用沉淀法处理后的粪便沉渣置于三角烧瓶内，不加水，或将粪便置于吸水纸上，再放在 20～30 ℃温箱中过夜。检查前再加清水，2 h 后就可见到孵出的毛蚴。采用此法，毛蚴孵出时间较一致，数量也较多。

（3）毛蚴孵化法的注意事项如下。

①夏秋季节温度较高，为防止自然沉淀过程中，毛蚴过早孵出被倒掉，可用 1.2% NaCl 溶液或冰水冲洗粪便，以抑制毛蚴孵出，但最后孵化时仍需用室温去氯自来水。为使毛蚴孵出时

间较一致,数量也较多,可采用毛蚴促孵法。

②毛蚴孵化的最适温度为 25～28 ℃,10 ℃以下或 30 ℃以上毛蚴不易孵出。

③气温超过 26 ℃时,粪便搁置 24 h 后,毛蚴孵出率减弱,48 h 后则不能孵出毛蚴。因此,若粪便不能及时孵化,可加生理盐水,调成混悬液,于 4 ℃冰箱内放置 1～2 天,不影响孵出率。

5）沉淀法（清水沉淀法）　原虫包囊和蠕虫卵的相对密度大,可沉积于水底,有助于提高检出率。但相对密度较小的钩虫卵和某些原虫包囊的检出效果不佳（表 3-10-1）。

（1）取粪便 10～20 g 置于小烧杯内,加水少许,用玻璃棒搅成糊状,并加水稀释。

（2）金属筛（40～60 孔）或二、三层湿纱布过滤,滤去粪渣,并把滤液倾入锥形瓶内,加水至瓶口,静置 25 min。

（3）倾去 4/5 上层液,留粪渣,重新加满清水,以后每隔 20～30 min 换水 1 次（3～4 次）,直至上层液澄清为止。最后倒去上层液,取沉渣做涂片镜检。如检查包囊,换水间隔时间宜延长至约 6 h 1 次（图 3-10-3）。

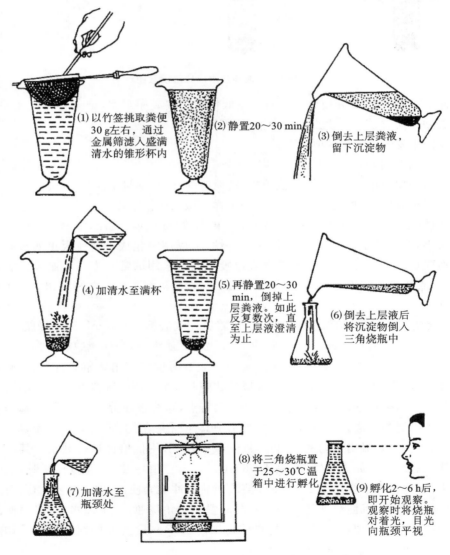

图 3-10-3　沉淀法和毛蚴孵化法

（4）沉淀法的注意事项如下。

①尽量将粪便搅匀后过滤。

②注意换水时间。

③换水时应避免沉渣浮起。

④由于粪便量较大,应避免污染环境。

表 3-10-1　蠕虫卵及原虫包囊的相对密度

虫卵或包囊	相对密度
华支睾吸虫卵	1.170～1.190
姜片吸虫卵	1.190
肝片形吸虫卵	1.200
日本血吸虫卵	1.200
带绦虫卵	1.140
微小膜壳绦虫卵	1.050
钩虫卵	1.055～1.080
鞭虫卵	1.150
蛲虫卵	1.105～1.115
受精蛔虫卵	1.110～1.130
未受精蛔虫卵	1.210～1.230
毛圆线虫卵	1.115～1.130
溶组织内阿米巴包囊	1.060～1.070
结肠内阿米巴包囊	1.070
微小内蜒阿米巴包囊	1.065～1.070
蓝氏贾第鞭毛虫包囊	1.040～1.060

3. 结果观察

粪便检查的结果参见表 3-10-2、表 3-10-3 和彩图 3-10-1。

表 3-10-2　粪便中常见的虫卵

虫卵名称	大小/μm	形状	颜色	卵壳	卵盖	内容物
受精蛔虫卵	(45～75)×(5～50)	宽椭圆形	黄褐色	很厚,外有 1 层凹凸不平的蛋白膜	无	1 个卵细胞
未受精蛔虫卵	(88～94)×(39～44)	长椭圆形	棕黄色	厚,蛋白膜较薄	无	许多大小不等的卵黄颗粒
钩虫卵	(56～76)×(36～40)	椭圆形	浅灰色	薄,卵壳与卵细胞间有明显间隙	无	分裂的卵细胞
蛲虫卵	(50～60)×(20～30)	不对称椭圆形	浅灰色	厚,一边较平,一边稍凸	无	折叠样幼虫
鞭虫卵	(50～54)×(22～23)	长椭圆形	黄褐色	厚,两端有透明栓	无	1 个卵细胞
带绦虫卵	31～43	球形	棕黄色	卵壳易破,外层有较厚呈放射状条纹的胚膜	无	六钩蚴

NOTE

续表

虫卵名称	大小/μm	形状	颜色	卵壳	卵盖	内容物
肝吸虫卵	(27～35)×(11～20)	椭圆形	黄褐色	较厚,卵盖与卵壳之间有肩峰,宽端厚,有一逗点状突起	有	毛蚴
日本血吸虫卵	平均89×67	椭圆形	淡黄色	薄而均匀,卵壳一侧有一小棘	无	毛蚴

表 3-10-3　虫卵与粪便中异物的区别

区别	虫卵	非虫卵
外形	有一定的形状	形状不固定
大小	有一定的大小范围	大小不固定
颜色	少数无色透明,多数有固定颜色	无固定颜色
卵壳	光滑整齐,同种虫卵卵壳厚度一致	无卵壳构造,边缘不整齐
光泽	有固定的光泽和折光	无固定的光泽和折光
内容物	有固定的结构(如幼虫、毛蚴)和特征	无固定的结构和特征

答案要点

 思考题

1. 常用的粪便检测法有哪些?
2. 粪便检查可查到哪些蠕虫卵?

(河西学院　曹雪鹏)

实验十一　肛门周围虫卵检查方法

一、实验目的

(1) 掌握蛲虫卵的形态特征及检查方法。
(2) 熟悉雌性成虫的形态特征。

二、实验内容

1. 材料　载玻片、透明胶纸、剪刀、二甲苯、棉签、脱脂棉、漂浮杯、生理盐水、饱和盐水等。
2. 方法
1) 透明胶纸法
(1) 将宽 1～1.8 cm 透明胶纸剪成长约 6 cm 的小段,一端向胶面折叠约 0.4 cm(易于揭开)后,贴在洁净的载玻片上。
(2) 载玻片的一端贴上标签,并注明受检者姓名或编号。
(3) 检查时将透明胶纸贴于受检者肛门周围皱襞上。粘贴数次,使胶面与肛门皱襞充分接触,然后揭下贴于原载玻片上。

NOTE

（4）镜检时，在透明胶纸下，载玻片处滴加 1 滴二甲苯，可使透明胶纸平展，虫卵清晰可见。

2）棉拭子漂浮法

（1）先将棉签浸入生理盐水中，取出后挤去过多的盐水。

（2）用棉签擦拭受检者肛门周围和会阴部皮肤。

（3）将棉签放入盛有饱和盐水的试管中，充分搅动，将虫卵洗入盐水中，迅速提起棉签，在试管内壁挤去多余盐水后弃之。

（4）再加饱和盐水至管口，并按饱和盐水浮聚法操作进行检查。

3. 结果观察　显微镜下可看到蛲虫卵呈柿核形，不对称，一侧扁平，一侧稍凸。卵壳比较厚，虫卵无色透明，内含一卷曲的蛲虫。

思考题

1. 为什么诊断蛲虫病不用粪便检查法？

2. 用肛门拭子检查法检查蛲虫卵，宜在什么时候进行？

答案要点

（河西学院　曹雪鹏）

实验十二　血液检查

血液检查是诊断疟疾、丝虫病的基本方法。

一、实验目的

（1）掌握并鉴别薄血膜涂片中两种疟原虫的形态特征，了解厚血膜中疟原虫形态特征。

（2）掌握薄血膜涂片法与瑞氏染色法的操作技术，为疟疾的实验室诊断奠定基础。

二、实验内容

1. 材料　载玻片、剪刀、脱脂棉、碘酒、生理盐水、饱和盐水、疟疾感染小鼠模型等。

2. 方法

1）取血　用碘酒消毒小鼠尾巴，剪下小鼠尾末端 1～2 mm，收集流出的血液。

2）涂片　薄、厚血膜可涂制在同一块载玻片上（图 3-12-1）。

（1）薄血膜涂片制作步骤。

①取一小滴血置于载玻片 1/3 与 2/3 交界处，以左手拇指与示指握此载玻片两短边端，右手取一块边缘平滑的载玻片为推片，握其长边中部，以推片短边的一端与载玻片上的血滴接触。

②待血液沿推片端缘扩散后，调整两块载玻片的位置成 30°～45°角，迅速自右向左推成薄血膜，自然干燥。最理想的薄血膜应是一层红细胞，分布均匀，无裂隙，无空隙，血膜的末端呈舌尖形。

（2）厚血膜涂片的制作步骤。

①涂完薄血膜后，再收集小鼠尾末端静脉血，取 2～3 滴置于同一块载玻片的另一端。血滴的距离与左边的薄血膜不宜太远。

NOTE

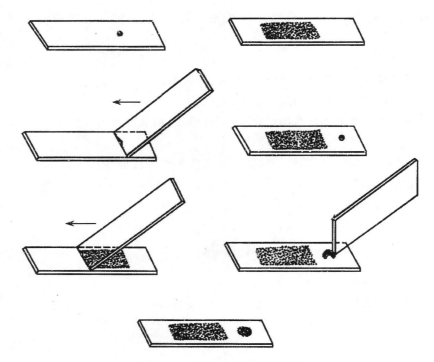

图 3-12-1 薄、厚血膜制作步骤

②取血后,以推片的一角将血滴由中央向周围旋转涂成直径 0.8～1 cm 的圆形厚血膜,自然干燥。厚血膜不宜太厚或太薄,应当为多层细胞重叠,约等于 20 倍的薄血膜密度。

③溶血,将厚血膜置于蒸馏水中使之溶血,血膜即成灰白色,自然干燥。

3)固定 血片必须充分晾干,否则染色时容易脱落。固定时用小玻璃棒蘸取甲醇或无水乙醇在薄血膜上轻轻抹过,自然干燥。

4)染色(瑞氏染色法)

(1)用蜡笔在厚、薄血膜间划线。

(2)用滴管吸取瑞氏染液,滴 5～10 滴于薄血膜上,使盖满全部薄血膜。

(3)经 1～2 min 后,滴加等量蒸馏水,轻摇血片使水与染液混匀。

(4)用玻璃棒将混匀的染液引至厚血膜上,使其盖满厚血膜。

(5)染色 10 min 后,用流水从玻片的边缘将染液轻轻冲去。

(6)血片斜置,待干燥后镜检。

5)注意事项

(1)载玻片要清洁,无油脂。

(2)推片时,两载玻片夹角应适宜,血膜不宜过薄或过厚。推片动作需连续,中途不能停顿;速度要适当、均匀。

(3)薄血膜要求红细胞分布均匀呈单层,红细胞之间相互接触但不重叠(彩图 3-12-1)。

(4)厚血膜制作时不宜反复涂抹。

3. 结果观察 显微镜下可见间日疟原虫和恶性疟原虫。

1)间日疟原虫

(1)环状体:纤细环状,直径约占红细胞的 1/3。染色后细胞质呈蓝色,有 1 个深红色的细胞核,中间为空泡,形似红宝石戒指。

(2)滋养体:细胞核略增大,形态视发育时间和活动情况而多变,可见伪足,细胞质内有黄棕色烟丝状疟色素,被寄生的红细胞略胀大,染色变淡,并出现淡红色的薛氏点。

（3）裂殖体:早期裂殖体只见核分裂而无胞质分裂。成熟裂殖体含 12～24 个椭圆形裂殖子,排列不规则,疟色素集中在中央。虫体占满胀大的红细胞。

（4）配子体。

①雄配子体:呈致密的球形,细胞质暗浅蓝色;细胞核大,淡红色,位于中央;疟色素颗粒丰富,分散。

②雌配子体:呈卵圆形,体大,细胞质蓝色;细胞核小且紧密,深红色,偏于一侧;疟色素颗粒粗糙,弥散。

2）恶性疟原虫

（1）环状体:虫体小,直径约为红细胞的 1/5,常见多个虫体寄生在 1 个红细胞内,且有虫体寄生在红细胞的边缘,1 个虫体有 2 个核较常见。

（2）配子体。

①雄配子体:呈腊肠形,两端钝圆;细胞质色蓝略带红;细胞核位于中央,疏松,淡红色;疟色素黄棕色,小杆状,在核周围分布较多。

②雌配子体:呈新月状,两端较尖;细胞质蓝色;核位于中央,较小且紧密,深红色;疟色素深褐色,多分布在核周围。

思考题

1. 如何制作薄、厚血膜涂片？ 如何进行染色镜检？
2. 血涂片操作过程中应该注意什么？

答案要点

（河西学院 曹雪鹏）

实验十三 排泄物与分泌物的检查

一、实验目的

（1）掌握排泄物与分泌物中常规寄生虫检查技术的原理和方法。
（2）熟悉排泄物与分泌物中寄生虫检查程序。

二、实验内容

1. 材料 棉签、载玻片、盖玻片、十二指肠引流管、注射器、离心管、生理盐水、10％NaOH、凡士林、消毒液、显微镜、离心机等。

2. 方法

1）痰液检查 痰中可检出肺吸虫卵、溶组织内阿米巴滋养体、棘球蚴的原头蚴、粪类圆线虫幼虫、蛔蚴、钩蚴、尘螨等;卡氏肺孢子菌包囊也可检出,但检出率很低。

（1）肺吸虫卵检查:先用直接涂片法检查,如为阴性,改用浓集法集卵,以提高检出率。

①直接涂片法:取洁净载玻片,滴加生理盐水 1～2 滴,挑取痰液少许,最好选铁锈色痰,涂成痰膜,加盖玻片镜检。如未发现肺吸虫卵,但见有夏科-莱登晶体(Charcot-Leyden crystals, CLCs),提示可能是肺吸虫病患者;若多次涂片检查均为阴性者,可改用浓集法。

②浓集法:收集 24 h 痰液,置于玻璃杯中,加入等量 10％NaOH,用玻璃棒搅匀后,放入 37

℃温箱内,数小时后痰液消化成稀液状,分装于数个离心管内,以 1500 r/min 离心 5～10 min,弃上清液,取沉渣涂片检查。

(2)溶组织内阿米巴滋养体的检查:取新鲜痰液涂片(天冷时应注意镜台上载玻片的保温),高倍镜观察,如为阿米巴滋养体,可见其伸出伪足并做定向运动。

2)十二指肠液和胆汁　用十二指肠引流管抽取十二指肠液及胆汁,以直接涂片法镜检;也可经离心浓集后,吸取沉渣镜检。可检查蓝氏贾第鞭毛虫滋养体、华支睾吸虫卵、肝片形吸虫卵和布氏姜片吸虫卵等;急性阿米巴肝脓肿患者偶在胆汁中发现大滋养体。

可将各部分十二指肠引流液滴于载玻片上,加盖玻片后直接镜检。为提高检出率,常将各部分引流液加生理盐水稀释混匀后,分装于离心管中,以 2000 r/min 离心 5～10 min,吸取沉渣,涂片镜检。如引流液过于黏稠,应先加 10% NaOH 消化后再离心。引流液中的蓝氏贾第鞭毛虫滋养体常附着于黏液小块,或虫体聚集成絮状物。肝片形吸虫卵与布氏姜片吸虫卵不易鉴别,但前者可见于胆汁,而后者只见于十二指肠液中。

3)尿　一般先离心取沉渣镜检。但乳糜尿须加等量乙醚,用力振荡,使脂肪溶解。然后吸去脂肪层,离心取沉渣镜检。

4)鞘膜积液　主要检查班氏微丝蚴。阴囊皮肤常规消毒后,用注射器抽取鞘膜积液直接涂片镜检,也可加适量生理盐水稀释离心,取沉渣镜检。

5)阴道分泌物　主要检查阴道毛滴虫,偶尔可见雌蛲虫或蛲虫卵。

(1)直接涂片法:取洁净载玻片,滴加 1～2 滴生理盐水,用消毒棉签在受检者阴道后穹窿、子宫颈及阴道壁上取分泌物,直接涂片镜检,可发现活动的虫体。天气寒冷时,应注意保温。

(2)悬滴法:取阴道分泌物置于盖玻片上的生理盐水中,周缘涂抹一薄层凡士林,翻转盖玻片小心覆盖在具凹孔的载玻片上,稍加压使两片粘连,液滴悬于盖玻片下,镜检。

(3)涂片染色法:将阴道分泌物的棉拭子在载玻片上向同一方向涂片,注意不要来回或重叠涂抹。亦可将棉拭子在有生理盐水的离心管中荡洗,经 2000 r/min 离心 2～3 min,吸取沉渣涂片。涂片干燥后用甲醇固定,经瑞氏染色或吉姆萨染色后镜检阴道毛滴虫,还可根据白细胞和阴道上皮细胞的数量判定阴道清洁度。

6)棘球蚴砂、钩蚴、蛔蚴、粪类圆线虫幼虫、尘螨、粉螨及螨卵检查　一般用消化沉淀法检查,方法与肺吸虫卵检查方法相同。

3.结果观察

(1)肺吸虫卵:参见本章实验四"血液和组织内吸虫"中的内容。

(2)溶组织内阿米巴滋养体:参见本章实验六"消化道及生殖道原虫"中的内容。

(3)蓝氏贾第鞭毛虫滋养体:参见本章实验六"消化道及生殖道原虫"中的内容。

(4)华支睾吸虫卵:参见本章实验三"消化道吸虫"中的内容。

(5)布氏姜片吸虫卵:参见本章实验三"消化道吸虫"中的内容。

(6)班氏微丝蚴:参见本章实验二"血液和组织内线虫"中的内容。

(7)阴道毛滴虫:参见本章实验六"消化道及生殖道原虫"中的内容。

(8)棘球蚴砂:外层为角皮层,无细胞结构,内层为生发层(胚层),具细胞核和微粒物质,胚层长出原头蚴。

答案要点

= **思考题**

1.检查痰液中寄生虫的方法有哪些?

2.检查阴道分泌物中寄生虫的方法有哪些?

3.引流十二指肠液时,为何要先加10%NaOH?

（河西学院　曹雪鹏）

实验十四　器官组织内寄生虫的采集及检查

一、实验目的

掌握器官组织内寄生虫标本的采集方法及检查程序。

二、实验内容

1.材料　穿刺针、透明胶纸、载玻片、注射器、消毒液、甲醇、人工消化液、吉姆萨染色液、显微镜、寄生虫感染的动物模型等。

2.方法

1）组织活检

（1）旋毛虫幼虫:从动物模型的骨骼肌中取米粒大小的肌肉,置于载玻片上,加1滴50%甘油,盖上盖玻片,压紧后,在低倍镜下观察。用人工消化沉淀法可提高检出率。将肌肉组织剪碎,加5倍量人工消化液(胃蛋白酶0.6 g,盐酸1 mL,蒸馏水100 mL)浸泡,置于37 ℃培养箱中过夜,次日清晨加水自然沉淀后取沉渣镜检。

（2）猪囊尾蚴:摘取动物模型肌肉内结节,剥除外层纤维被膜,在2块载玻片间压平,镜检;也可将组织固定后做切片染色检查。

（3）日本血吸虫卵:取受感染的动物模型(一般宜选用感染尾蚴后42天的小鼠),颈椎脱臼处死,解剖暴露腹腔,观察肝脏病变情况,并用剪刀取一小片肝脏及肠壁组织,压片镜检。注意鉴别组织内不同类型的日本血吸虫卵(表3-14-1)。

表3-14-1　组织内各期日本血吸虫卵的鉴别(未染色)

类型	活卵	近期变性卵	死卵(钙化卵)
颜色	淡黄色至黄褐色	灰白色至淡黄色	灰褐色至黑色
卵壳	较薄	薄或不均匀	厚而不均匀
胚膜	清楚	清楚	不清楚
内含物	卵黄细胞,或胚团,或毛蚴	浅灰色或黑色小点,或折光均匀的颗粒,或萎缩的毛蚴	两极可有密集的黑点,含网状结构或块状物

（4）杜氏利什曼原虫:将采集到的黑热病患者的活检组织或穿刺物接种于金黄地鼠等动物模型体内,1～2个月后取肝脾做切片染色镜检。

2）皮肤检查　蠕形螨:在入睡前,将透明胶纸紧贴于人的鼻沟处皮肤,次日揭下透明胶纸粘在载玻片上镜检。

3.结果观察

（1）旋毛虫幼虫包囊:参见本章实验二"血液和组织内线虫"中的内容。

（2）猪囊尾蚴:猪囊尾蚴呈卵圆形,为白色半透明包囊。在白色的包囊内含有囊液和一个凹入的头节。参见本章实验五"绦虫"中的内容。

（3）日本血吸虫卵:参见本章实验四"血液和组织内吸虫"中的内容。

NOTE

（4）杜氏利什曼原虫：无鞭毛体、前鞭毛体，参见本章实验七"血液和组织内原虫"中的内容。

（5）蠕形螨：参见本章实验九"医学节肢动物（蛛形纲）"中的内容。

答案要点

思考题

日本血吸虫病病原学检查常用的方法有哪些？有哪些注意事项？

（河西学院　曹雪鹏）

实验十五　寄生虫学常用及特殊的免疫学技术

前述章节所涉及的寄生虫学检测技术主要是病原学检测，病原学检测虽具有确诊寄生虫病的意义，但是对于早期或者隐性感染，以及某些病原体排出障碍的晚期寄生虫病患者常出现漏诊。此外某些病原学检测方法属于有创检查，患者依从性差。因此，合理选择免疫学技术作为重要的辅助诊断手段可弥补上述不足。免疫学检测方法具有快速、简易、敏感的特点，显著提高了寄生虫病的实验室检查效率。

一、寄生虫学常用的免疫学技术

（一）实验目的

了解寄生虫学常用的免疫学技术及其应用。

（二）实验内容

1. 皮内试验　皮内试验属于Ⅰ型超敏反应。宿主在初次接受寄生虫抗原刺激后产生特异性抗体、致敏肥大细胞或嗜碱性粒细胞。当相应抗原再次进入机体后，可诱发已致敏肥大细胞脱颗粒，释放生物活性物质。患者注射抗原的局部皮肤通常在 15～20 min 内出现红肿，借此判断体内有无寄生虫特异性抗体存在。

2. 沉淀反应

（1）琼脂扩散法：抗原和抗体在琼脂凝胶中相遇，若两者比例合适，可在一定条件下形成肉眼可见的白色沉淀线。此方法包括单向琼脂扩散和双向琼脂扩散，操作简便，适用于实验室及基层医院。

（2）对流免疫电泳：将双向琼脂扩散反应放在电场中进行，由于电场的加入使抗原或抗体做定向移动，既极大地缩短了抗原-抗体反应时间，又提高了灵敏度。

（3）免疫电泳：一种对含多种抗原成分的复合物进行抗原种类分析的方法。先将抗原在琼脂凝胶中电泳，之后沿电泳方向挖一个与之平行的槽，加入相应抗体，存在于不同区域的抗原与抗体结合，在比例适宜处形成沉淀弧。

这些方法除可用于某些寄生虫病的免疫诊断外，还可用于寄生虫抗原鉴定和免疫血清抗体滴度测定。

3. 间接红细胞凝集试验　以红细胞作为可溶性抗原的载体并使之致敏，若待检样本中有该抗原的特异性抗体，则已致敏红细胞与相应抗体结合产生凝集反应，常用的红细胞为绵羊或人 O 型血红细胞。此方法操作简便，敏感性和特异性均较好，既适用于寄生虫病的辅助诊断，又可用于现场流行病学调查。

4. 免疫荧光技术 又称荧光抗体技术,是用荧光素标记一抗或二抗检测特异性抗原的方法。此方法又分为直接荧光法和间接荧光法,后者灵敏度更高。免疫荧光技术除可用于寄生虫病辅助诊断、流行病学调查和疫情监测外,还可以用于组织中寄生虫抗原定位以及在细胞、亚细胞水平观察并鉴定抗原、抗体或者免疫复合物。

5. 免疫酶测定法

(1)酶联免疫吸附试验(enzyme-linked immunosorbent assay,ELISA):先将抗原或抗体包被于固相载体上,加入待检样本孵育,样本中的抗体或抗原与已包被在固相载体上的相应抗原或抗体结合,再依次加入酶标二抗和酶的底物,底物在酶的催化作用下可产生颜色反应,通过肉眼观察颜色深浅或者用酶标仪测定吸光度,以反映样本中抗体或抗原的含量。

此方法可用于多种体液、排泄物和分泌物中寄生虫抗体或抗原的检测,临床应用广泛,适用于多种寄生虫病的辅助诊断和流行病学调查。

(2)酶联免疫斑点试验(enzyme-linked immunospot assay,ELISPOT assay):在 ELISA 基础上发展起来的一种主要用于体外检测特异性抗原或细胞因子生成细胞的技术。其基本原理是用特异性抗原或细胞因子的抗体包被固相载体,加入待检细胞,若待检细胞含有相应特异性抗原或能产生相应细胞因子,则可与已包被的抗体结合,再以酶联斑点显色的方式呈现结果,一个斑点代表一个表达相应抗原或产生相应细胞因子的细胞。该技术可用于研究寄生虫感染后宿主免疫细胞亚群的变化。

(3)免疫组化技术:以含有寄生虫病原体的组织切片、印片或培养物涂片为固相抗原,当其与待检样本中的特异性抗体结合后,加入酶标二抗,形成的酶标免疫复合物可以与相应底物作用,呈现出肉眼或显微镜下可见的颜色反应。此方法可以在细胞、亚细胞水平检测各种抗原,可用于血吸虫病、肺吸虫病、丝虫病、猪囊虫病以及弓形虫病等的辅助诊断和流行病学调查。

6. 免疫印迹试验 即 Western blot 试验,是将 SDS-PAGE 凝胶电泳分离得到的按分子量大小排列的蛋白质转移到固相载体膜上,再用标记的特异性抗体或单克隆抗体对蛋白质进行定性及定量分析的技术。该方法可用于寄生虫抗原分析和寄生虫病的辅助诊断。

7. 免疫胶体金技术(immunocolloidal gold technique,ICGT) 用胶体金颗粒标记抗体或抗原,通过带有颜色胶体金颗粒放大特异性抗原-抗体反应,使反应结果在固相载体上直接显示出来。此方法具有敏感性高、特异性强、简便、快速、无需特殊仪器设备等特点,已用于多种寄生虫病的诊断,如疟原虫病、血吸虫病、黑热病及丝虫病等。

二、寄生虫学特殊的免疫学技术

(一)实验目的

掌握寄生虫学特殊的免疫学技术。

(二)实验内容

1. 弓形虫染色试验 将活的弓形虫速殖子与正常人血清在 37 ℃孵育 1 h 或室温孵育数小时后,大多数虫体从原有的新月形转变为圆形或椭圆形,虫体表膜基本完整(反应体系中仅含弓形虫抗原和补体),细胞质可被碱性美蓝染色。相反,若将弓形虫速殖子与含有致活因子(补体)的免疫血清共同孵育,虫体保持原有形态特点,但其表膜已被破坏(反应体系中含有弓形虫抗原、特异性抗体和补体),因而细胞质不能被碱性美蓝染色。显微镜下计数 100 个弓形虫速殖子,分别统计着色和不着色的速殖子比例,以 50% 虫体不着色的血清稀释度为该份待检血清的最高稀释度。该方法特异性、敏感性和重复性均较好。

1)材料 正常人血清、待检血清、弓形虫速殖子、碱性美蓝溶液、生理盐水、小鼠等。

2）方法

（1）致活因子：取正常人血清（含补体）与弓形虫速殖子混合，37 ℃孵育 1 h，只有 90% 以上虫体被碱性美蓝染色时，该血清方可使用，分装后于 -20 ℃保存备用。

（2）抗原制备：用弓形虫速殖子经腹腔注射感染小鼠，3 日后抽取小鼠腹水，加适量生理盐水，以 3000 r/min 离心 10 min，洗涤 3 次，收集虫体，将适量含致活因子（补体）的血清稀释至 50 个虫体/高倍视野。

（3）待检血清预处理：将待检血清于 56 ℃加热 30 min 灭活补体，4 ℃保存备用。

（4）待检血清检测：以生理盐水倍比稀释待检血清，每管 0.1 mL，加入制备好的抗原液（含弓形虫速殖子和补体）0.1 mL，37 ℃孵育 1 h，每管再加入碱性美蓝溶液 0.02 mL，继续水浴 15 min，最后于每管取悬液 1 滴镜检。

（5）结果判读：血清稀释度 1∶8 阳性者判为隐性感染，1∶125 阳性者判为活动性感染，1∶1024 阳性者判为急性感染。

2. 血吸虫环卵沉淀试验　其是血吸虫病特有的免疫学诊断方法。血吸虫卵内毛蚴分泌的可溶性虫卵抗原经卵壳微孔渗出后，可与待检血清中的血吸虫特异性抗体结合，在虫卵周边形成泡状、指状、片状或细长卷曲状的折光性免疫复合物沉淀，即为阳性反应。若无沉淀物即为阴性反应。呈阳性反应的虫卵占全部虫卵的百分率称为环沉率，环沉率的动态变化在治疗上具有一定的参考意义。此方法的敏感性高，假阳性率低，且具有操作简单、经济等优点，因此不仅常用作临床诊断、治疗患者的依据，还可用于治疗效果考核、流行病学调查及疫情检测。

1）材料　待检血清、新鲜血吸虫卵或干虫卵、载玻片、盖玻片、细针等。

2）方法

（1）在洁净的载玻片中滴加待检血清 2～3 滴，用细针挑取适量新鲜血吸虫卵或干虫卵（100～500 个）与待检血清混匀，加盖玻片后用石蜡封片，37 ℃孵育 48～72 h，镜检观察结果。

（2）结果观察：典型的阳性反应为泡状、指状、片状或细长卷曲状的折光性沉淀物，边缘整齐，与卵壳牢固粘连。无沉淀或沉淀物直径小于 10 μm 为阴性反应。观察 100 个虫卵，计算环沉率。环沉率≥5% 者判为阳性，环沉率 1%～4% 者判为弱阳性。

$$环沉率 = \frac{阳性虫卵数}{全片观察虫卵数} \times 100\%$$

思考题

1. 弓形虫染色试验的原理是什么？

2. 哪种免疫学检测技术可以检测血清中是否存在血吸虫卵？

（天津医科大学　李娟）

实验十六　阴道毛滴虫的培养

阴道毛滴虫寄生于人的泌尿生殖道，主要引起泌尿生殖道炎症，是常见的寄生虫病之一，体外培养阴道毛滴虫在教学、科研中是一项重要的基础工作。

阴道毛滴虫保种方法有冷冻保种、固体培养基保种和液体培养基保种三种，以液体培养基保种最为常用。

NOTE

一、实验目的

（1）掌握阴道毛滴虫的保种方法。

（2）了解阴道毛滴虫培养基的制备方法。

二、实验内容

1. 培养基的配制

1）材料　烧杯、剪刀、纱布、玻璃棒、漏斗、试管、棉塞、电炉、高压蒸汽灭菌器、pH 试纸等。

2）方法　阴道毛滴虫在肝浸液培养基中增殖能力比在 RPMI 1640 培养基中强。

（1）15％肝浸液的制备：取牛或兔的肝脏 15 g，切或剪碎成米粒大小，浸入 100 mL 蒸馏水中，置于 4 ℃冰箱中过夜。次日煮沸 0.5 h，用八层纱布过滤，失去的水分以蒸馏水补足到 100 mL，即成 15％肝浸液。

（2）按每 100 mL 肝浸液加 2 g 蛋白胨和 0.5 g 葡萄糖，混匀，调 pH 至 5.6～5.8，每试管分装 5 mL。

（3）高压蒸汽灭菌：113 ℃灭菌 20 min。

（4）冷藏：冷却后置于 37 ℃恒温箱中 24 h，证明无菌后储存于 4 ℃冰箱中备用。

2. 阴道毛滴虫的接种方法

（1）取出 3 管培养基置于室温下，达到室温后，接种前向每管加灭活小牛血清 1 mL 和青链霉素（按每毫升培养基中加青链霉素 1000～1500 U）。

（2）无菌操作取含阴道毛滴虫的分泌物或培养物 0.5 mL，加入培养基中，混匀。

（3）置于 37 ℃恒温箱中培养。

（4）2～3 天转种 1 次。

3. 镜检　培养 2～3 天后，取试管底部培养液 1 滴，加盖玻片后镜检，可见虫体无色透明，运动活跃，做翻滚式运动。

思考题

1. 阴道毛滴虫生长的环境 pH 是多少？

2. 阴道毛滴虫形态有何特点？

3. 阴道毛滴虫的致病特点有哪些？

答案要点

（赣南医学院　曹镐禄）

实验十七　齿龈内阿米巴的培养

知识拓展

齿龈内阿米巴为人及许多哺乳类如犬、猫等口腔齿龈部的共栖型阿米巴，在不注意口腔卫生的人群中感染率很高，常与齿龈部的化脓性感染并存，偶在支气管黏液中繁殖而出现于痰液中。滋养体直径 10～20 μm，与溶组织内阿米巴相仿，内外质分明，运动活泼，食物泡内常含有口腔上皮细胞、细菌、白细胞等，偶有红细胞。核仁居中，以二分裂方式繁殖，不形成包囊，滋养体主要借飞沫或接触传播。

溶组织内阿米巴致病性强，但感染率不高，教学科研中获取标本较困难，齿龈内阿米巴与溶组织内阿米巴形态相近，教学中可用其替代。

一、实验目的

（1）掌握齿龈内阿米巴的保种方法。

（2）了解齿龈内阿米巴培养基的制备方法。

二、实验内容

1. 材料　烧杯、剪刀、纱布、玻璃棒、漏斗、试管、棉塞、电炉、高压蒸汽灭菌器、pH 试纸、载玻片、盖玻片、显微镜等。

2. 方法

1）培养基的配制　采用洛克氏液-鸡蛋-血清培养基（Locke's egg serum medium）。

洛克氏液的配制：蒸馏水 500 mL，氯化钠 4 g，氯化钾 1 g，氯化钙 0.1 g，氯化镁 0.005 g，磷酸氢二钠 1 g，磷酸二氢钾 0.15 g，pH 5.8。113 ℃高压蒸汽灭菌 20 min，冷却后置于 4 ℃冰箱储存备用。配制时，氯化钙、氯化镁应另装小瓶，高压蒸汽灭菌后，再合并到一起，否则易产生沉淀。

鸡蛋斜面的制备：洛克氏液与鸡蛋（全蛋液）按体积比 1∶8 充分混匀后，分装到 130 mm×15 mm 带螺旋帽的试管中，每管 5 mL，成 30°角倾斜，置于 90～100 ℃烤箱中加热凝固。

2）齿龈内阿米巴的接种方法

（1）取出 3 管培养基置于室温下，达到室温后，每管各加入含 14％灭活的无菌新生小牛血清及含碱性抗生素（0.4％氨苄青霉素、0.1％链霉素）的洛克氏液 5 mL。

（2）刮取牙周病患者牙周袋内容物或牙垢涂片齿龈内阿米巴阳性的牙垢刮取物，加入培养基中，稍吹打混匀。

（3）置于 35 ℃培养箱中培养，2～3 天转种 1 次。

3）镜检　取试管底部培养液一滴，加盖玻片后镜检，可见虫体无色透明、内外质分明、活动频繁。

答案要点

━━━━━━━━ 思考题 ━━━━━━━━

1.齿龈内阿米巴与溶组织内阿米巴的滋养体的最大区别是什么？

2.齿龈内阿米巴与溶组织内阿米巴的致病特点有何不同？

（赣南医学院　曹镐禄）

▌实验十八　利什曼原虫动物模型▐

知识拓展

利什曼原虫通过传播媒介白蛉吸血传播，从而引起利什曼原虫病，是一种重要的人畜（兽）共患病。全球约有 98 个国家 3.5 亿人处在利什曼原虫病的威胁中，总病例已达 1.2 亿，被世界卫生组织（WHO）列为重点防治的六大热带病之一。利什曼原虫属锥虫科利什曼虫属，其生活史有前鞭毛体和无鞭毛体两个时期，前鞭毛体寄生于媒介昆虫（白蛉或罗蛉）的消化道内，无鞭毛体寄生于人、哺乳动物或爬行动物的巨噬细胞内。利什曼原虫病主要表现为长期不规则发热、肝脾肿大、贫血。

一、实验目的

（1）熟悉利什曼原虫动物模型的建立。

（2）掌握利什曼原虫的形态特征。

二、实验内容

1. 材料

（1）实验动物：仓鼠或 6 周龄 BALB/c 小鼠。

（2）器材：培养皿、眼科剪、镊子、小鼠解剖板、图钉、研钵、注射器、吸管、载玻片、盖玻片、显微镜等。

2. 方法

（1）动物接种：可用前鞭毛体和无鞭毛体做接种虫体。

①前鞭毛体法：将杜氏利什曼原虫置于 NNN 培养基内培养，待前鞭毛体大量繁殖时收集虫体，即把培养液倒入锥形离心管内，用生理盐水或 0.01 mol/L pH 7.2 的 PBS 洗涤沉淀 2～3 次，并将前鞭毛体稀释成 4×10^7/mL 的悬液备用。

②无鞭毛体法：取一感染了杜氏利什曼原虫的仓鼠，乙醚麻醉后，无菌操作取出脾和肝，于无菌研钵中研碎，加洛克氏液或生理盐水 10～20 mL，制成混悬液。

在上述方法中任选一种，取混悬液注入健康仓鼠的腹腔内，每只仓鼠注射 0.5 mL。

（2）镜检：3～4 周后乙醚麻醉，无菌解剖取肝、脾、涂片、固定、染色后镜检，可查见利什曼原虫无鞭毛体，常见于巨噬细胞内，也可见少量虫体散在细胞外。腹腔内肿大的淋巴结涂片，也可查见利什曼原虫无鞭毛体。利什曼原虫可在仓鼠体内存活 6 个月。

3. 注意事项 利什曼原虫可以经皮肤伤口感染人体，因此在接种操作过程中应注意安全。

思考题

1. 利什曼原虫病由什么传播？

2. 利什曼原虫病为什么不容易防控？

答案要点

（赣南医学院 曹镐禄）

实验十九 刚地弓形虫动物模型

刚地弓形虫，简称弓形虫，是广泛寄生于人和动物的原虫，可引起人畜共患的弓形虫病，属于机会致病原虫。

弓形虫生活史包括在终宿主猫科动物体内和中间宿主组织内的两个发育过程，对中间宿主的选择极不严格，除哺乳动物外，鸟类、鱼类和人都可寄生，对寄生组织的选择也无特异亲嗜性，除红细胞外的有核细胞均可寄生。卵囊、包囊或假包囊被中间宿主吞食后，在肠内逸出子孢子、缓殖子或速殖子，随即侵入肠壁，经血或淋巴进入单核吞噬细胞系统寄生，并扩散至全身各器官组织发育繁殖，直至细胞破裂，速殖子重新侵入新的组织、细胞，反复繁殖。

知识拓展

一、实验目的

（1）了解刚地弓形虫动物模型的建立方法。

（2）掌握刚地弓形虫子孢子、缓殖子和速殖子的形态特征。

（3）掌握刚地弓形虫的致病特点。

二、实验内容

1. 材料

（1）实验动物：体重 20～25 g 的健康昆明小鼠。

（2）器材：培养皿、眼科剪、镊子、小鼠解剖板、图钉、研钵、注射器、吸管、载玻片、盖玻片、显微镜等。

2. 方法

（1）动物接种。

①将液氮或 −80 ℃ 低温冷冻下保种的弓形虫速殖子在 37 ℃ 水浴中复苏，或取一弓形虫保种小鼠，断颈处死，固定于解剖板上，剪开腹部皮肤，暴露腹膜，在腹膜上剪一小口。将 1～2 mL 生理盐水注入小鼠腹腔进行灌洗。用吸管吸出灌洗液，置于离心管中，以 3000 r/min 离心 15 min，弃上清液，加灭菌生理盐水稀释至每个高倍镜视野约 40 个速殖子。

②每只健康昆明小鼠腹腔接种 0.3 mL。

③3～6 天后观察小鼠发病情况，如摄食、活动减少，出现腹水等，即已发病。

（2）镜检：约 7 天后，抽取小鼠腹腔液，制片，瑞氏染色镜检。

答案要点

● ---------------------------- 思考题 ----------------------------

1. 叙述刚地弓形虫生活史的特点。

2. 如何防止刚地弓形虫感染？

（赣南医学院　曹镐禄）

实验二十　鼠疟原虫动物模型

知识拓展

　　疟疾是世界上流行极广、危害极大的寄生虫病，世界卫生组织（WHO）报告，目前全球有 107 个国家和地区，约 32 亿人受到疟疾威胁，每年全球有 3.5 亿～5 亿疟疾病例，因恶性疟疾引起的死亡人数超过 100 万；以非洲、南亚、东南亚为疟疾严重疫区，其中全球约 60% 疟疾病例、75% 恶性疟疾病例、80% 疟疾死亡病例均发生在撒哈拉以南非洲地区。我国流行的主要是间日疟原虫（85%）和恶性疟原虫（15%）。虽然疟疾控制工作已经取得巨大成效，但仍是我国重要的公共卫生问题之一，随着国际交流的日益频繁，输入性疟疾也日益增加。

一、实验目的

（1）了解鼠疟原虫动物模型的建立方法。

（2）掌握疟原虫红内期的形态特征。

（3）掌握疟原虫的致病特点。

二、实验内容

1. 材料

（1）实验动物：体重 25～30 g 的健康昆明小鼠。

（2）器材:瑞氏染液、载玻片、EP 管、注射器、水浴箱等。

2. 方法

（1）动物接种。

方法 1:液氮保种鼠疟原虫的复苏接种,从液氮中取出装有鼠疟原虫全血冰冻管,在 37 ℃ 水浴复温后,取 0.2 mL 转种于健康昆明小鼠腹腔内。

方法 2:取疟原虫保种小鼠全血于加入抗凝剂的 EP 管中混匀,然后取 0.2 mL 注射于健康昆明小鼠腹腔内。

（2）镜检:感染 4～5 天后,剪去小鼠尾尖约 0.5 cm,取尾静脉血,制片,瑞氏染色镜检。

思考题

1. 疟原虫的中间宿主和终宿主各是什么?
2. 疟疾发作典型的临床表现是什么?
3. 什么是疟疾的再燃? 什么是疟疾的复发?

答案要点

（赣南医学院 曹镐禄）

实验二十一 日本血吸虫动物模型

血吸虫病是世界范围内流行广泛的感染性疾病之一,严重危害人类健康,影响社会经济发展,已成为一项十分严重的公共卫生难题。血吸虫病流行于亚洲、非洲、拉丁美洲,日本血吸虫寄生于人及哺乳动物的门静脉-肠系膜静脉内,引起日本血吸虫病,本病流行于中国、菲律宾及印度尼西亚等地,中国见于长江流域及以南地区。虫体经虫卵污染水源后,在水中发育至尾蚴阶段,经皮肤侵入人体,成虫寄生于肠系膜静脉内,产卵后,虫卵随血流沉积在结肠壁、肝脏、脑等处,引起急性和慢性血吸虫病,其中以肝硬化最常见。

知识拓展

毛蚴孵化法是目前最主要的诊断方法,虫卵沉淀阳性率约 50%,孵化阳性率约 80%,晚期患者由于肠黏膜增厚,虫卵进入肠腔数量减少,检查阳性率极低。轻型患者从粪便中排出的虫卵很少,多呈间歇性出现,阳性率也不高。免疫学检查有辅助诊断的价值,以皮内试验、尾蚴膜试验、环卵沉淀试验特异性较高而应用较多。

一、实验目的

（1）了解日本血吸虫动物模型的建立方法。
（2）掌握日本血吸虫生活史的特点。
（3）掌握日本血吸虫寄生的部位。

二、实验内容

1. 材料

（1）器材:烧杯、接种环、酒精灯、解剖镜、剪刀、棉球、纱布(或尼龙筛)、培养皿、眼科剪、镊子、小鼠解剖板、图钉、吸管、载玻片、盖玻片、显微镜等。

（2）实验动物:日本血吸虫感染阳性钉螺、6～8 周龄健康昆明小鼠(或其他品系小鼠)。

2. 方法

（1）尾蚴逸出:将日本血吸虫感染阳性的钉螺置于盛有 200 mL 去氯水(或生理盐水)的烧

杯中,盖上纱布,以防钉螺爬出。在 25 ℃及光照条件下孵育 2～3 h,尾蚴可陆续逸出浮于水面。用接种环挑取液面上的尾蚴,移至盖玻片上,在解剖镜下计数尾蚴数,每只健康昆明小鼠感染 25～30 条尾蚴。

(2) 小鼠接种:取 6～8 周龄健康昆明小鼠,将小鼠仰卧固定,剃除腹部体毛,用去氯水润湿剃过体毛部位的皮肤,将附有尾蚴的盖玻片翻转覆盖在小鼠腹部,使其与皮肤接触,保留 20 min。取下盖玻片,将小鼠放入鼠笼,于感染 8 周后剖杀。

(3) 解剖小鼠取虫:观察肝脏上的结节,分离暴露小鼠门静脉及肠系膜下静脉,观察虫体的颜色,切开后取出虫体,置于含生理盐水的培养皿中观察。

3.注意事项 操作者应细心,以防感染;用过的器材应进行煮沸消毒。

答案要点

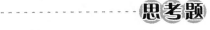

1.叙述血吸虫生活史。
2.血吸虫与其他吸虫有哪些不同? 请列表说明。
3.如何预防血吸虫感染?

(赣南医学院 曹镐禄)

实验二十二 旋毛虫动物模型

知识拓展

旋毛虫寄生于人、鼠、猪、犬等体内,是人畜共患的寄生虫病。成虫寄生于小肠,主要在十二指肠和空肠上段肠黏膜处。雌虫受精后产卵,虫卵在其子宫内孵化为幼虫,幼虫排出后即钻入淋巴管或小静脉并随体循环到达全身各处,主要在横纹肌细胞内,尤其是在膈肌、舌肌及其他活动较多的肌肉内形成囊包,囊内幼虫可存活多年,对新宿主具有感染性。

旋毛虫病为人畜共患病,可在家养动物和野生动物中传播。人因吃生的或半熟的含活旋毛虫囊包的猪肉、狗肉、羊肉等而感染,猪是人类旋毛虫感染流行的主要传染源,爆发流行与食生肉习惯有密切关系。

诊断旋毛虫病可结合病史,若有生食或食未熟肉史,有典型临床症状及嗜酸性粒细胞增多,即可怀疑;从吃剩的肉品或患者骨骼肌活检标本中找到幼虫或囊包,即可确诊。皮内试验、沉淀试验、荧光抗体试验与酶联免疫吸附试验等免疫学检查可作为辅助诊断。

一、实验目的

(1) 了解喂饲法建立旋毛虫动物模型的基本操作过程。
(2) 掌握旋毛虫生活史的特点。
(3) 掌握旋毛虫囊包的形态特征。

二、实验内容

1.材料 烧杯、酒精灯、剪刀、棉球、培养皿、眼科剪、镊子、小鼠解剖板、图钉、载玻片、盖玻片、显微镜等。

2.方法

(1) 动物接种:取含有旋毛虫囊包的小鼠腹肌一块,剪成约 2 mm×2 mm 的小块,镜检囊包密度合适后,将含旋毛虫囊包的肌块喂食健康小鼠,35 天后解剖。

NOTE

（2）解剖动物，观察囊包：取感染 35 天后的小鼠，断颈处死后，解剖取出小鼠腹肌，加入少许生理盐水，将肌肉剪成约 2 mm×2 mm 的小块，双载玻片压薄后，低倍下镜检囊包。

思考题

1. 如何诊断旋毛虫病？

2. 如何预防旋毛虫感染？

答案要点

（赣南医学院　曹镐禄）

第四章 综合实验

| 综合实验一 常见病原性球菌的分离与鉴定 |

病原性球菌主要引起化脓性感染,故称为化脓性球菌,包括葡萄球菌、链球菌、肺炎链球菌、脑膜炎奈瑟菌和淋球菌等。

一、实验目的

(1)根据病例资料,分析并确定模拟病例标本的病原生物学和免疫学检测方案。
(2)掌握模拟脓液标本的病原学检查方法。
(3)掌握化脓性感染常见致病菌的检测程序。
(4)熟悉化脓性感染常见的病原生物。
(5)熟悉病例分析方法,实验小组完成实验并报告。

二、病例摘要

病例 1

患儿,女,5 岁,因发热,充血性皮疹 4 天入院。患儿 4 天前无明显诱因开始发热,最高达 39.6 ℃,伴颜面部红色充血性皮疹,逐渐向全身扩散,无咳嗽、咳痰、腹痛、腹泻、呕吐、惊厥或昏迷等症状。入院查体:体温 39.7 ℃,脉搏 142 次/分,呼吸 30 次/分;神志恍惚,烦躁不安,精神差;面部皮肤充血,双眼内外眼角均可见大量黄色脓液附着(无法睁眼),额部、口唇周围皮肤发红,可见放射状皲裂;皮肤触痛明显,Nikolsky 征阳性,双侧颈部、上胸部皮肤遍布大量脓疱疹,大小不等,高出皮肤,中心可见黄白色脓点,背部皮肤明显充血,压之褪色,部分皮肤破溃,如烫伤样;双肺呼吸音稍粗,未闻及湿啰音,心律齐,心音有力,心尖部可闻及收缩期杂音;肝、脾肋下未触及;脊柱四肢运动正常,神经系统无异常。血常规:白细胞 11.17×10^9/L,淋巴细胞 31.2%,红细胞 4.78×10^{12}/L,血红蛋白 135 g/L,血小板 275×10^9/L,C 反应蛋白 1 mg/L。

病例 2

患者,男,12 岁,因咽部干燥、疼痛 3 天,吞咽时加重入院。患者于 3 天前因受凉后出现咽部干燥、疼痛症状,吞咽时加重。门诊以"急性化脓性扁桃体炎"收入院治疗。入院查体:体温 39.8 ℃,脉搏 97 次/分,呼吸 24 次/分;急性病容,神清,精神较差,步入病房,查体合作;全身皮肤黏膜无黄染及皮疹,下颌淋巴结肿大,并有压痛;头颅五官无畸形,唇红,扁桃体和舌腭弓呈弥漫性充血,咽隐窝可见黄白色干酪样点状物;胸廓对称,听诊双肺呼吸音清晰,未闻及干湿啰音;心界不大,律齐,心音有力,各瓣膜听诊区未闻及病理性杂音;腹平软,肝脾肋下未扪及,肠鸣音 4～5 次/分;脊柱及四肢无畸形,活动可;神经系统检查未见明显异常。

病例 3

患者,男,20 岁,在校大学生,因淋雨后高热寒战、咳嗽、咳铁锈色痰 1 天入院。患者于 1 天前酗酒后遭雨淋,于当天晚上突然起病,寒战、高热、呼吸困难、胸痛,继而出现咳嗽,咳铁锈色痰,其家属急送本院就诊。入院查体:体温 38.9 ℃,脉搏 95 次/分,呼吸 24 次/分,血压 126/84 mmHg;神清语明,营养中等,发育可;听诊,左肺下叶有大量湿啰音;触诊语颤增强。血常规:白细胞 $17×10^9$/L。X 线检查:左肺下叶有大片致密阴影。

病例 4

患儿,男,2 岁,因发热 1 天,皮肤瘀斑 8 h,伴抽搐 3 次入院。患儿入院前 1 天无明显诱因出现高热 39.1 ℃,8 h 前皮肤出现瘀点,并迅速增多,扩散至全身,融合成片;其间抽搐 3 次,表现为全身对称性发作,数分钟后缓解;抽搐后患儿神志恍惚,精神差,面色苍白,发绀;无呕吐,无腹泻。入院查体:体温 38.5 ℃,脉搏 160 次/分,呼吸 58 次/分,血压 70/40 mmHg;神志模糊,面色发绀,呼吸急促,三凹征阳性,无脱水貌,皮肤可见大小不等暗红色边缘欠规整的瘀斑,不高出皮面,压之不褪色,融合成片;瞳孔对光反射迟钝,球结膜水肿,颈抵抗阳性;听诊双肺呼吸音粗,心音有力,律齐,肝肋下 5 cm,肠鸣音消失,肌张力不高,四肢末梢凉至腕、踝,毛细血管再充盈时间为 4~5 s(正常小于 2 s);胃管内吸出 50 mL 咖啡样液体。血常规:白细胞 28.7 $×10^9$/L,中性粒细胞 70%,血小板 $80×10^9$/L。

病例 5

患者,男,21 岁,因咽部不适 3 周,浮肿、尿少 1 周入院。患者 3 周前咽部不适,轻咳,无发热,自服诺氟沙星无好转。近 1 周感双腿发胀,双眼睑水肿,晨起时明显,同时尿量减少,200~500 mL/d,尿色较红。于外院查尿蛋白(++),RBC、WBC 不详,血压增高,口服"阿莫西林""保肾康"后症状无好转来诊。发病以来精神、食欲可,轻度腰酸、乏力,无尿频、尿急、尿痛、关节痛、皮疹、脱发及口腔溃疡,体重 3 周来增加 6 kg。既往体健,青霉素过敏,个人、家族史无特殊。入院查体:体温 36.5 ℃,脉搏 80 次/分,呼吸 18 次/分,血压 160/96 mmHg;无皮疹,浅淋巴结未触及,眼睑水肿,巩膜无黄染,咽红,扁桃体不大,心肺无异常,腹软,肝脾不大,移动性浊音(-),双肾区无叩击痛,双下肢压凹性水肿。化验:血红蛋白 140 g/L,白细胞 $7.7×10^9$/L,血小板 $210×10^9$/L,尿蛋白(++),定量为 3 g/24 h,尿白细胞 0~1 个/高倍视野,红细胞 20~30 个/高倍视野,偶见颗粒管型,肝功能正常,白蛋白 35.5 g/L,尿素氮 8.5 mmol/L,尿酸 140 μmol/L。血 IgG、IgM、IgA 正常,血清补体 C3 0.5 g/L,抗链 O 800 IU/L,乙肝两对半(-)。

三、讨论

(1) 根据病例,初步判断患者可能感染了何种细菌。化脓性感染常见的致病菌有哪些?

(2) 化脓性感染常见致病菌的病原学和免疫学检测方法有哪些?

(3) 确定病例 1~5 的病原学检测方案。

(4) 引起化脓性感染的病原微生物还有哪些?如何区别细菌性感染、病毒性感染和寄生虫感染?

四、操作

(一)病原性球菌的分离培养

1.材料

(1) 模拟脓液标本:金黄色葡萄球菌、表皮葡萄球菌、腐生葡萄球菌混合肉汤培养物。

(2) 培养基:血琼脂平板。

(3) 其他:接种环、酒精灯等。

2.方法 将模拟脓液标本分区划线接种于血琼脂平板上(参见本书第一章实验二),37 ℃培养 18~24 h。次日取出并观察结果。

3.结果观察 观察血琼脂平板上是否分离出单个菌落,注意比较菌落的大小、颜色及溶血

NOTE

环性状,挑取 1 个可疑致病菌菌落,一半做纯培养,另一半做涂片、革兰染色镜检。

金黄色葡萄球菌在血琼脂平板上的菌落特点是菌落小,直径大约 2 mm,金黄色,菌落周围产生 β 溶血环。

(二)触酶试验

触酶又称过氧化氢酶,具有过氧化氢酶的细菌能分解过氧化氢为水和原子态氧,继而形成氧分子,出现气泡。大多数葡萄球菌均产生过氧化氢酶,但链球菌不能产生,故常用触酶试验来区分葡萄球菌和链球菌。此试验不宜在血琼脂平板上直接进行,因为红细胞含有触酶,可致假阳性结果。

1. 材料

(1)待检细菌:取模拟脓液标本分离培养中的单个可疑菌落。

(2)其他:3% H_2O_2(现用现配)、洁净玻片、接种环、酒精灯等。

2. 方法

(1)取一块洁净玻片,用接种环按无菌操作原则挑取可疑菌落的细菌至玻片中央。

(2)于玻片中央滴加新鲜配制的 3% H_2O_2 1 滴,立即观察结果。

3. 结果观察 若立即出现大量气泡,则为触酶试验阳性,无气泡则为触酶试验阴性(图4-1-1)。

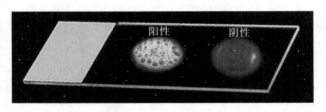

图 4-1-1 触酶试验结果示意图

(三)血浆凝固酶试验

血浆凝固酶试验是鉴定葡萄球菌有无致病性的重要试验。致病性葡萄球菌如金黄色葡萄球菌,可产生血浆凝固酶,能使凝血酶原变成凝血酶类产物,使纤维蛋白原变为纤维蛋白,从而使血浆凝固。凝固酶阴性葡萄球菌是人体皮肤黏膜正常菌群成员之一,是医院感染的主要条件病原菌,其中表皮葡萄球菌可引起人工瓣膜心内膜炎、静脉导管感染、腹膜透析相关性腹膜炎、血管移植物感染和人工关节感染等;腐生葡萄球菌则是女性尿路感染的重要病原菌,其他凝固酶阴性葡萄球菌也已成为重要的条件致病菌。

1. 材料

(1)待检细菌:取模拟脓液标本分离培养中的单个可疑菌落。

(2)其他:兔血浆(肝素抗凝剂)、洁净试管和试管架、恒温箱、接种环、酒精灯等。

2. 方法

(1)将 1:4 稀释的新鲜兔血浆 0.5 mL 加入一支洁净试管内。

(2)用接种环按无菌操作原则挑取可疑菌落至血浆中。

(3)置于 37 ℃ 恒温箱孵育,每 30 min 观察一次结果。

3. 结果观察 如试管内有凝块出现,或整管凝集,则为血浆凝固酶试验阳性,否则为阴性(图4-1-2)。如果孵育 2 h 后无凝集现象出现,则放置过夜后再观察。

(四)胆汁溶菌试验

胆汁溶菌试验是鉴别肺炎链球菌与其他 α 溶血性链球菌的重要试验,胆汁或胆盐可溶解肺炎链球菌,可能是由于胆汁降低了细胞膜表面的张力,使细胞膜破损或使菌体裂解,或是由

NOTE

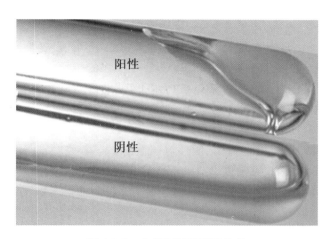

图 4-1-2　血浆凝固酶试验结果

于胆汁加速了肺炎链球菌本身自溶过程,促使细菌发生自溶。故而肺炎链球菌胆汁溶菌试验呈阳性,而其他链球菌呈阴性。

1. 材料

(1) 待检细菌:肺炎链球菌血琼脂平板培养物。

(2) 其他:10%脱氧胆酸钠溶液或牛胆汁、无菌生理盐水、洁净试管和试管架、恒温箱、接种环、刻度吸管、酒精灯等。

2. 方法

1) 直接菌落法

(1) 取 10%脱氧胆酸钠溶液 1 滴,直接滴加至有肺炎链球菌的血琼脂平板上。

(2) 置于 35 ℃恒温箱,不翻面孵育 15 min 后观察结果。

2) 试管法

(1) 取洁净试管 1 支,加入无菌生理盐水 5 mL,用接种环按无菌操作原则挑取肺炎链球菌菌落若干个至生理盐水中,混匀,制成浓菌悬浊液。

(2) 再取洁净试管 2 支,编号 1、2,各滴加浓菌悬浊液 1.8 mL。

(3) 1 号管滴加 10%脱氧胆酸钠溶液 0.2 mL,2 号管滴加无菌生理盐水 0.2 mL 作为阴性对照。

(4) 置于 35 ℃恒温箱孵育 5～15 min 后观察结果。

3. 结果观察　直接菌落法以"菌落消失"判断为阳性;菌落仍在则为阴性(图 4-1-3)。试管法以滴加胆盐的培养物变澄清,同时阴性对照管仍为混浊为阳性;两支试管都呈混浊,则为阴性。

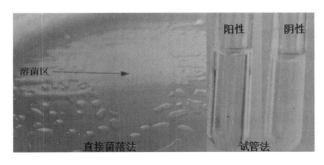

图 4-1-3　胆汁溶菌试验结果

（五）抗链球菌溶血素 O 试验（ASO test）

链球菌溶血素 O（SLO）是 A 群链球菌的代谢产物之一，它是一种具有酶活性的蛋白质，能溶解红细胞，也能破坏白细胞和血小板。SLO 具有很强的抗原性，机体受 A 群链球菌感染后可产生 SLO 抗体，通过测定血清中 SLO 抗体水平，辅助诊断 A 群链球菌感染或活动性风湿热，该试验称为抗链球菌溶血素 O 试验，简称抗 O 试验。

1. 材料

（1）标本：待检血清、阳性对照血清、阴性对照血清。

（2）试剂：ASO 胶乳试剂（灵敏度 200IU/mL）、生理盐水。

（3）其他：微量移液器、反应板等。

2. 方法

（1）反应板孔编号 1～4，2 至 4 号孔各滴加生理盐水 50 μL。

（2）在 1 号孔内滴加待检血清 100 μL；从 1 号孔吸出 50 μL 血清加入 2 号孔，混匀；从 2 号孔吸出 50 μL 血清稀释液加入 3 号孔，混匀；从 3 号孔吸出 50 μL 血清稀释液加至 4 号孔，混匀，从 4 号孔吸出 50 μL 液体弃去。同时另设 2 个阳性对照和 2 个阴性对照，分别滴加阳性对照血清和阴性对照血清 50 μL。

（3）每孔各滴加 ASO 胶乳试剂 50 μL，轻轻摇动，混匀，2 min 后观察结果。

3. 结果观察　若 1 号孔出现明显凝集，同时阳性对照孔也出现明显凝集，其他孔都无凝集现象，则该血清 ASO 效价为 200 U；若 1～2 号孔和阳性对照孔都出现明显凝集，其他孔没有凝集现象，则该血清 ASO 效价为 400 U；若 1～3 号孔和阳性对照孔都出现明显凝集，其他孔无凝集现象，则该血清 ASO 效价为 800 U；若 1～4 号孔和阳性对照孔都出现明显凝集，其他孔无凝集现象，则该血清 ASO 效价为 1600 U。

正常人血清 ASO 效价低于 200 U，ASO 试验呈阴性反应。当 ASO 试验呈阳性反应（活动性风湿热患者一般超过 400 U），且抗体滴度有逐步增高趋势时，即具有诊断参考价值。主要见于 A 群链球菌感染后引起的变态反应性疾病，如风湿热、急性肾小球肾炎等，还可见于 A 群链球菌感染所致的上呼吸道炎症（咽炎或扁桃体炎），85%～90% 的患者感染后 2 周左右到病愈后数月血清中均可测到 SLO 抗体。

答案要点

●————————— **思考题** —————————

1. 常见的化脓性球菌在血琼脂平板上的菌落特征有何区别？

2. 化脓性球菌包括哪些？常引起何种疾病？其毒力因子有哪些？

3. 如何通过生化反应鉴别显微镜下极易混淆的葡萄球菌、链球菌和肺炎链球菌？

（遵义医科大学珠海校区　金明哲）

┃综合实验二　肠道感染常见致病菌的检测┃

一、实验目的

（1）根据病例资料，分析并确定模拟粪便标本的病原生物学和免疫学检测方案。

（2）掌握肠道模拟感染性粪便标本的病原学检查方法。

（3）掌握肠道感染常见致病菌的检测程序。

（4）熟悉肠道感染常见的病原生物。

（5）熟悉病例分析方法,实验小组完成实验并报告。

二、病例摘要

病例 1

某中心小学的学生,于某年 6 月 15 日 18 时陆续出现发热、腹痛、头晕、头痛、腹泻等症状,截止到 6 月 16 日 17 时,共有 63 名学生出现上述症状并到医院就诊。经县医院专家检查:发病学生多为发热(体温 37.5～40.1 ℃)、腹痛、头晕、头痛、腹泻,腹泻多为稀糊样,最多每日 3～4 次。查体:无皮疹,扁桃体、肝脾不肿大,神经系统无阳性体征,肠鸣音较活跃。化验检查血常规,白细胞偏高,大便潜血阳性,白细胞＋～＋＋＋。初步诊断为感染性腹泻,给予抗感染、补液、对症治疗,症状有所缓解,无危重病例。

病例 2

患者,女,22 岁,于 20 天前出现无明显诱因发热症状,体温 39.5 ℃,伴腹泻,黄稀便,每日5～8 次,伴脐周疼痛,无脓血及里急后重,自服氯霉素后,体温正常,腹泻好转,病程 4 天。10天前,患者又出现发热症状,体温 38.5 ℃,伴乏力,无咽痛,数小时后体温降至正常。2 天前患者再次出现发热,体温 40.0 ℃,伴恶心、呕吐、乏力,遂去医院就诊。诊断为"发热原因待查,腹痛、腹泻待查",给予补液、输血、营养支持等对症治疗。

病例 3

患者,男,32 岁,于某年 8 月 8 日凌晨 3:00 左右出现发热(体温 38 ℃)、腹痛、腰痛及腹泻,有里急后重,大便为脓血便,每日大便 10 余次,无恶心、呕吐症状。粪便镜检:白细胞 80个/高倍视野,红细胞 50 个/高倍视野。患者尿呈茶红色,尿常规:蛋白＋＋＋,白细胞 3～5个/高倍视野,红细胞 7～10 个/高倍视野。

病例 4

患者,男,52 岁,民工。于某年 7 月 26 日凌晨出现无痛性腹泻症状,至当日清晨腹泻 4次,稀水样便,恶心,呕吐。下午开始,患者连续出现 3 次腹泻,稀水样便,恶心,呕吐,呕吐物为黄色稀水,遂去医院就诊。查体:体温 36 ℃,脉搏 104 次/分,血压 92/76 mmHg,白细胞 13.7×10^9/L,中性粒细胞 81.9％,血钙 1.14 mmol/L,轻度脱水。便常规:白细胞 5～6 个/高倍视野,红细胞 0 个/高倍视野。

病例 5

患者,男,35 岁,公司职员。于某年 6 月 3 日晚出现不适,6 月 4 日开始发热,体温 37.5℃,自行服用药物。6 月 6 日体温未能控制,遂去医院就诊,考虑病毒感染,给予利巴韦林治疗未缓解。6 月 9 日体温达 39.8 ℃,伴头痛、胃胀、恶心、呕吐 2 次,间断腹泻、寒战,再次就诊。血常规:白细胞 5.45×10^9/L,红细胞 4.84×10^{12}/L,中性粒细胞 70.6％,单核细胞 12.1％。患者一个月前曾去巴基斯坦出差,途径新疆,有外出就餐史,同行者中有一人出现过发热症状,现已痊愈。

三、讨论

（1）根据病例,初步判断患者可能感染了何种细菌。肠道感染常见的致病菌有哪些?

（2）肠道感染常见致病菌的病原学和免疫学检测方法有哪些?

（3）确定病例 1～5 的病原学检测方案。

（4）引起肠道感染的病原还有哪些? 如何区别细菌性感染、病毒性感染和寄生虫感染?

四、操作

(一)肠道杆菌的分离培养

1. 材料

(1)标本:模拟粪便感染标本 1～5 号,大肠埃希菌、痢疾志贺菌、伤寒沙门菌等混合肉汤培养物。

(2)培养基:SS 平板(或 EMB 平板)。

(3)其他:接种环、酒精灯等。

2. 方法 将模拟标本分区划线接种于 SS 或 EMB 平板,37 ℃培养 18～24 h,次日取出,观察结果。

3. 结果观察 观察平皿内是否分离出单个菌落,注意比较肠道致病菌和非致病菌形成的不同菌落,挑取 1 个透明的可疑致病菌菌落,一半做纯培养,另一半做涂片、革兰染色镜检。

肠道杆菌在 EMB 平板上的菌落特点:致病菌菌落小、无色、透明;非致病菌菌落相对较大,大肠杆菌菌落为紫黑色,带金属光泽,不透明。

(二)肠道杆菌的生化鉴定

1. 材料

(1)待检细菌:取粪便标本分离培养中的单个可疑菌落。

(2)其他:克氏双糖铁培养基、接种针、酒精灯等。

2. 方法

(1)挑取可疑菌落:右手持接种针,在火焰中烧灼灭菌,冷却后在 EMB 平板上挑取无色透明可疑菌落。

(2)接种克氏双糖铁培养基(Kligler iron agar,KIA):①左手持克氏双糖铁培养管,使斜面朝上。取出试管塞,烧灼试管口灭菌。②将带菌的接种针垂直插入试管底部,然后原路退出并在斜面上轻轻划一直线;再自下而上在斜面上划线。③烧灼试管口灭菌,盖好试管塞。将接种针灭菌后放回原位。

(3)标记、培养:试管用记号笔写上标本号、接种日期等,置于 37 ℃培养 18～24 h。

3. 结果观察 根据表 4-2-1,初步判断所分离的细菌种类。

表 4-2-1 常见肠道杆菌克氏双糖铁培养管的生化反应结果

菌种	底层(葡萄糖)	斜面(乳糖)	硫化氢	动力	备注
大肠埃希菌	⊕	⊕	−	+	非致病菌
痢疾志贺菌	+	−	−	−	
伤寒沙门菌	+	−	−/+	+	
甲型副伤寒沙门菌	⊕	−	−/+	+	致病菌
肖氏沙门菌	⊕	−	+++	+	

(三)肠道杆菌的血清学鉴定

根据生化反应结果做出初步鉴定,选用已知诊断血清做玻片凝集试验。

1. 材料

(1)待检细菌:克氏双糖铁培养管内的纯培养细菌。

(2)诊断血清:痢疾志贺菌免疫血清、伤寒沙门菌免疫血清。

(3)其他:玻片、生理盐水、接种环、记号笔等。

2.方法

(1) 标记:取洁净玻片 1 块,用记号笔分为两个区域,并在玻片的左上角做标记。

(2) 加盐水和血清:在玻片的左右区域分别滴加生理盐水和痢疾志贺菌免疫血清或伤寒沙门菌免疫血清 1～2 滴。

(3) 加待测菌:接种环灭菌后,刮取少许克氏双糖铁培养管斜面上的细菌纯培养物,先与玻片左侧的生理盐水混匀成混浊的菌液,再与玻片右侧的已知免疫血清混匀。轻轻摇动玻片 1～2 min 后观察有无凝集颗粒出现。

3.结果观察

阳性(＋):肉眼可见白色细沙样凝集颗粒,周围液体变澄清。

阴性(－):细菌悬液均匀混浊,无凝集颗粒。

(四)沙门菌感染的血清学检测——肥达试验(Widal test)

1.材料

(1) 待测血清:0.2 mL 1 支(1∶20 稀释)。

(2) 诊断抗原 4 支:①伤寒沙门菌菌体抗原 O;②伤寒沙门菌鞭毛抗原 H;③甲型副伤寒杆菌鞭毛抗原 PAH;④肖氏沙门菌鞭毛抗原 PBH。所有诊断菌液用结晶紫染色。

(3) 其他:生理盐水、96 孔微量血凝反应板、微量加样器、加样器吸头等。

2.方法

(1) 标记:在每排第 1 孔前做好标记。

(2) 稀释血清:在每排第 2～8 孔分别加入 50 μL 生理盐水。每排 1～2 孔分别加入稀释后的待测血清 50 μL。

(3) 倍比稀释:各排均从第 2 孔中吸取 50 μL 稀释血清加入第 3 孔混匀,再从第 3 孔中取 50 μL 稀释血清加入第 4 孔混匀,依次稀释至第 7 孔。从第 7 孔弃去 50 μL 稀释血清,第 8 孔不加血清,作为阴性对照。

(4) 加诊断抗原:各排 1～8 孔分别加入相应的染色抗原(菌液),每孔 50 μL。最后第 1～7 孔血清稀释度依次为 1∶40、1∶80、1∶160、1∶320、1∶640、1∶1280、1∶2560,液体总量均为 100 μL。

(5) 孵育:轻柔晃动反应板使其混匀,置于 37 ℃水浴箱中 18～24 h 后观察结果。

3.结果观察

阳性:紫色细颗粒呈片状均匀平铺于整个孔底。

阴性:紫色菌体集中沉积于孔底呈圆点状,与菌液对照相同。

抗体效价(滴度,titer):以出现凝集的血清最高稀释度为该份血清的抗体效价。

思考题

1.常见的肠道感染致病菌与非致病菌在鉴别培养基上的菌落特征有何区别?鉴别培养基的鉴别原理是什么?

2.肠道杆菌中哪些细菌是致病菌?各引起何种疾病?其毒力因子有哪些?

3.大肠埃希菌、痢疾志贺菌、伤寒沙门菌的生化反应有何不同?

答案要点

(首都医科大学 郑群)

综合实验三　泌尿生殖道感染常见病原生物的实验室检查

一、实验目的

(1) 熟悉引起泌尿系统感染和性传播疾病的常见病原生物种类并了解其诊断方法。

(2) 掌握淋球菌、白色念珠菌、衣原体包涵体的形态特征。

(3) 了解梅毒螺旋体的血清学检查及确证的实验方法。

(4) 了解阴道毛滴虫滋养体活体形态与活动特点,了解滋养体的基本结构。

二、病例摘要

病例 1

患者,男,30 岁。主诉:剧烈尿痛 2 天,伴尿频、尿急、尿道口轻微红肿,能挤出脓性分泌物。无腰痛、腹痛、发热,无肉眼血尿。以往有过多次不洁性交史,具体时间不详,也曾有过尿痛(无脓性分泌物),服用抗生素后很快好转,未做其他检查。查体:体温 37.1 ℃,左侧腹股沟扪及 3 个黄豆大小淋巴结,无明显压痛。

病例 2

患者,男,38 岁,外生殖器曾有一糜烂性溃疡,质硬,边缘清晰,无痛感,持续约 6 周。既往体健。查体:可见患者双手、双足,包括手掌和脚掌在内,有清晰可见的圆形或椭圆形红斑性皮疹,直径多为 1～3 cm,边界清楚。患者自称这些部位的红斑病变反复发作,时好时坏,持续 1 年余。患者双侧下颌、颈前、腹股沟处触及多个淋巴结肿大,如拇指头大小并有轻压痛。

病例 3

患者,女,42 岁,患者于 3 天前出现外阴瘙痒,白带增多并且呈豆渣样。既往体健。查体:体温 36.8 ℃,血压 120/80 mmHg,呼吸 20 次/分,脉搏 80 次/分,神志清,精神可,平静面容,查体合作,腹软,肋下肝脾未及。妇科检查:外阴发育正常,阴道通畅,内见少许白带,黏膜充血,子宫大小正常,双侧附件阴性。

病例 4

患者,女,19 岁。入院前 4 个月有尿路感染史。门诊细菌学检查,报告为大肠埃希菌感染。入院前 5 天,出现恶心,不伴呕吐。1 天后,出现左侧腹部疼痛、发热、寒战、尿频。入院当天,体温 38.8 ℃,左肋下触痛。尿液检查:白细胞计数大于 50 个/高倍视野,红细胞计数 3～10 个/高倍视野,细菌计数 3 个/高倍视野。尿液细菌培养阳性,大于 10^5 CFU/mL。该菌在血琼脂平板上为 β 溶血。

病例 5

患者,女,32 岁。主诉婚后 4 年未采取任何避孕措施而不孕,白带量稍多,色微黄,无明显异味。偶有外阴瘙痒及尿频、尿急、尿痛。查体:体温 36.8 ℃。妇科检查:外阴及阴道正常,宫颈轻度糜烂,有少许脓性分泌物,双附件增厚,轻压痛,未触及包块。实验室检查:①尿常规:白细胞计数 7 个/高倍视野。②白带涂片:滴虫及真菌(一)。患者宫颈拭子和其夫尿道拭子采用酶免疫分析法(EIA)和培养法检查沙眼衣原体均(＋);淋球菌涂片及培养(一)、支原体培养(一)。

三、讨论

(1) 根据病例,初步判断患者有可能感染了何种病原生物。泌尿生殖系统感染常见的病原生物有哪些?

（2）泌尿生殖系统感染常见病原生物的病原学和免疫学检测方法有哪些?

（3）确定病例1～5的病原学检测方案。

（4）引起性传播疾病（STD）的病原生物还有哪些? 如何区别细菌、衣原体、病毒和寄生虫感染?

四、操作

（一）淋球菌的检查

1. 材料　淋球菌革兰染色标本、显微镜等。

2. 形态观察　油镜观察，其形态为肾形，成双排列，革兰染色阴性。若为感染分泌物涂片，可见细菌被嗜中性粒细胞吞噬在胞质内。

（二）白假丝酵母菌的检查

1. 材料　革兰染色或棉兰染色标本、显微镜等。

2. 形态观察　先在低倍镜下找到视野后，换高倍镜观察，其孢子形态为椭圆形，革兰染色阳性。注意观察是否有出芽形成的假菌丝。

（三）衣原体的检查

1. 材料　感染上皮细胞的吉姆萨染色片、显微镜等。

2. 形态观察　油镜观察，细胞胞质呈淡红色，细胞核呈紫色，注意胞质内的嗜碱性包涵体呈深紫色致密结构。

（四）梅毒螺旋体的血清学检查

1. 快速血浆反应素（rapid plasma reagin, RPR）环状卡片试验　RPR 是与梅毒螺旋体（*Treponema pallidum*, TP）有共同抗原成分的牛心肌类脂抗原，将其吸附在炭粒上，与待检血清中的抗梅毒螺旋体抗体结合，出现肉眼可见的炭粒凝集。此法快速、简便，不需要显微镜，可进行半定量检测，适于梅毒感染的初筛。

1）材料

（1）标本：待检血清、阳性对照血清、阴性对照血清。

（2）RPR 试剂盒。

2）方法

（1）加血清：取待检血清、阳性对照血清、阴性对照血清各 50 μL 加入卡片的各圆圈内。

（2）加 RPR 抗原：向每份血清中滴加 1 滴 RPR 抗原。

（3）反应：旋转摇动卡片 8 min，立即用肉眼观察结果。

3）结果观察

（1）定性：阳性血清在 RPR 白色底板上出现明显的黑色炭粒凝集和絮状物。

（2）半定量：阳性标本可将血清做 1：64～1：2 稀释后，再重复上述定性实验。

2. 荧光密螺旋体抗体吸收试验（fluorescent treponemal antibody absorption test, FTA-ABS）　待检血清先与非致病性密螺旋体作用以去除非特异性抗体，然后与载玻片上的梅毒螺旋体结合，再加入荧光素标记的羊抗人 IgG 抗体，在荧光显微镜下观察发荧光的梅毒螺旋体。此法用于 RPR 筛查阳性标本的确证试验。

1）材料

（1）待检血清、阳性对照血清、阴性对照血清。

（2）FTA-ABS 试剂盒、PBS、湿盒、荧光显微镜、载玻片等。

2）方法

（1）制备抗原片：用 Nichols 株梅毒螺旋体（每高倍视野 20 条）抗原悬液在载玻片上涂数个直径为 5 mm 的菌膜，干燥后用甲醇固定。

（2）待检血清的吸收：取 50 μL 56 ℃、30 min 灭活的待检血清与 200 μL 吸附剂（非致病密螺旋体 Reiter 株提取物）混匀，置于有盖湿盒内，37 ℃孵育 30 min，以去除非特异性抗体。

（3）血清稀释并加样：将吸收后血清用 PBS 做 1∶320～1∶20 倍比稀释，取各稀释度血清分别滴加于抗原片菌膜上（每孔不少于 30 μL），置于湿盒内 37 ℃孵育 30 min。洗片（浸在 PBS 中，每 5 min 更换 PBS 1 次，共换液 3 次，最后一次用蒸馏水冲洗一遍），用吸水纸吸干水分。

（4）加荧光抗体：在各菌膜上滴加抗人 IgG 荧光抗体 30 μL，置于湿盒内 37 ℃孵育 30 min，洗片，干后用固封剂（甘油缓冲液）1 滴，覆以盖玻片封片。

（5）荧光显微镜观察：每次试验设阳性、阴性、非特异性血清对照。阳性对照可见多数荧光菌体（每高倍视野 15 条）；阴性对照无荧光菌体或偶见荧光菌体，以此为参照做出待检标本的判定。

3）结果观察

（1）阳性：参照阳性对照血清的荧光强度判定结果。＋＋～＋＋＋＋可确证为梅毒螺旋体感染。

＋＋：每高倍视野半数（10 条左右）出现荧光。

＋＋＋：多于半数（15 条左右）呈荧光。

＋＋＋＋：全部（约 20 条）出现强荧光。

（2）阴性或可疑：参照阴性对照血清判定阴性结果为"－"或"＋"；参照非特异性血清的荧光强度判定"可疑"结果为"＋＋"或"＋"。

（五）阴道毛滴虫的检查

取阴道毛滴虫滋养体吉姆萨染色标本，用油镜观察。注意虫体形态呈梨形或宽椭圆形，体长达 30 μm，宽为 10～15 μm。细胞质蓝色。虫体前部有一较大紫红色细胞核，核前方是深紫色的基体，由此生出 5 根鞭毛，4 根在前为前鞭毛，1 根向后，沿波动膜边缘延伸。波动膜长度为虫体的 1/3～1/2。1 根轴柱由前向后纵贯虫体并于末端伸出体外。细胞质中可见许多蓝色的染色质粒。

1.观察阴道毛滴虫滋养体活体标本

（1）制备涂片：用滴管从培养管底部吸取 1 小滴培养液滴在载玻片上，盖上盖玻片。

（2）镜检：低倍镜下用弱光观察，可见许多无色半透明、运动活泼的圆球形虫体。换高倍镜观察，滋养体为梨形，4 根前鞭毛成束并不断转动，波动膜做波浪形运动，使虫体向前移动。如在保温条件（35～37 ℃）下观察，其活动特点更为显著。

2.检测患者阴道毛滴虫

（1）材料：待测阴道拭子标本、瑞氏或吉姆萨染液、甲醇、生理盐水、载玻片、盖玻片等。

（2）方法：①涂片法：以无菌棉签在阴道后穹窿、子宫颈及阴道壁拭取分泌物，在滴有生理盐水的载玻片上涂成混悬液，盖上盖玻片后镜检，可查到活的滋养体。②涂片染色法：取阴道分泌物制备生理盐水涂片，晾干后用甲醇固定，经瑞氏或吉姆萨染液染色后镜检。涂片染色法除观察阴道毛滴虫外，还可根据白细胞和阴道上皮细胞的数量判定阴道清洁度。

（3）注意事项：冬季检查要注意保温，以增加阴道毛滴虫的活动能力，使之更易与其他细胞鉴别。

（六）尿道炎大肠杆菌的检查

1.材料 感染者尿液、EMB 琼脂平板、克氏双糖铁斜面、动力-靛基质-尿素半固体培基、革兰染色液等。

2.方法

第1天：①尿标本以 1500 r/min 离心 5 min,弃上清液;②沉淀摇匀,用接种环接种于 EMB 琼脂平板;③沉淀进行革兰染色,观察细菌基本形态、染色性、排列。

结果初步判断：革兰阴性杆菌。

第2天：①挑取可疑菌落(紫黑色、有金属光泽),接种于克氏双糖铁斜面、动力-靛基质-尿素半固体培养基;接种方法为穿刺接种法和斜面接种法;②挑取可疑菌落(紫黑色、有金属光泽),进行革兰染色。

第3天：①观察克氏双糖铁斜面、动力-靛基质-尿素半固体培基实验结果;②加靛基质试剂,完成吲哚试验,观察结果。

尿道炎大肠杆菌的检查结果如表 4-3-1 所示。

表 4-3-1　尿道炎大肠杆菌的检查结果

菌种	EMB 琼脂平板	克氏双糖铁斜面			动力-靛基质-尿素半固体培养基		
		葡糖	乳糖	H_2S	尿素	靛基质	动力
E. coli	紫黑色、有金属光泽	⊕	⊕	—	—	+	+

思考题

1.引起泌尿生殖系统感染的病原生物种类有哪些？如何区别这些不同的病原生物？实验室诊断方法有哪些？

2.简单描述淋球菌、白假丝酵母菌、衣原体包涵体的形态特征。

3.阴道毛滴虫滋养体的形态与活动有何特点？

答案要点

(首都医科大学　郑群)

综合实验四　免疫细胞功能的检测

免疫细胞是指与免疫应答有关的所有细胞,主要包括 T 细胞、B 细胞、自然杀伤细胞(NK 细胞)、单核吞噬细胞等。其中 T 细胞和 B 细胞亦称免疫活性细胞,因为这类细胞受抗原刺激后能分化增殖,引起免疫应答,产生抗体或致敏 T 细胞。细胞免疫主要由 T 细胞来实现。这种细胞在血液中占淋巴细胞总数的 $70\%\sim80\%$。CD8[+] T 细胞受抗原刺激活化变成杀伤 T 细胞后,直接接触并攻击具有特异抗原性的异物,如肿瘤细胞、异体移植细胞等;CD4[+] T 细胞活化后可分泌多种淋巴因子,破坏含有病原体的细胞或抑制病毒增殖,并可同 B 细胞协同杀灭病原微生物。

一、实验目的

(1)根据病例资料,分析并确定模拟病例标本的检测方案。

(2)掌握常见的免疫细胞功能检测的方法。

(3)熟悉病例分析方法,实验小组完成实验并报告。

二、病例摘要

病例 1

患者,男,27 岁,未婚,公司职员,因发热待查入院。自诉半个月前无明显诱因出现全身斑丘疹,无瘙痒感,3 天后全腹胀痛,无放射痛,排稀黄便,每天 3 次,每次约 10 mL,无黏液脓血,无里急后重感以及呕吐等。患者曾就诊于某门诊部,粪便常规检查发现霉菌,诊断为急性肠炎,用制霉菌素等药物治疗后未见好转,且出现发热。患者入院查体:体温 38.2 ℃,神志清楚,发热面容,下腹部及背部皮肤可见数十个大小不等类圆形的色素沉着;咽部充血,咽后壁有淋巴滤泡,双侧扁桃体Ⅰ度肿大,心、肺、腹部未发现异常。血常规:白细胞 7.0×10⁹/L,中性粒细胞 29.6 %(正常值 50%～70%),淋巴细胞 49%,单核粒细胞 29.6%(正常值 50%～70%)。淋巴细胞分类:CD3⁺ 81.07%(正常值 41%～71%),CD4⁺ 5.14 %(正常值 21%～47%),CD8⁺ 80.33%(正常值 16%～30%),NK 细胞 70.28%(正常值 9%～21%)。血液生化检测:谷草转氨酶 110 IU/L(正常值 0～40 IU/L),谷丙转氨酶 73 IU/L(正常值 0～46 IU/L),谷氨酰转肽酶 79 IU/L(正常值 11～50 IU/L),总白蛋白 59.6 g/L(正常值 60～84 g/L),白蛋白 34.8 g/L(正常值 35～55 g/L)。尿液、粪便常规,血液、尿液和粪便细菌培养未发现异常,类风湿因子、抗链球菌溶血素 O、血沉、甲/乙/丙型肝炎、梅毒等检测结果均为阴性。

病例 2

患者,男,67 岁,农民。因咳嗽、咯痰、发热 20 余天入院。自诉 20 余天前咳嗽、咯痰并发热 38 ℃,痰量不多,黄色脓性,当地诊断为气管炎,肌注青霉素无效,近日因出现腹泻,一天 5～6 次,含黏液,无脓血,无里急后重,并因血压下降转院。20 年来慢性咳嗽,从未做过胸部 X 线检查。15 年前普查血吸虫病,大便孵化阳性,曾进行锑剂治疗,以后多次复查,大便阴性。入院查体:体温 38.5 ℃,脉搏 100 次/分,血压 70/50 mmHg;中度脱水貌,皮肤干燥;胸部前后径增长,叩诊高清音;心电图检查无特异性,腹部饱满、软;肝肋下 2 cm,剑突下 5 cm,脾肋下 2 cm,有轻度移动性浊音。实验室检查:血红蛋白 130 g/L,白细胞 10×10⁹/L,中性粒细胞 90%,淋巴细胞 8%,单核细胞 2%。血、大便培养,均无病菌生长。血沉 52 mm/h。24 h 痰漂浮法找到少数抗酸杆菌。血总蛋白 50 g/L,白蛋白 21 g/L,球蛋白 29 g/L,谷丙转氨酶 5 U/L,总胆红素 6 μmol/L。腹水检查:相对密度 1.005,Rivalta 试验阴性,细胞数 26×10⁶/L。胸部 X 线摄片:两肺小点状及片状模糊阴影,在肺上部显示 2 个环形边界透光区的空洞形成。

三、讨论

(1) 根据病例,初步判断各患者可能是什么疾病。

(2) 体液免疫功能和细胞免疫功能检测的方法各有哪些?

(3) 确定上述两个病例的免疫功能检测方案。

四、操作

(一) T 细胞亚群检测

目前检测外周血中 T 细胞及各亚群数量和比例(CD3、CD4、CD8、CD4/CD8),多以流式细胞术进行,流式细胞检测分单平台法和双平台法。单平台法更精确,但标准荧光微球价格昂贵,且流式细胞仪目前操作未实现全程自动化,手工环节误差难以掌握。双平台法用血细胞计数仪测定白细胞计数,再用流式细胞仪检测相对计数(百分比),从而计算出待测细胞的绝对计数。现在大多数采用的参考数据(T 细胞亚群检测的正常参考值)为:CD3⁺ T 细胞 60%～80%;CD4⁺ T 细胞 35%～55%;CD8⁺ T 细胞 20%～30%;CD4/CD8 的值为 1.4～2.0。

T 细胞亚群检测值超出或低于正常值范围,各有不同的临床意义。

(1) CD3$^+$T 细胞数量下降,常见于恶性肿瘤、自身免疫性疾病(系统性红斑狼疮、类风湿关节炎等)、先天性免疫缺陷病或艾滋病,接受放疗、化疗或者使用肾上腺皮质激素等免疫抑制剂治疗者。

(2) CD3$^+$T 细胞数量上升,见于慢性活动性肝炎、重症肌无力等。

(3) CD4$^+$T 细胞数量下降,见于恶性肿瘤、遗传性免疫缺陷病、艾滋病及应用免疫抑制剂的患者。

(4) CD8$^+$T 细胞数量升高,见于自身免疫性疾病(如系统性红斑狼疮)、慢性活动性肝炎、肿瘤及病毒感染等。

(5) CD4/CD8<1.4,常见于免疫缺陷病(如艾滋病的比值常小于 0.5)、恶性肿瘤、再生障碍性贫血、某些白血病、某些病毒感染(急性巨细胞病毒感染)、系统性红斑狼疮性肾炎、传染性单核细胞增多症、骨髓移植恢复期等。

(6) CD4/CD8>2.0,常见于自身免疫性疾病,如系统性红斑狼疮、类风湿关节炎、Ⅰ型糖尿病等。此外还可用于监测器官移植的排斥反应,若移植后 CD4/CD8 的值较移植前明显增加,则可能发生排异反应。

(二) 结核菌素试验

结核菌素试验是应用结核菌素进行皮肤试验,测定人体对结核分枝杆菌是否有迟发型超敏反应的一种试验。用于试验的结核菌素是结核分枝杆菌的蛋白质成分,共有两种:一种是将结核分枝杆菌培养液浓缩后的粗制品,称为旧结核菌素(OT),以此制品做皮试又称 OT 试验;另一种是结核分枝杆菌培养物的纯化制品,称为纯蛋白衍化物(PPD)。结核菌素试验不但可以辅助诊断结核分枝杆菌感染情况,还可用来检测肿瘤患者的细胞免疫功能。

1. 材料
(1) BCG-PPD(卡介苗来源的纯蛋白衍化物)。
(2) 1 mL 无菌注射器、碘伏、棉签等。

2. 方法
(1) 用碘伏消毒左前臂屈侧皮肤。
(2) 用 1 mL 无菌注射器吸取 BCG-PPD 0.1 mL(即 5IU)。
(3) 在消毒处做皮内注射,48~72 h 后,测量注射部位的皮肤硬结直径(图 4-4-1)。

3. 结果判断 硬结直径<5 mm,为阴性;硬结直径≥5 mm,为阳性;硬结直径≥15 mm,为强阳性。阳性结果提示,机体既往感染过结核分枝杆菌或 BCG 接种成功,机体细胞免疫功能正常;强阳性结果提示,体内有活动性结核的可能性,应进一步检查结核病灶;阴性结果,除提示未感染结核分枝杆菌外,还提示该患者可能是艾滋病患者、肿瘤患者或病毒感染导致的机体细胞免疫功能低下者。

(三) 血清中免疫球蛋白的测定

免疫球蛋白(Ig)是抗体的表现形式和物质基础,是具有抗体活性和结构相似的血清球蛋白。Ig 共包括 IgG、IgA、IgM、IgD 和 IgE 5 种,由浆细胞产生,分布在血浆和体液中。血清 Ig 的测定是检查体液免疫功能最常用的方法,通常检测 IgG、IgM、IgA,这三类 Ig 就可以代表血清 Ig 的水平。测定人体血清 Ig 的含量,是了解机体免疫功能的重要方法,对自身免疫性疾病的诊断有一定的价值,特别是对浆细胞恶变、体液免疫缺陷的诊断是很重要的指标。检测 IgG、IgA、IgM 所用的免疫比浊法基本相似,现以 IgG 免疫比浊法测定为例,介绍如下。

1. 材料
(1) 免疫球蛋白 G 试剂(羊抗人 IgG)、免疫球蛋白 G 校准血清(9.77 g/L)。

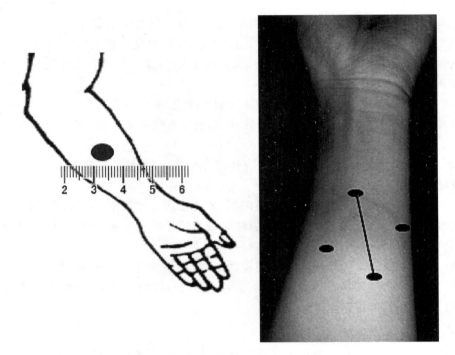

图 4-4-1 结核菌素试验示意图

（2）待检血清样品、蒸馏水、生理盐水。

（3）紫外分光光度计、恒温箱、微量移液器等。

2. 方法

（1）标记空白管、校准管、样品管，每管加入 IgG 试剂 1 mL，37 ℃平衡 5 min。

（2）按表 4-4-1 所示，在空白管、校准管、样品管中，分别加入蒸馏水 10 μL、IgG 校准血清 10 μL、待检血清样品 10 μL，混匀，37 ℃恒温孵育 20 min。

（3）紫外分光光度计波长设定为 340 nm，以空白管调零，分别检测校准管和样品管的 OD 值。

表 4-4-1 血清中 IgG 免疫比浊法测定试验加样表

加样	空白管	校准管	样品管
IgG 试剂	1 mL	1 mL	1 mL
蒸馏水	10 μL	—	—
IgG 校准血清	—	10 μL	—
待检血清样品	—	—	10 μL

3. 结果计算

$$IgG(g/L) = \frac{样品管\ OD\ 值}{校准管\ OD\ 值} \times IgG\ 校准血清浓度(g/L)$$

外周血中免疫球蛋白正常值范围分别是：IgG 为 8.0～16.0 g/L，IgA 为 0.7～3.3 g/L，IgM 为 0.5～2.2 g/L。Ig 水平上升，常见于系统性红斑狼疮、类风湿关节炎、慢性活动性肝炎、肝硬化、慢性感染、多发性骨髓瘤、原发性巨球蛋白血症及其他肿瘤；Ig 水平下降，常见于先天性体液免疫缺乏病、肾病综合征、吸收不良综合征、淋巴瘤、放射损伤和免疫抑制剂治疗后。

（四）T 细胞介导的细胞毒试验

T 细胞介导的细胞毒性是细胞毒性 T 细胞（CTL）的特性，凡致敏的 T 细胞再次遇到相应靶细胞抗原，可表现出对靶细胞的破坏和溶解作用，它是评价机体细胞免疫水平的一种常用指标,特别是测定肿瘤患者 CTL 杀伤肿瘤细胞的能力,常作为判断预后和观察疗效的指标之一。该试验的原则是选用适当的靶细胞,常用可传代的已建株的人肿瘤细胞如人肝癌、食管癌、胃癌等细胞株,经培养后制成单个细胞悬液,按一定比例与受检的淋巴细胞混合,共育一定时间,观察肿瘤细胞被杀伤情况,常用方法如下。

1. 形态学检查法 淋巴细胞与肿瘤细胞混合共育后,以瑞氏染液着色,用显微镜计数残留的肿瘤细胞数,计数淋巴细胞抑制肿瘤细胞生长的抑制率:

$$抑制率（\%）=\frac{对照组平均残留肿瘤细胞数-试验组平均残留细胞数}{对照组平均残留肿瘤细胞数}\times100\%$$

2. 同位素法 一般采用 ^{125}I-UdR 掺入法或 ^{51}Cr 释放法,以细胞毒指数或 ^{51}Cr 释放率表示 T 细胞的细胞毒活性。因此法可能造成放射性污染,不适宜在本科生实验课上进行,故不在此详述。

1. 细胞免疫和体液免疫有何区别?

2. 结核菌素试验阴性患者就一定没有结核分枝杆菌感染吗?

3. 免疫功能缺陷的表现有哪些?免疫功能增强一定对机体有利吗?

答案要点

（遵义医科大学珠海校区 金明哲）

综合实验五 血吸虫感染家兔的病理学观察及实验室检查

日本血吸虫寄生于人或其他哺乳动物的门静脉系统中,主要寄生在肠系膜下静脉内,雌虫在肠壁小静脉内产卵,虫卵周围组织发生变态反应。虫卵从肠壁溃疡中落入肠腔,随粪便排出体外在水中孵出毛蚴,侵入钉螺,经母胞蚴、子胞蚴与尾蚴各期,尾蚴从螺体逸出后,经皮肤侵入人体。随门静脉血流被运送到肝脏的虫卵,在小叶间静脉沿途引起超敏反应,导致肝硬化。人感染日本血吸虫与生产、生活方式密切相关。

血吸虫病的基本病变是由虫卵沉着组织中所引起的虫卵肉芽肿(虫卵结节)。病变部位主要在结肠及肝脏。

血吸虫病常用的病原学检查方法有粪便直接涂片法、尼龙袋集卵法、毛蚴孵化法、定量透明法等,其中毛蚴孵化法是目前最主要的诊断方法。免疫学检查有辅助诊断的价值,以皮内试验、尾蚴膜试验、环卵沉淀试验特异性较高而应用较多。

一、实验目的

（1）掌握血吸虫感染动物实验的基本操作。

（2）掌握日本血吸虫的主要感染方式、寄生部位及成虫的形态特征。

（3）熟悉日本血吸虫的致病机制、病变特点。

（4）熟悉日本血吸虫的实验室检查方法。

二、实验内容

1. 材料

（1）器材:烧杯、载玻片、盖玻片、酒精灯、镊子、手术刀、解剖板、解剖镜、注射器、试管、接种环、纱布(或尼龙筛)、聚光灯、温箱、显微镜等。

（2）实验动物：日本血吸虫感染阳性钉螺、2 kg 左右家兔 4 只。

2. 方法

1）建立动物模型

（1）尾蚴逸出：将日本血吸虫感染的阳性钉螺 10～20 只放入 200 mL 三角烧杯内，加入生理盐水（液面距离瓶口约 2 cm），在烧杯上覆盖纱布或尼龙筛（勿接触水面）防止钉螺爬出，将三角烧杯放置在 25 ℃环境中静置 2～3 h，尾蚴即可自钉螺体内逸出，浮于水面。

（2）动物接种：将家兔编号，腹部向上，固定于解剖板上，备皮，范围约 5 cm×5 cm(1～2 块盖玻片大小)，用清水润湿腹部皮肤。取洁净盖玻片置于载玻片上，用接种环蘸取液面的尾蚴置于盖玻片上，在显微镜下计数，根据实验确定尾蚴数。一只家兔需 500～1000 条（每次用接种环蘸取尾蚴计数后，再进行下一次蘸取前，接种环应在酒精灯上烧灼，杀死残留的尾蚴，防止对后续实验造成影响）。用镊子将上述已计数尾蚴的盖玻片翻转覆盖在已剪去腹毛润湿的家兔腹部，放置 20 min，在感染过程中，保持盖玻片湿润。然后移去盖玻片，并镜检有无残存的尾蚴，以精确计算感染量。感染完毕后取下盖玻片，将家兔放回兔笼，饲养 6 周待用。

（3）收集感染 40 天后家兔的粪便，用沉淀法检查收集虫卵（方法参见本书第三章实验十）。

2）采血、分离兔血清

（1）材料：1 cm×7 cm 指管、手术刀片等。

（2）操作：①家兔耳静脉为主要采血部位。采血时将家兔腹面向上固定于解剖板上，不宜用力硬压，以防影响呼吸而导致家兔挣扎。采血时用拧干的热水纱布敷在兔耳上，或用 75% 乙醇擦拭，使小血管充分扩张后以 7 号针头刺入，而后迅速拔出，然后斜执兔耳，用注射器吸取血液，置试管中；也可用刀片划破取血。②待血液凝固后，离心分离血清。

3）感染动物的解剖及病理观察 一般在感染 45 天或更长时间，可解剖家兔，观察病理变化，获取成虫及虫卵。

（1）感染动物的解剖时间根据需要而定，如欲检获成虫，可于感染 1 个月后解剖。将感染的家兔处死，固定于解剖板上，腹部向上，用解剖剪沿中线将皮肤肌肉剪开、剥离，勿伤内脏，注意观察有无腹水外逸。

（2）牵开肠管暴露肠系膜静脉和肝门静脉，仔细观察血管内有无成虫。用解剖针挑破血管，将成虫挑于盛有生理盐水的培养皿内，观察外形及雌雄合抱情况。

（3）观察肝脏、肠壁等组织的病变特征。用剪刀取病变处肠黏膜组织（约米粒大小），置于两块载玻片之间压片镜检，观察其中的虫卵与粪便中虫卵有何不同。

4）实验室检查

（1）毛蚴孵化法：参见本书第三章实验十的内容。

（2）环卵沉淀试验：参见本书第三章实验十五的内容。

（3）尾蚴膜试验：是诊断血吸虫病的一种特有免疫学检查方法。由于尾蚴的分泌物、代谢物、排泄物有很好的抗原性，当与待检血清共同孵育一段时间后，在光学显微镜下尾蚴周围可出现舌状、泡状或指状沉淀物即为阳性反应，若无沉淀物即为阴性反应。此方法的敏感性高，假阳性率低，且具有操作简单、经济等优点，因此常用作临床诊断、治疗患者的依据，还可用于考核治疗效果、流行病学调查及检测疫情。

①材料：无菌注射器、试管、吸管、载玻片或凹玻片、石蜡、活的阳性钉螺、活尾蚴等。

②操作：用载玻片或凹玻片进行，用熔化的石蜡在载玻片上画出一方框，大小同盖玻片（可增加容积并可避免尾蚴受压），在方框内滴加被检者血清 2～3 滴。再用吸管吸取血吸虫活尾蚴加入血清中混匀，盖以洁净的盖玻片，四周用石蜡密封，置于 37 ℃恒温箱中，经 48～72 h 后

NOTE

镜检。典型的阳性反应为尾蚴周围有泡状、指状、片状或细长卷曲状的折光性沉淀物,尾蚴团缩。

3. 注意事项

（1）家兔耳静脉采血时,有的家兔用针穿刺后,血管发生收缩反应,但稍等待后又扩张,血液涌出。注意勿将兔耳烫伤,更不能盲目穿刺,造成血肿,甚至造成大片兔耳溃烂。

（2）感染后的钉螺可回收,置于封口袋中,保存于 4 ℃冰箱。下次使用提前 8 天取出,常规饲养。通常钉螺使用两次后,尾蚴逸出减少,即可废弃。

（3）所有实验材料及试剂耗材均需消毒处理后方可弃之,可进行煮沸杀虫或用高压蒸汽法处理。

（4）因为活尾蚴是血吸虫病的感染期,故在操作过程中,应做好个人防护,避免活尾蚴与操作者皮肤接触,以避免实验室感染。

（5）尾蚴需要用 84 消毒液清理。

思考题

1. 感染血吸虫的家兔肝脏有何变化？
2. 感染血吸虫的家兔肠壁有何变化？

答案要点

（河西学院　曹雪鹏）

附录 A   常用仪器的使用与维护

一、普通光学显微镜的使用与维护

(一)普通光学显微镜(简称显微镜)的使用方法

(1)取出显微镜,平稳地放在实验台上,保持载物台呈水平状态。

(2)将灯源亮度调节钮(电压调节器)调节至"0"刻度处,接通电源,打开显微镜电源开关,慢慢调节灯源亮度调节钮和集光器,使光强达到最佳使用亮度。低倍镜需要弱光,高倍镜及油镜则需要强光,可通过集光器高低及灯源亮度调节钮调节。

(3)自然光、日光灯光等采光的显微镜,需将反光镜对准光源。

(4)调整两目镜间距。

(5)检查标本时,首先用低倍镜观察,当找到欲检物后,再更换高倍镜。由于高倍镜或油镜视野面积比低倍镜小,因此在由低倍镜转换高倍镜之前,必须把欲检部位移到视野正中央,然后再转换。

(6)油镜的使用,具体方法如下。

①用低倍镜或高倍镜找到欲检部位,将其移至视野中心,调节灯源亮度调节钮至最佳亮度,降低载物台,在镜头对准的标本欲检部位加一滴香柏油后,转换油镜镜头,慢慢转动粗准焦螺旋,上升载物台,使油镜镜头浸入油滴中,并从侧面观察至油镜镜头接近载玻片为止,注意切勿使镜头与标本接触。

②经接目镜边看边慢慢转动粗准焦螺旋,使载物台缓缓下移(此时只应向下,不能再向上移动,以免压碎标本载玻片和损坏镜头),注意视野中出现物像时,改用细准焦螺旋略加调节,至物象清晰为止。若发现油镜镜头已离开油滴,但尚未观察到视野内物像,则仍按以上步骤,将镜头浸入油滴中,重新操作与观察。

③观察完毕应将镜头和载玻片上的镜油擦净。方法是将载物台下移,把油镜镜头转向外侧,用擦镜纸蘸取少许二甲苯擦净,并立即用另一张干擦镜纸拭去二甲苯,以免镜片脱胶损坏。清理标本上的镜油时,需将擦镜纸敷在载玻片上,其上滴1~2滴二甲苯,小心拖拉擦镜纸至无油迹。

(7)立体观的概念。寄生虫均为整体标本,有一定的厚度。在粗、细准焦螺旋上、下调节时,只能看到标本的某一层平面。上调时,上层清晰;向下调节时,下层清楚。随着上下调节,应依次联系到各层的不同位置和所示的不同结构,对虫体建立立体概念。

(8)显微镜用毕,用软绸布拭净各部件后,将接物镜转成"品"字形,集光器向下移,转动粗准焦螺旋,使镜台下移,以免接物镜与集光器相碰受损。灯源亮度调节钮调节至"0"刻度处,关闭显微镜,切断电源。然后将显微镜放入镜柜中。

(二)显微镜的维护

(1)显微镜是贵重的精密仪器,使用时要小心爱护,严禁随意拆卸。

(2)显微镜保存时,不得放置在潮湿地方,更不得与挥发性药品如乙醇或酸类放在一起,防止损坏金属部件。

（3）显微镜不能放在强阳光下暴晒，因金属吸热，而镜头玻片均为数层粘连，易于熔裂。

（4）镜头必须保持清洁，不得用手触摸，以免使视野模糊。镜头沾污油滴或污物，若为水溶性污物则用擦镜纸蘸清水擦拭，油性污物则用擦镜纸蘸取二甲苯擦拭后再以干擦镜纸擦拭。

（5）镜头只能擦拭外表镜片，不得擦拭里面，更不得用口吹，也不能随意把目镜取下，以免尘土落入。

（6）变换接物镜时要转动镜头转换器，即回转板的螺旋部分，不要直接扳动镜头。

（7）取、放显微镜时，要右手持镜臂，左手托镜座，平端放在胸前，轻取轻放。

二、微量加样器质控及校准标准操作程序

微量加样器（移液器）作为一种简便、快捷、精密的液体计量器具，已被广泛应用于临床实验室，是实验室对各种液体样品或试剂进行定量移取必不可少的仪器设备。微量加样器的吸液量准确与否与实验结果的准确性密切相关，尤其对定量分析的影响更为显著。因此，熟练掌握微量加样器的正确使用方法是实验教学的重要目标之一。以下对如何正确使用微量加样器及其校准等进行介绍。

（一）微量加样器的使用方法

1.设定容量值 加样前，应逆时针或顺时针转动微量加样器的调节旋钮，将微量加样器调至所需吸取液体量值的位置，以设定移液量。

2.吸液 标准吸液步骤如下。

（1）将按钮压至第一停点。

（2）垂直握持加样器，将吸头浸入液体，浸入深度视吸头型号而定。

（3）缓慢、平稳地松开按钮，吸取液体，1 s 后将吸头提离液面。用药用吸纸抹去吸嘴外面可能附着的液滴，小心勿触及吸头口。

3.放液

（1）将吸头口贴到容器内壁或底部并保持 $10°\sim40°$ 角倾斜缓慢放液，以免在加样的容器中形成气泡，影响后续反应。

（2）平稳地把按钮压到第一停点。1 s 后再把按钮压到第二停点以排出剩余液体。

（3）压住按钮，同时提起加样器，使吸头贴容器壁擦过。

（4）松开按钮。

（5）按吸头弹射器除去吸头（只有改用不同液体时才需要换吸头）。

4.预洗 当装上一个新吸头（或改变吸取的容量值）时应预洗吸头，先吸入一次样液并将其排回原容器中。预洗新吸头能有效提高移液的精确度和重现性。因为第一次吸取的液体会在吸头内壁形成液膜，导致计量误差。而同一吸头在连续操作时液膜相对保持不变，故第二次吸液时误差即可消除。

5.高密度及黏稠液体的吸取 对于密度高于水的液体，可先将容量计的读数调到低于所需值来进行补偿。例如用 P20 移液器转移 10 μL 血清，先将读数调到 10 μL，吸取后以重量法测定；如实测体积为 9.5 μL，即偏差为 0.5 μL，则将读数调到 10.5 μL 并重复一次；如第二次测定仍不够准确，根据偏差再做调整。排放致密或黏稠液体时，宜在第一停点多等 1～2 s 再压到第二停点。

6.加样器吸头 加样器吸头是整个移液系统的重要组成部分，其基本要求如下。

（1）必须具有高机械、热力学和化学稳定性，且纯度高，生产过程无杂质污染。

（2）环口密封良好，壁薄，嘴口尖细，使得在加样时，吸头的安装或卸脱更加容易。

（3）吸头管壁有弹性，加样吸液时不产生漩涡，加样的精密度更高。

（4）吸头嘴口无毛刺，表面光洁平滑，黏湿性小，可避免液体残留外壁引起的误差。

（5）吸头与加样器上吸头套密封完好，防止空气进入而造成加样精度或准确度的误差。

（6）吸头应有液体容积刻度线。D200 吸头在 20 μL 和 100 μL 处有标记；D1000 吸头在 300 μL 处有标记；D10 吸头在 2 μL 处有标记。

（7）吸头应可在 121 ℃条件下消毒 20 min。若在加样过程中，想尽量避免样品与样品、样品与加样器或样品与操作人员之间的污染，建议使用可以经高温消毒的带滤芯的吸头。

（二）微量加样器的校准

加样器的吸入容量准确与否与实验结果的准确性密切相关，尤其对定量分析的影响更为显著。加样器长期使用后弹簧变形，弹力减小以及器件磨损等，均可导致加样器吸入液体量出现误差。新购的加样器失准率为 1.56%，使用后可达到 21.7%～47.6%，所以必须定期校准加样器。

加样器容量性能的鉴定，可根据国际标准化组织（ISO）文件 ISO/DIS8655 和国家质量监督检验检疫总局颁发的中华人民共和国国家计量检定规程《移液器检定规程》（JJG 646—2006）规定的测试方法。这是目前用于此类仪器有效的校准方法。实验室可根据上述文件建立本室加样器校准的标准操作程序（SOP），下面是一个加样器校准的具体实例。

加样器校准标准操作程序

1. 适用加样器范围　各种品牌、型号的固定、可调或多通道加样器。

2. 校准环境和用具要求

（1）室温 20～25 ℃，测定中波动范围不大于±0.5 ℃。

（2）电子天平：置于无尘和无振动影响的台面上，房间尽可能有空调。称量时，为保证电子天平内的湿度（相对湿度 60%～90%），电子天平内应放置装有 10 mL 蒸馏水的小烧杯。

（3）烧杯：5～10 mL。

（4）测定液体：20～25 ℃的蒸馏水。

3. 选定校准体积

（1）拟校准体积。

（2）加样器标定体积的中间体积。

（3）最小可调体积（不小于拟校准体积的 10%）。如为固定体积加样器，则只有一种校准体积。

4. 校准步骤

（1）将加样器调至拟校准体积，选择合适的吸头。

（2）调节好电子天平。

（3）来回吸吹蒸馏水 3 次，以使吸头湿润，用纱布拭干吸头。

（4）垂直握持加样器，将吸头浸入液面以下 2～3 mm 处，缓慢匀速地吸取蒸馏水。

（5）将吸头移开液面，靠在管壁，除去吸头外面的液体。

（6）将加样器以 30°角放入称量烧杯中，缓慢匀速地将加样器压至第一挡，等待 1～3 s，再压至第二挡，使吸头里的液体完全排出。

（7）记录称量值。

（8）擦干吸头外面液体。

（9）按上述步骤称量 10 次。

（10）取 10 次测定值的均值作为最后加样器吸取的蒸馏水质量，按附表 A-1 所列蒸馏水在不同温度和压力下的质量与体积的换算因子计算体积。然后，按校准结果调节加样器。

（11）资料记录：登记校正结果，注明校准时间、校准人员姓名，存档。

附表 A-1　蒸馏水质量与体积换算因子

温度/℃	气压/mbar					
	800	853	907	960	1013	1067
15	1.0018	1.0018	1.0019	1.0019	1.0020	1.0020
15.5	1.0018	1.0018	1.0019	1.0020	1.0020	1.0020
16	1.0019	1.0020	1.0020	1.0021	1.0021	1.0022
16.5	1.0020	1.0020	1.0021	1.0022	1.0022	1.0023
17	1.0021	1.0021	1.0022	1.0022	1.0023	1.0023
17.5	1.0022	1.0022	1.0023	1.0023	1.0024	1.0024
18	1.0022	1.0023	1.0024	1.0024	1.0025	1.0025
18.5	1.0023	1.0024	1.0025	1.0025	1.0026	1.0026
19	1.0024	1.0025	1.0025	1.0026	1.0027	1.0027
19.5	1.0025	1.0026	1.0026	1.0027	1.0028	1.0028
20	1.0026	1.0027	1.0027	1.0028	1.0029	1.0029
20.5	1.0027	1.0028	1.0028	1.0029	1.0030	1.0030
21	1.0028	1.0029	1.0030	1.0030	1.0031	1.0031
21.5	1.0030	1.0030	1.0031	1.0031	1.0032	1.0032
22	1.0031	1.0031	1.0032	1.0032	1.0033	1.0033
22.5	1.0032	1.0032	1.0033	1.0033	1.0034	1.0035
23	1.0033	1.0033	1.0034	1.0035	1.0035	1.0036
23.5	1.0034	1.0035	1.0035	1.0036	1.0036	1.0037
24	1.0035	1.0036	1.0036	1.0037	1.0038	1.0038
24.5	1.0037	1.0037	1.0038	1.0038	1.0039	1.0039
25	1.0038	1.0038	1.0039	1.0039	1.0040	1.0041
25.5	1.0039	1.0040	1.0040	1.0041	1.0041	1.0042
26	1.0040	1.0041	1.0042	1.0042	1.0043	1.0043
26.5	1.0042	1.0042	1.0043	1.0043	1.0044	1.0045
27	1.0043	1.0044	1.0044	1.0045	1.0045	1.0046
27.5	1.0044	1.0045	1.0046	1.0046	1.0047	1.0047
28	1.0046	1.0046	1.0047	1.0048	1.0048	1.0049
28.5	1.0047	1.0048	1.0048	1.0049	1.0050	1.0050
29	1.0049	1.0049	1.0050	1.0050	1.0051	1.0052
29.5	1.0050	1.0051	1.0051	1.0052	1.0052	1.0053
30	1.0052	1.0052	1.0053	1.0053	1.0054	1.0055

三、电热恒温培养箱的使用及维护

（一）使用方法

（1）将仪器置于室内干燥处的平台或工作台上，并处于水平状态，在电源线路中安装插座和漏电保护开关，并安装接地线。

（2）将需培养的物品放入培养箱内，关好箱门，接通电源，打开电源开关，指示灯亮，表示工作正常，仪表显示工作室温度。

（3）将控制仪表旋钮开关调节到所需温度，工作室内开始加热，控制仪表上绿灯亮时，表示通电升温，红灯亮时表示断电保温，红绿灯交替变化表示进入恒温状态。进入恒温状态后约30 min，设定温度与实际温度基本一致。

（4）如需改变设定温度，可随时调节旋钮。工作完毕后，将电源开关关闭即可。

（二）维护

（1）本仪器应置于具有良好通风条件的工作室内，室内相对湿度不大于85%。工作室内不要放置易燃、易爆及腐蚀性物品。

（2）培养箱内外应保持清洁，长期不用应盖好防尘罩，放置在干燥的室内。

（3）使用过程中，应适当打开换气孔，放掉潮湿气体。如温度变化异常，应及时停机检查。

（4）严禁将物品放在炉丝（或加热装置）的盖板上，以免烧坏或损坏设备。

（5）此培养箱工作电压为220 V，使用前必须注意所用电源电压是否相符。使用时，必须将电源插座按规定进行有效接地。

（6）在通电使用时，切忌用手触及培养箱左侧空间的电器部分或用湿布擦拭及用水冲洗。

（7）为便于热空气流通，培养箱内培养物品摆放不宜过挤，以保持培养箱内受热均匀。无论放入或取出培养物均应随手关闭箱门，以免温度波动。内室底板因靠近电热器，故不宜放置试验物品。在试验时应将风顶活门适当旋开，以利于调节培养箱内温度。

（8）每次使用完毕后，必须将电源全部切断，用软布蘸取中性洗涤剂擦洗，再用干布擦干。应经常保持培养箱内清洁，每月进行一次维护检查，并填写仪器维护记录。

四、离心机的使用及维护

（一）使用

（1）放置台式高速离心机的工作台应平整、坚固，工作间应整齐、清洁、干燥并通风良好。

（2）检查低速离心机调速旋钮是否处在零位，外套管是否完整无损和垫有橡皮垫。

（3）开启离心机盖，将内腔及转头擦拭干净。

（4）将需离心的物质转入合适的离心管中，以距离心管口1~2 cm为宜，以免在离心时甩出。

（5）将待离心的离心管置于台秤上平衡，将平衡好的离心管放在离心机十字转头的对称位置上。

（6）合上离心机盖，接通电源。

（7）设定时间，选择离心速度。

（8）离心机自行停止转动后，打开离心机盖，取出离心物品。

（二）维护及保养

（1）离心机上不要放置任何物品，每次使用完毕，务必清理内腔和转头。

（2）台式高速离心机如较长时间未使用，在使用前应将离心机盖开启一段时间，以干燥内腔。

（3）离心机经长期使用,磨损属正常现象。

（4）离心管使用后应及时取出。

（5）注意事项。目前,实验室常用的是电动离心机。要防止在离心机运转过程中,因不平衡而使离心机边工作边移动,直至从实验台上掉下来,或因盖子未盖,离心管因振动而破裂后,玻璃碎片飞出造成事故。因此使用离心机时,必须注意以下操作。

①离心机套管底部要垫棉花或试管垫;经常检查转头及实验用的离心管是否有裂纹、老化等现象,如有应及时更换。

②电动离心机如有噪音或机身振动时,应立即切断电源,及时排除故障。

③离心管必须对称放入套管中,防止机身振动,若只有一支样品管,另外一支要用等质量的水代替。

④启动离心机时,应盖上离心机盖后,再慢慢启动(禁止高速直接启动,必须由低速至高速慢慢启动)。

⑤离心机在高速运转时,请不要随意打开盖子。离心结束后,先关闭离心机,在离心机停止转动后,方可打开离心机盖,取出样品,不可用外力强制其停止转动。

⑥离心时间一般较短,在此期间,实验者不得离开;机器在运行中如有异常情况,可直接按停止键。

五、电热恒温水浴箱的使用及维护

（1）使用电热恒温水浴箱时,必须先加适量的洁净自来水(或蒸馏水、纯净水)于锅内,也可加入需要温度的水,以缩短加热时间。

（2）电热恒温水浴箱接通电源,选择温度。配备电子式恒温器时,将温度旋钮顺时针调节到所需温度,此时为加热状态,绿色指示灯亮。当加热到所需温度时,红色指示灯亮,此时为恒温状态。配备数字显示表头时,计数器最大位为十位数,按操作符号调节至所需的数字。红绿灯随温度的变化而转换,绿灯指示加热器工作,红灯为恒温。使用该仪器须经过加热、恒温两次以上才能达到正确的温度精度(必须全部封盖、封圈后才能达到)。

（3）电热恒温水浴箱工作完毕,将温控旋钮、增减器置于最小值,切断电源。

（4）如果要让箱内水温达 $100\ ℃$,可将调节旋钮调至终点。

（5）电热恒温水浴箱加水不可太多,以免沸腾时水溢出箱外。

（6）箱内水量不可低于最低水量线,不可使加热管露出水面,以免烧坏,造成漏水、漏电。

（7）电热恒温水浴箱使用时,电源插座必须有效接地。

（8）经常保持箱内外清洁,箱内温水应定期更换。

（9）防止酸碱等腐蚀性药物进入箱内,以免损坏箱壁,如被病原生物污染则应立即消毒处理。

六、净化工作台的使用与维护

净化工作台也称超净工作台,是目前较普及的无菌操作装置。工作原理是利用鼓风机,驱动空气通过高效滤器净化,净化后的空气再徐徐通过工作台面,使工作场地构成无菌环境。为保证工作台的工作环境,须安置在清洁无尘的房间,最好在无菌室内。工作台所占空间较小,操作方便。

（1）打开紫外灯照射消毒,开启净化工作台工作电源,处理净化工作区内工作台表面沉积的微生物,30 min 后,关闭紫外灯,开启送风机,使用前用 70% 乙醇或 0.5% 过氧乙酸喷洒擦拭消毒工作台面。

（2）整个实验过程中，实验人员应严格遵守无菌操作规程。

（3）实验结束后，清理工作台面，收集各废弃物，关闭鼓风机及照明开关，用清洁剂及消毒剂擦拭台面，最后开启紫外灯，照射消毒 30 min 后，关闭紫外灯，切断电源。

（4）工作台所处的无菌室应定期用 70％乙醇或 0.5％苯酚喷雾降尘和消毒，用 2％新洁尔灭或 70％乙醇擦拭台面和用具，用福尔马林（40％甲醛水溶液）加少量高锰酸钾定期密闭熏蒸，配合紫外线灭菌灯（每次开启 15 min 以上）等消毒灭菌方法，以使无菌室经常处于高度的无菌无尘状态。

（5）净化工作台的滤材每 2～3 年更换 1 次，并做好更换记录。

附录 B 常用培养基的制备与应用

一、肉汤培养基

成分：新鲜绞碎瘦牛肉　　　　　　　　500 g
　　　蛋白胨　　　　　　　　　　　　10 g
　　　氯化钠（NaCl）　　　　　　　　　5 g
　　　蒸馏水　　　　　　　　　　　　1000 mL

制备：将新鲜牛肉去除脂肪、筋膜，切成小块，用绞肉机绞碎。称取绞碎后的瘦牛肉500 g置于容器内，加蒸馏水1000 mL，4 ℃冰箱过夜。次日取出，除去表面的浮油，煮沸30 min，使肉渣全部凝固。将肉渣中液体尽量挤尽，肉汁用蒸馏水补足体积至1000 mL。按1000 mL肉汁加蛋白胨10 g、NaCl 5 g，搅拌加热至完全溶解。待冷却至40～50 ℃时，调节pH至7.6，再煮沸10 min，补足水分，过滤。滤液分装于三角瓶或试管中，塞好棉塞，高压蒸汽灭菌。

二、血清肉汤培养基

成分：无菌血清、肉汤（适量）。

制备：将肉汤分装于试管中，每管3 mL，灭菌。按无菌操作原则于每管肉汤中加入无菌血清0.5～1 mL，混匀，备用。

三、普通琼脂培养基

成分：琼脂　　　　　　　　　　　　　2～3 g
　　　肉汤培养基　　　　　　　　　　100 mL

制备：取以上制备好的肉汤培养基100 mL，置于三角瓶中，加2～3 g琼脂，加热熔解，趁热调节pH至7.4～7.6，高压蒸汽灭菌。将培养基倒入平皿中，凝固后即成普通琼脂平板。若倒入试管中，倾斜放置，凝固后即成普通斜面培养基。

注：琼脂是从海藻中提取的一种多糖类物质，对细菌无营养作用，加入培养基中的目的是使之固态化，其熔点为100 ℃，凝固点为40 ℃，利用此特性，将其加到肉汤或肉膏汤中，趁热可制得斜面、平板等不同类型的固体培养基，用于分离培养、繁殖细菌等。

四、血琼脂平板

成分：普通琼脂培养基　　　　　　　　100 mL
　　　无菌脱纤维羊血　　　　　　　　5～10 mL

制备：将灭菌的普通琼脂培养基熔化冷却至45～50 ℃后，加入无菌脱纤维兔血或羊血，摇匀，立即倾注平板，待凝固备用。

五、巧克力色血琼脂平板

用于脑膜炎奈瑟菌、淋球菌等细菌的分离培养。
成分：普通琼脂培养基　　　　　　　　100 mL

无菌脱纤维（羊或兔）血　　　　　　　10 mL

制备：将灭菌的普通琼脂培养基加热熔化，趁热加入无菌脱纤维（羊或兔）血后呈巧克力色，摇匀，倾注平板，待冷却后备用。

六、半固体培养基

成分：琼脂　　　　　　　　　　　　　　0.25～0.5 g

肉汤培养基　　　　　　　　　　　100 mL

制备：加 0.25～0.5 g 琼脂于 100 mL 肉汤培养基中，加热熔化，调节 pH 至 7.6～7.8，分装于试管中，加塞后高压蒸汽灭菌，灭菌后直立试管，凝固后即成半固体培养基。

七、葡萄糖发酵培养基

成分：蛋白胨　　　　　　　　　　　　　10 g

1.6 g/L 溴甲酚紫乙醇溶液　　　　1 mL

糖　　　　　　　　　　　　　　　5～10 g

氯化钠　　　　　　　　　　　　　5 g

蒸馏水　　　　　　　　　　　　　1000 mL

制备：将上述成分溶解后，调节 pH 至 7.6，分装于试管中，每一支试管中加一支小倒管，经 55.16 kPa（113 ℃）湿热灭菌 20 min 后备用。

注：单糖发酵管（包括各种糖、苷、醇类，制备方法相同）是用于做糖分解试验的培养基，其中也可加入酸性复红作为指示剂，若细菌分解某糖产酸，使酸性复红呈红色，若不分解则不产酸，培养基保持原中性偏碱状态，酸性复红无色，其中倒置的小倒管可观察是否产气，从而检测细菌对糖类的分解能力。单糖发酵培养基也可制成半固体培养基，即省去小倒管，采用穿刺接种法接种细菌，通过半固体的断裂观察是否有气体的产生。

八、七叶苷培养基

用于能水解七叶苷细菌如变异链球菌等口腔常见链球菌的鉴别。

成分：胰蛋白胨　　　　　　　　　　　　1.5 g

胆汁　　　　　　　　　　　　　　2.5 mL

七叶苷　　　　　　　　　　　　　0.1 g

柠檬酸铁　　　　　　　　　　　　0.2 g

琼脂　　　　　　　　　　　　　　2 g

蒸馏水　　　　　　　　　　　　　100 mL

制备：将胰蛋白胨、七叶苷、胆汁、柠檬酸铁、琼脂加入 80 mL 蒸馏水中，混匀，定容至 100 mL，调节 pH 至 7.2。分装于试管中，55.16 kPa 灭菌 20 min，4 ℃ 冷藏备用。

九、1‰蛋白胨水培养基

成分：蛋白胨　　　　　　　　　　　　　10 g

氯化钠　　　　　　　　　　　　　5 g

蒸馏水　　　　　　　　　　　　　1000 mL

制备：将上述成分溶解于 800 mL 蒸馏水中，用氢氧化钠水溶液调节 pH 至 7.2～7.4，用蒸馏水定容至 1000 mL，分装于试管中，每管 3～3.5 mL，经 103.43 kPa（121 ℃）灭菌 15 min 后备用。可用于吲哚试验。按普通琼脂培养基的方法，亦可制备成 1‰蛋白胨琼脂培养基。

十、葡萄糖蛋白胨水培养基

成分:蛋白胨   10 g
       磷酸氢二钾   5 g
       葡萄糖   5 g
       蒸馏水   1000 mL

制备:将上述成分溶解后,调节 pH 至 7.2,分装于试管中,经 103.43 kPa 灭菌 15 min 后备用。

十一、克氏双糖铁琼脂管

鉴别培养基,用于鉴别细菌有无分解乳糖、葡萄糖产酸产气的能力,以及分解含硫氨基酸产生硫化氢的能力。

成分:蛋白胨   20 g
       牛肉膏   3 g
       酵母浸膏   3 g
       乳糖   10 g
       葡萄糖   1 g
       氯化钠   5 g
       硫酸亚铁   0.2 g
       硫代硫酸钠   0.3 g
       琼脂   18~20 g
       蒸馏水   1000 mL

制备:将各成分(琼脂除外)溶于 800 mL 蒸馏水中,用氢氧化钠水溶液调节 pH 至 7.3~7.5,加蒸馏水定容至 1000 mL。加入琼脂煮沸,使其熔化;加入 0.4%酚红水溶液 12 mL,摇匀,分装于试管中,装量宜多一些,每管 5~5.5 mL,以便得到比较高的底层。55.16 kPa 灭菌 20 min,趁热放置高层斜面,待琼脂凝固后,置于 4 ℃保存备用。

也可采用商品化克氏双糖铁琼脂粉,称取 55 g,加入 1 L 蒸馏水中煮沸溶解后,分装于试管中,灭菌备用。

十二、动力-靛基质-尿素酶(MIU)半固体培养基

用于检验细菌的运动性以及能否产生色氨酸酶和尿素酶。

成分:蛋白胨   30 g
       磷酸二氢钾   2 g
       氯化钠   5 g
       琼脂   3 g
       40%尿素溶液   50 mL
       酚红   0.012 g
       蒸馏水   1000 mL

配制:40%尿素溶液,抽滤除菌备用。定量称取蛋白胨、磷酸二氢钾、氯化钠、酚红、琼脂溶于 800 mL 蒸馏水中,用氢氧化钠水溶液调节 pH 至 6.8~7.0,加蒸馏水定容至 1000 mL,分装于试管中。经 55.16 kPa 灭菌 20 min,待冷却至 55 ℃左右时,以无菌操作加入 40%尿素溶液 50 mL,混匀后,分装于无菌试管中,直立待凝,备用。

NOTE

十三、伊红美蓝(EMB)琼脂平板

成分：蛋白胨　　　　　　　　　　　10 g
　　　乳糖　　　　　　　　　　　　10 g
　　　氯化钠　　　　　　　　　　　5 g
　　　2％伊红水溶液　　　　　　　20 mL
　　　0.65％美蓝水溶液　　　　　10 mL
　　　琼脂　　　　　　　　　　　　20 g
　　　蒸馏水　　　　　　　　　　　1000 mL

制备：先配制 2％伊红水溶液、0.65％美蓝水溶液，55.16 kPa 灭菌 20 min 备用。将蛋白胨、氯化钠加入水中，加热使其溶解，调节 pH 至 7.4。加入琼脂煮沸溶解后高压蒸汽灭菌。待冷至 60 ℃时，无菌加入 2％伊红水溶液、0.65％美兰水溶液及乳糖，摇匀后立刻倾注于灭菌平皿中，凝固后备用。

十四、中国蓝琼脂培养基

成分：蛋白胨　　　　　　　　　　　10 g
　　　牛肉粉　　　　　　　　　　　3 g
　　　氯化钠　　　　　　　　　　　5 g
　　　乳糖　　　　　　　　　　　　10 g
　　　琼脂　　　　　　　　　　　　15 g
　　　中国蓝　　　　　　　　　　　0.05 g
　　　玫红酸　　　　　　　　　　　0.1 g
　　　蒸馏水　　　　　　　　　　　1000 mL

制备：将上述成分溶解于蒸馏水中，加入蒸馏水至 1000 mL，调节 pH 为 7.3～7.5，分装后于 103.43 kPa 湿热灭菌 15 min 后备用。

十五、SS 琼脂平板

SS 琼脂平板是分离沙门菌属及志贺菌属的强选择性培养基，对大肠埃希菌有较强的抑制作用，而对肠道其他病原菌则无明显抑制作用。因此，可以增加粪便等标本的接种量，从而提高病原菌的检出率。故 SS 琼脂平板为目前公认比较合适的肠杆菌科细菌选择性培养基。SS 琼脂平板为强选择性培养基之一，成分较多，按作用大致可以分为以下几种物质类型。

营养物质：牛肉膏、蛋白胨。

选择性抑菌剂：胆盐、硫代硫酸钠、柠檬酸钠、柠檬酸铁、煌绿等。

促进目的菌生长剂：胆盐促进病原菌生长，特别是沙门菌属的生长。

鉴别用糖：乳糖。

指示剂：中性红。

大肠埃希菌能分解乳糖，而多数病原菌不分解乳糖，本培养基利用这一特性初步鉴别肠道内的病原菌和非病原菌。大肠埃希菌能分解乳糖产酸，通过指示剂中性红使菌落呈红色，同时由于与胆盐结合成胆酸而发生沉淀，故菌落中心混浊。沙门菌属及志贺菌属不分解乳糖而分解蛋白质产生碱性物质，故呈现透明微黄色菌落。柠檬酸铁能使产生硫化氢的细菌菌落中心呈黑色，硫代硫酸钠有缓和胆盐对志贺菌的有害作用，并能中和煌绿和中性红染料的毒性。中性红可被光线所破坏，所以应把培养基保存于暗处。

成分：牛肉膏　　　　　　　　　　　5 g

蛋白胨	5 g
乳糖	10 g
胆盐（粗制）	10 g
硫代硫酸钠	12 g
柠檬酸钠	12 g
柠檬酸铁	0.5 g
琼脂	25 g
1%煌绿水溶液	0.33 mL
1%中性红水溶液	2.5 mL
蒸馏水	1000 mL

制备：称取牛肉膏、蛋白胨及琼脂溶解于蒸馏水中,再加入胆盐、乳糖、柠檬酸钠、柠檬酸铁、硫代硫酸钠,以微火加热,使其全部溶解。调节 pH 至 7.2,脱脂棉过滤,并补足失去的水分。继续煮沸 10 min,加入煌绿及中性红,混匀后倾注平皿中,待凝固后将平皿置于 37 ℃恒温箱中干燥半小时后,即可使用。

十六、麦康凯琼脂平板

选择鉴别培养基,内含胆盐成分,能抑制革兰阳性菌和部分非病原菌的生长,有利于大肠埃希菌及沙门菌的生长。大肠埃希菌能分解乳糖产酸,通过指示剂中性红使菌落呈红色。沙门菌属及志贺菌属不分解乳糖则呈透明无色菌落。

成分:蛋白胨	20 g
氯化钠	5 g
乳糖	10 g
琼脂	20 g
1%中性红水溶液	5 mL
胆盐	5 g
蒸馏水	1000 mL

制备：将蛋白胨、氯化钠、胆盐溶解于 400 mL 蒸馏水中,调节 pH 至 7.4。将琼脂加入 600 mL 蒸馏水中加热溶解。将两液合并,定量分装于三角瓶内,103.4 kPa 灭菌 15 min,备用。临用前加热熔化琼脂,趁热按每 100 mL 琼脂中加入 1 g 乳糖,冷至 50～55 ℃时,加入 1%中性红水溶液,摇匀后倾注平板。

十七、碱性琼脂平板

常用于霍乱弧菌的分离培养。

成分:蛋白胨	10 g
氯化钠	5 g
牛肉膏	3 g
琼脂	20 g
蒸馏水	1000 mL

制备：定量称取蛋白胨、氯化钠、牛肉膏、琼脂,蒸馏水定容至 1000 mL。加热溶解,调节 pH 为 8.4,过滤后分装于三角瓶中,103.4 kPa 高压蒸汽灭菌 15 min。倾注平皿,制成碱性琼脂平板。

十八、TCBS 琼脂平板

常用于霍乱弧菌的分离培养和鉴别。

成分：酵母浸膏   5 g

   蛋白胨   10 g

   蔗糖   20 g

   硫代硫酸钠   10 g

   柠檬酸钠   10 g

   牛胆酸盐   3 g

   牛胆汁粉   5 g

   氯化钠   10 g

   柠檬酸铁   1 g

   琼脂   15 g

   2％溴麝香草酚蓝溶液 20 mL

   1％草酚蓝溶液   4 mL

   蒸馏水   1000 mL

制备：定量称取酵母浸膏、蛋白胨、蔗糖、硫代硫酸钠、柠檬酸钠、牛胆酸盐、牛胆汁粉、氯化钠、柠檬酸铁、琼脂，加入 2％溴麝香草酚蓝溶液 20 mL、1％草酚蓝溶液 4 mL，加蒸馏水至 1000 mL，混匀，使其全部溶解。用氢氧化钠水溶液调节 pH 为 8.4，加热煮沸 30 min，不需高压蒸汽灭菌，倾注平皿。

十九、我妻兔血琼脂平板

用于观察副溶血性弧菌神奈川现象。

成分：酵母浸膏   5 g

   蛋白胨   10 g

   氯化钠   70 g

   磷酸氢二钾   5 g

   甘露醇   10 g

   1％结晶紫水溶液 1 mL

   琼脂   15 g

   蒸馏水   1000 mL

制备：定量称取酵母浸膏、蛋白胨、氯化钠、磷酸氢二钾、甘露醇、1％结晶紫水溶液、琼脂，加蒸馏水至 1000 mL，混匀，使其全部溶解。用氢氧化钠水溶液调节 pH 为 7.6，加热煮沸 30 min，不需高压蒸汽灭菌，待冷至 45 ℃左右时，加入新鲜兔血（5％～10％），混合均匀，倾注平皿。

二十、牛乳培养基

用于产气荚膜梭菌的"汹涌发酵"试验。

成分：新鲜脱脂牛乳   100 mL

   1.6％溴甲酚紫溶液 0.1 mL

制备：将新鲜牛乳置于三角烧瓶中，水浴煮沸 15～20 min，冷却后放入冰箱内 2 h。用虹吸管吸取下层脱脂牛乳，盛于另一烧瓶内。于 100 mL 脱脂牛乳中加入 1.6％溴甲酚紫指示剂 0.1 mL，分装于试管中。于表面加入熔化的凡士林或石蜡，厚度约 5 mm。55.16 kPa 高压蒸汽灭菌 20 min,或流通蒸汽间歇灭菌 3 次,取出后备用。

二十一、卵黄琼脂平板

用于培养产气荚膜梭菌。

成分:牛肉浸液　　　　　　　　　　1000 mL

　　　蛋白胨　　　　　　　　　　　15 g

　　　氯化钠　　　　　　　　　　　5 g

　　　琼脂　　　　　　　　　　　　25~30 g

　　　50％葡萄糖水溶液　　　　　　适量

　　　50％卵黄盐水悬液　　　　　　适量

制备:50％葡萄糖水溶液和50％卵黄盐水悬液过滤除菌待用。定量称取蛋白胨、氯化钠、琼脂,加入牛肉浸液 1000 mL,用氢氧化钠水溶液调节 pH 为 7.5,每瓶分装 100 mL,103.4 kPa 灭菌 15 min。临用前加热使琼脂熔化,冷却至 50 ℃,每瓶(100 mL)内加入 50％葡萄糖水溶液 2 mL 和 50％卵黄盐水悬液 10~15 mL,摇匀,倾注平板。

二十二、吕氏凝固血清斜面

用于培养白喉棒状杆菌。

成分:牛血清 3 份、1％葡萄糖营养肉汤(pH 7.4)1 份。

制备:将牛血清、1％葡萄糖营养肉汤(pH 7.4)混合,分装于大试管中。斜置于血清凝固器或流动蒸汽灭菌器内进行间歇灭菌。无杂菌生长,即可使用。

二十三、亚碲酸钾血琼脂平板

用于白喉棒状杆菌的分离培养和鉴别,因白喉棒状杆菌能将碲盐还原成单质碲,所以在平板上的菌落呈黑褐色,亚碲酸钾能抑制革兰阴性菌的生长。

成分:营养琼脂　　　　　　　　　　100 mL(pH 7.4)

　　　5％胱氨酸水溶液　　　　　　2 mL

　　　1％亚碲酸钾溶液　　　　　　2 mL

　　　脱纤维羊血　　　　　　　　　10 mL

制备:先将营养琼脂加热熔化,待冷至 55 ℃左右,再加入 5％胱氨酸水溶液、1％亚碲酸钾溶液和脱纤维羊血。充分混匀,倾注无菌平皿,待凝固后即成。

二十四、青霉素琼脂培养基

用于炭疽芽胞杆菌的串珠试验。

成分:普通琼脂培养基、青霉素溶液(5 U/mL)。

制备:将普通琼脂培养基分装于试管中,每管装 10 mL,高压蒸汽灭菌。待琼脂凝固前于每管普通琼脂培养基中加入青霉素溶液(青霉素终浓度为 0.5 U/mL),混匀后倾注无菌平皿,凝固后即为青霉素琼脂平板。

二十五、马铃薯葡萄糖琼脂平板

用于分离培养布鲁氏菌。

成分:马铃薯浸汁　　　　　　　　　500 mL

　　　牛肉膏　　　　　　　　　　　5 g

　　　蛋白胨　　　　　　　　　　　10 g

氯化钠	5 g
葡萄糖	10 g
甘油	8 mL
琼脂	15 g
蒸馏水	500 mL

制备：①马铃薯浸汁的制备：去皮切碎的马铃薯 500 g，加蒸馏水 1000 mL 煮沸 10 min，纱布过滤，备用。②定量称取以上各种成分，混匀并加热使其溶解，用氢氧化钠水溶液调节 pH 至 7.2，纱布过滤后分装于三角瓶中，每瓶装 200 mL，经 103.4 kPa 灭菌 15 min 后，倾注平板备用。

二十六、缓冲活性炭酵母琼脂平板

用于分离培养军团菌。

成分：L-半胱氨酸	0.4 g
活性炭	2 g
酵母浸膏	10 g
可溶性焦磷酸铁	0.25 g
琼脂	17 g
蒸馏水	1000 mL

制备：定量称取以上各种成分，除 L-半胱氨酸和可溶性焦磷酸铁外，其余成分溶于 980 mL 蒸馏水中，混匀，经 103.4 kPa 灭菌 15 min 后，置于 50～55 ℃水浴保温。将 L-半胱氨酸和可溶性焦磷酸铁分别溶于 10 mL 蒸馏水中，抽滤除菌。加入上述液体中，混匀，用 1 mol/L KOH 调节 pH 至 6.9，加入抗生素（联合应用抗生素：万古霉素 0.5 μg/mL、多黏菌素 40 U/mL、茴香霉素 80 μg/mL），倾注平板备用。

二十七、弯曲菌血琼脂平板

用于从粪便中分离培养空肠弯曲菌。

成分：琼脂	50 g
马或羊脱纤维血	50～70 mL
蒸馏水	1000 mL
杆菌肽	2500 U
放线菌酮	50 mg
大肠菌素	10000 U
头孢菌素	15 mg
新生素	5 mg
蒸馏水	适量

制备：定量称取以上各种成分，将琼脂溶于蒸馏水中，经 103.4 kPa 灭菌 15 min 后，待冷却至 50 ℃时加入其他各种成分，混匀，倾注平板。4 ℃可保存 2～3 周。

二十八、高盐血浆软琼脂培养基

用于 L 型细菌的分离培养。

成分：蛋白胨	20 g
氯化钠	40～50 g
牛肉浸液	800 mL

琼脂	8 g
灭活羊(或兔)血浆	200 mL

制备:定量称取以上各种成分,除灭活羊(或兔)血浆外,其余成分均加入牛肉浸液中,混匀,用氢氧化钠水溶液调节 pH 至 7.4,分装于三角瓶中,每瓶装 80 mL,经 103.4 kPa 灭菌 20 min。临用前,加热使琼脂熔化,待其冷却至 56 ℃时,加入灭活的血浆,每瓶装 20 mL,混匀,倾注平板。

二十九、庖肉培养基

成分:牛肉渣、牛肉浸液(pH 7.6)。

制备:将制备牛肉浸液剩下的肉渣用蒸馏水冲洗几次,使上浮的油漂走,将肉渣挤干,装于小试管中高度约为 1.5 cm。然后加入牛肉浸液超过肉渣约 1.5 cm,加入一层熔化的凡士林封住液面。经 103.4 kPa 灭菌 15 min 后备用。

三十、罗氏培养基

用于结核分枝杆菌的分离培养。

成分:磷酸二氢钾	0.96 g
七水硫酸镁	0.048 g
柠檬酸镁	0.12 g
天门冬素	0.72 g
中性甘油	2.4 mL
蒸馏水	120 mL
马铃薯粉	6.0 g
新鲜鸡蛋	6～8 个(约 200 mL)
1%孔雀绿水溶液	8 mL

制备:将上述各成分(除鸡蛋与孔雀绿水溶液)混合,置于水浴中加热溶解,并不断搅动,使其成糊状,待冷却至 65 ℃左右,加入鸡蛋液及 1%孔雀绿水溶液,混合,分装于无菌试管中,每管装 5～6 mL,制成斜面,连续三次间歇灭菌,冷藏备用。

三十一、柠檬酸盐琼脂培养基

用于能利用柠檬酸盐细菌的鉴别试验。

成分:七水硫酸镁	0.2 g
氯化钠	5 g
柠檬酸钠	5 g
磷酸二氢铵	1 g
磷酸氢二钾	1 g
琼脂	18～20 g
10 g/L 溴麝香草酚蓝溶液	10 mL

制备:加入 800 mL 蒸馏水溶解盐类物质,用氢氧化钠水溶液调节 pH 至 6.8～7.0,再加琼脂和指示剂,定容至 1000 mL,加热溶解,混合均匀后分装于试管中,经 103.43 kPa 湿热灭菌 15 min 后备用。

三十二、醋酸铅琼脂培养基

成分:营养琼脂	100 mL

10％硫代硫酸钠溶液（新配）	2.5 mL
10％醋酸铅溶液	3 mL

制备：将上述各成分高压蒸汽灭菌后，待琼脂冷却至 60 ℃左右时，依次加入 10％硫代硫酸钠溶液、10％醋酸铅溶液，混合均匀，分装即可。

三十三、尿素培养基

成分：蛋白胨	1 g
磷酸二氢钾	2 g
葡萄糖	1 g
2 g/L 酚红溶液	6 mL
氯化钠	5 g
尿素	20 g

制备：先配制 40％尿素溶液，抽滤除菌备用。定量称取上述其他成分，加入蒸馏水 800 mL 溶解，用氢氧化钠水溶液调节 pH 至 6.8～7.0，加蒸馏水定容至 1000 mL。经 68.95 kPa（115 ℃）湿热灭菌 15 min，待冷却至 55 ℃左右，加入已过滤除菌的 40％尿素溶液，混匀后分装于试管中备用。

三十四、明胶培养基

成分：牛肉膏	3 g
蛋白胨	5 g
明胶	120 g

制备：加入蒸馏水至 1000 mL，将上述成分在水浴锅中不断搅拌，使其充分熔化，调节 pH 至7.2～7.6，过滤，分装于试管中。经 68.95 kPa 湿热灭菌 12 min，置于冷水中迅速冷却，凝固后置于冰箱中备用。

三十五、M-H 液体培养基

成分：牛肉浸粉	5 g
酪蛋白水解物	17.5 g
淀粉	1.5 g

制备：定量称取上述成分，加入蒸馏水至 1000 mL，加热煮沸溶解后分装，103.43 kPa 湿热灭菌 15 min 后备用。

三十六、M-H 固体培养基

成分：牛肉浸粉	5 g
酪蛋白水解物	17.5 g
淀粉	1.5 g
琼脂	20 g

制备：定量称取上述成分，加入蒸馏水至 1000 mL，加热煮沸溶解后分装，103.43 kPa 湿热灭菌 15 min 后备用。

三十七、柯氏(Korthof)培养基

用于培养钩端螺旋体。

成分：蛋白胨	0.4 g

氯化钠	0.7 g
氯化钾	0.02 g
碳酸氢钠	0.01 g
氯化钙	0.02 g
磷酸二氢钾	0.09 g
磷酸氢二钠	0.48 g
无菌兔血清	40 mL
蒸馏水	500 mL

制备:定量称取蛋白胨、氯化钠、氯化钾、碳酸氢钠、氯化钙、磷酸二氢钾、磷酸氢二钠,加入蒸馏水中,加热溶解。调节 pH 至 7.2,103.4 kPa 灭菌 15 min。待冷却后,加入无菌兔血清,制成 8% 血清溶液,然后分装于试管中,每管装 5～10 mL,56 ℃ 水浴灭活 1 h 后备用。

三十八、支原体琼脂平板

用于分离支原体。

成分:牛心(去脂绞碎)	250 g
氯化钠	5 g
胰蛋白酶	2.5 g
酵母浸膏	1 g
蛋白胨	10 g
琼脂粉	14 g
无菌小牛血清	20 mL
25% 鲜酵母浸出液	10 mL
1% 醋酸铊溶液	2.5 mL
20 万 U/mL 青霉素	0.5 mL
5 mL/L 两性霉素	0.1 mL
蒸馏水	1000 mL

制备:①牛心浸液制备:取去脂绞碎牛心 250 g,氯化钠 5 g 和蒸馏水 900 mL 混合。另取胰蛋白酶 2.5 g,溶解于 100 mL 0.5% 氯化钠溶液中,然后和上述牛心液混合。置于 50～60 ℃ 水浴消化 2 h,中间不断搅拌。消化后用双层纱布过滤,滤液煮沸 5 min。然后加酵母浸膏 1 g 混匀。冷却后,用氢氧化钠水溶液调节 pH 至 8.0,分装于三角瓶中,103.4 kPa 灭菌 15 min,备用。②支原体琼脂平板:定量称取蛋白胨和琼脂粉,与上述 1000 mL 牛心浸液混合,加热溶解。用脱脂棉过滤,分装于三角瓶中,每瓶装 200 mL。103.4 kPa 灭菌 15 min,备用。用前使琼脂熔化,待冷至 60 ℃ 左右,以无菌操作,每瓶内加入无菌小牛血清 4 mL、25% 鲜酵母浸出液 2 mL、1% 醋酸铊溶液 0.5 mL、青霉素溶液 0.1 mL、两性霉素 0.02 mL,充分混匀后,倾注无菌平皿。

三十九、解脲脲原体培养基

用于解脲脲原体脲酶试验。

成分:牛心浸液	74 mL
马血清	10 mL
10% 酵母浸液	5 mL
10% 尿素溶液	10 mL
0.2% 酚红溶液	1 mL

青霉素 适量

制备:将牛心浸液、马血清、10％酵母浸液、10％尿素溶液、0.2％酚红溶液、青霉素混合,用氢氧化钠水溶液调节 pH 至 6.0 左右,过滤除菌。分装至无菌试管中,每管 5 mL,4 ℃保存备用。

四十、沙氏培养基(Sabouraud's medium)

成分:葡萄糖(或麦芽糖) 4 g
蛋白胨 1 g
琼脂 1.8 g
蒸馏水 100 mL

制备:将以上成分混合,加热溶解,分装。经 121 ℃高压蒸汽灭菌 20 min 后,制成斜面。

四十一、玉米粉琼脂培养基

用于白假丝酵母菌培养后形成厚膜孢子的观察。

成分:玉米粉 20 g
琼脂 10 g
蒸馏水 500 mL

制备:定量称取玉米粉加入 250 mL 蒸馏水中,65 ℃加热 30 min,然后用多层纱布或脱脂棉过滤。定量称取琼脂加入另外 250 mL 蒸馏水中,加热溶解后,将二者混合,分装于小三角瓶或大试管中。经 103.4 kPa 灭菌 15 min,取出备用。

如果加 5 mL 吐温-80 后,再定容和灭菌,即配制成含 1％吐温-80 的玉米粉吐温-80 琼脂培养基。

附录C　常用试剂和染色液的配制

▶▶　▶

一、病原生物学实验室常用试剂、染色液

（一）常用消毒液的配制及用途

1.75％乙醇溶液

配制方法:95％乙醇 75 mL,加蒸馏水至 95 mL;或无水乙醇 50 mL,加蒸馏水至 100 mL。配制后必须密闭保存以免乙醇挥发。

用途:用于皮肤、工具、设备、容器、房间表面的消毒,与碘伏、氯己定(洗必泰)等消毒液有增效和协同作用。不能杀死芽胞,一般进人体内的器械等物品不宜用乙醇浸泡消毒。

2.碘酊(碘酒)与碘伏

1）碘酊(碘酒)

配制方法:先将碘化钾 15 g 溶于 20 mL 蒸馏水中,然后加入碘 20 g,95％乙醇 500 mL,加蒸馏水至 1000 mL,混匀,存放于密闭的棕色玻璃瓶中。

2）碘伏

配制方法:将 1 g 聚乙烯吡咯烷酮碘(PVP-Ⅰ)溶于蒸馏水中,混匀,并加蒸馏水至 100 mL。

用途:碘伏是一种广谱杀菌剂,可杀死细菌、芽胞、真菌、病毒等,且杀菌速度快,常用于皮肤消毒及表面化脓性感染的治疗。皮肤经碘酒涂抹后,需用 75％乙醇脱碘;而碘伏消毒后可不脱碘。碘伏也可用于手术器械的浸泡或擦拭消毒,以及物体表面的喷雾或擦拭消毒。

3.0.5％过氧乙酸

配制方法:过氧乙酸 5 mL,加蒸馏水至 1000 mL。

用途:用于地面的喷雾消毒和物品的浸泡消毒,其消毒能力强,可杀死芽胞。

4.0.1％(0.3％)苯扎溴铵(新洁尔灭)消毒液

配制方法:苯扎溴铵 1 mL(3 mL),加蒸馏水至 1000 mL。

用途:用于皮肤、工具、设备、容器、房间,具有清洁、消毒的作用。苯扎溴铵溶液与肥皂等阴离子表面活性剂有配伍禁忌,易失去杀菌效力,所以用肥皂洗手后必须冲洗干净,再用苯扎溴铵消毒。

5.3％(5％)甲酚皂消毒液(来苏儿)

配制方法:取 3 mL(5 mL)甲酚皂原液,加蒸馏水 97 mL(95 mL),搅拌均匀。

用途:消毒皮肤、工作台面及用具等,也可用稍高浓度清洁地面。

6.甲醛(福尔马林)

使用方法:以浓度为 37％～40％甲醛原液与高锰酸钾放在同一容器中混合熏蒸,用量为每立方米用甲醛 10 mL,高锰酸钾 5 g 左右;或直接倒入蒸发皿中加热蒸发。

用途:甲醛通过产生气体对细菌、芽胞、真菌等多种微生物起到杀灭作用,常用于周围环境或密闭房间的消毒。

7.2％碱性戊二醛

配制方法:在 2％(体积分数)戊二醛水溶液中加入 0.3％(质量分数)碳酸氢钠,调节 pH

至 7.5～8.5,另加入 0.5％亚硝酸钠可防腐和增效。

用途:对金属器械、橡胶、塑料管、塑料塞等浸泡灭菌(浸泡时间应在 30 min 以上)。

8.0.2％氯己定(洗必泰)

配制方法:取 0.2 g 氯己定(洗必泰),溶于蒸馏水中,混匀,并加蒸馏水至 1000 mL。

用途:外科医生的手消毒(浸泡 3 min)或烧伤创面的洗涤消毒。

(二)常用染色液、试剂的配制

1. 抗酸染色液

(1)石炭酸复红染色液(初染液):碱性复红乙醇饱和液(取碱性复红 4 g,溶于 100 mL 95％乙醇中)10 mL,5％石炭酸水溶液 90 mL,两液混匀即成。

(2)3％盐酸乙醇溶液(脱色液):浓盐酸 3 mL,95％乙醇 97 mL,两液混合即成。

(3)碱性美蓝染色液(复染液):美蓝乙醇饱和液(取美蓝 2 g,溶于 100 mL 95％乙醇中)30 mL,10％氢氧化钾溶液 0.1 mL,加入蒸馏水 100 mL 即成。

2. 革兰染色液

(1)结晶紫染色液(初染液):结晶紫乙醇饱和液(取结晶紫 4～8 g,溶于 100 mL 95％乙醇中)20 mL,1％草酸铵水溶液 80 mL,两液混合,静置 24 h 后过滤备用。

(2)卢戈氏碘液(媒染液):先将碘化钾 2 g 溶于约 2 mL 蒸馏水中,再加碘片 1 g,振摇溶解,最后加蒸馏水至 300 mL。装于磨口棕色滴瓶中备用,如变为浅黄色即不能使用。

(3)95％乙醇(脱色液)。

(4)石炭酸复红染色液(复染液):碱性复红乙醇饱和液 10 mL 加蒸馏水 90 mL 混匀即成。也可用沙黄染色液作为复染液(取 2.5％沙黄乙醇溶液 10 mL,加蒸馏水 90 mL 混合即成)。

3. 瑞氏染液

瑞氏染料	0.1 g
甲醇	60 mL
中性甘油	3 mL

将瑞氏染料 0.1 g 放入洁净的乳钵中研细,加入用量 1/5 的甲醇再研磨,待染料全部溶解后,倒入棕色瓶内,然后用其余甲醇将乳钵中的染料逐一洗入瓶内保存,并加入中性甘油 3 mL,防止染色时甲醇蒸发过快,同时可使细胞染色较清晰。将配制好的染色液置于棕色瓶中密封,室温存放,经常摇动,放置一周后过滤即可使用。此染液储存越久,染料溶解、分解就越好,一般储存 3 个月以上为佳。

4. 吉姆萨(Giemsa)染液

(1)原液:吉姆萨染料 0.5 g,中性甘油 33 mL,甲醇 33 mL。先将吉姆萨染料置于清洁研钵中,加少量中性甘油细细研磨,然后边加边研磨,至中性甘油加完为止,倒入棕色瓶内。55～60 ℃水浴 2～3 h 后溶解,再加入甲醇充分摇匀,保存备用。此染液放置越久,其染色效果越佳,临用时稀释成应用液。

(2)应用液:使用时,用 pH 6.8～7.0 磷酸缓冲液(0.85％生理盐水或蒸馏水)8 份,加吉姆萨染液原液 1 份配成应用液。

5. 瑞氏-吉姆萨染色液

瑞氏染液	5 mL
吉姆萨染液	1 mL
双蒸水(或 PBS)	6 mL

取瑞氏染液 5 mL,吉姆萨染液 1 mL,加双蒸水或 PBS(pH 6.4～7.0)6 mL 混匀,如有沉

淀生成,则重新配制。

6.异染颗粒染色液

1)奈瑟(Neisser)染色液

甲液:美蓝 100 mg 溶于 5 mL 无水乙醇后,加冰醋酸 5 mL、蒸馏水 100 mL,充分混合溶解,室温静置 24 h,过滤。

乙液:俾斯麦褐 1 g 溶于 10 mL 无水乙醇后,加蒸馏水至 500 mL,混匀溶解,过滤。

2)阿氏(Albert)染色液

甲液:甲苯胺蓝 0.15 g,孔雀绿 0.2 g,溶解于 2 mL 95% 乙醇中,再加入蒸馏水 100 mL 及冰醋酸 1 mL,静置 24 h 后过滤。

乙液:先将碘化钾 3 g 溶于 10 mL 蒸馏水中,再加碘 2 g,待溶解后加蒸馏水至 300 mL。

7.鞭毛染色液

甲液:过饱和明矾水溶液 2 mL,5% 石炭酸溶液 5 mL,20% 单宁酸 2 mL(加热溶解),混合后备用。

乙液:碱性复红乙醇饱和液或龙胆紫乙醇饱和液 1 mL。

使用前,将甲液 9 份、乙液 1 份混合后过滤,过滤后 3 天使用最佳。

8.螺旋体镀银染色液(Fontana 镀银染色)

(1)固定液:冰醋酸 1 mL,4% 甲醛溶液 2 mL,加蒸馏水至 100 mL。

(2)单宁酸媒染液:单宁酸 5 g,石炭酸 1 g,加蒸馏水至 100 mL。

(3)Fontana 银溶液:硝酸银 5 g,加蒸馏水至 100 mL。

临用前取 Fontana 银溶液 20 mL,逐滴加入 10% 氨水,至所产生的棕色沉淀物经摇动刚好能重新溶解为乳白色为止。如果此时溶液变澄清,再滴加硝酸银溶液数滴,直至溶液摇匀后仍显示轻度乳白色混浊带有荧光为止,避光保存,可稳定数周。

9.结核分枝杆菌荧光染色液

金胺染色液(1∶1000,含 5% 石炭酸溶液),1∶1000 高锰酸钾,碱性美蓝,3% 盐酸乙醇溶液。

10.L 型菌落染色液

美蓝 2.5 g,麦芽糖 10 g,碳酸钠 0.25 g,天青Ⅱ1.25 g,苯甲酸 0.25 g,蒸馏水 100 mL。

将上述成分混匀溶解,过滤后备用,该试剂长期稳定。

11.真菌乳酸酚棉蓝染色液

石炭酸(结晶)	20 g
甘油	40 mL
乳酸	20 mL
棉蓝	0.05 g
蒸馏水	20 mL

将石炭酸、乳酸、甘油溶解于蒸馏水中,可微加热促进溶解,最后再加入棉蓝,摇匀溶解,过滤备用。

12.0.5% 伊红 Y 染色液

伊红 Y	0.5 g
蒸馏水	100 mL

称取伊红 Y 0.5 g 溶解于 100 mL 蒸馏水中,放置 2 天后用滤纸过滤,取滤液供染色用。

13.台盼蓝(锥虫蓝)染色液

1)方法一

(1)4% 台盼蓝溶液:称取 4 g 台盼蓝(trypan blue),加少量蒸馏水研磨后,再加蒸馏水至

100 mL,用滤纸过滤,4 ℃保存。使用时,用 pH 7.3 PBS 将其稀释成 0.4% 台盼蓝溶液。

(2)染色与计数:制备细胞悬液,并做适当稀释(1×10^6/mL)。取 9 滴细胞悬液移入小试管中,加 1 滴 0.4% 台盼蓝溶液,混匀。在 3 min 内,用血细胞计数板分别计数活细胞和死细胞。

2)方法二

(1)2% 台盼蓝溶液:称取 2 g 台盼蓝,加少量蒸馏水研磨粉碎后,再加蒸馏水至 50 mL,离心取上清液。临用前,再加入 1.8% NaCl 溶液至 100 mL,即成 2% 台盼蓝工作液。

(2)染色与计数:将 1 滴细胞悬液与 2 滴 2% 台盼蓝工作液混合后,滴入血细胞计数板。

(3)结果观察:显微镜下观察,死细胞被染成浅蓝色,而活细胞不着色。根据下列公式计算活细胞率。

$$活细胞率(\%) = \frac{活细胞总数}{活细胞总数 + 死细胞总数} \times 100\%$$

3)注意事项

(1)用台盼蓝溶液染细胞时,时间不宜过长,否则部分活细胞也会着色,干扰细胞计数。

(2)染色液存放过久易产生沉淀,故应新鲜配制使用。

14. 中性红染色液

称取中性红 0.1 g,氯化钠 0.85 g,加入 100 mL 去离子水中,使其溶解,经 55.16 kPa 灭菌 20 min,分装,室温或 4 ℃保存。

中性红为红色粉末状,微带碱性,是一种细胞核的活体染料,渗透力强,无毒。通常配成 0.01%～1% 水溶液,用于原虫与蠕虫幼虫期等标本的染色。本染色液在碱性溶液中呈黄色,在弱酸性溶液中呈红色,在强酸性溶液中呈蓝色。

15. 3.8% 柠檬酸钠抗凝剂

取柠檬酸钠 3.8 g,蒸馏水 100 mL,混合摇匀,高压蒸汽灭菌后备用。此抗凝剂 1 mL 抗凝 5 mL 血液。

16. 1% 肝素溶液

取肝素 1 g,蒸馏水 100 mL,混合摇匀,每管分装 0.2 mL,经 100 ℃烘干备用。抗凝量为每管 10～15 mL。市售肝素多为钠盐溶液,每毫升含肝素 12500 IU,相当于 125 mg。

17. 家兔血浆

取 3.8% 柠檬酸钠溶液 1 mL,加动物全血 4 mL,混匀。先于注射器中吸入所需量的无菌 3.8% 的柠檬酸钠溶液,再吸取动物血,立即混匀。注入无菌试管中,离心取上清液备用。

18. 10% 脱氧胆酸钠溶液

取 10 g 脱氧胆酸钠,加入 100 mL 蒸馏水,混匀即成。

19. 氧化酶试剂

取盐酸对苯二胺 0.5 g,加入 50 mL 蒸馏水中,溶解后用滤纸过滤即成(1 周内使用)。

20. 柯氏试剂(靛基质试剂、吲哚试剂)

在 150 mL 丁醇或戊醇或异戊醇中加入对二甲基氨基苯甲醛 10 g,使其溶解,然后慢慢加入浓盐酸 50 mL,混匀即成。

21. V-P 试验试剂

甲液:5% α-萘酚乙醇溶液

乙液:40% KOH 溶液或 40% NaOH 溶液。

22. 甲基红试剂

取甲基红 0.04 g,溶解于 60 mL 95% 乙醇中,再加入蒸馏水 40 mL,混合,摇匀即成。

23. 1.6%溴甲酚紫乙醇溶液

取溴甲酚紫 1.6 g 置于玛瑙钵中,加入少许 95% 乙醇,研磨使其全部溶解,然后用 95% 乙醇将溶液洗入烧杯中,并定容至 100 mL,盛入棕色瓶,盖严备用。

24. 0.5%溴麝香草酚蓝

取溴麝香草酚蓝 0.5 g 置于乳钵中,加入少许 95% 乙醇,研磨使其全部溶解,然后用 95% 乙醇将溶液洗入烧杯中,并定容至 100 mL,置于棕色玻瓶保存备用。

(三)洗液的配制及使用

1. 玻璃器皿洗液分弱液和强液两种,根据不同用途可自由选择

(1)低浓度:重铬酸钾　　　50 g

　　　　　浓硫酸　　　　100 mL

　　　　　自来水　　　　850 mL

(2)高浓度:重铬酸钾　　　40 g

　　　　　浓硫酸　　　　800 mL

　　　　　自来水　　　　160 mL

先将重铬酸钾加水混匀后加热搅拌至溶解,冷却(不能让重铬酸钾结晶析出),倒入较大的器皿(耐酸塑料或瓷钵等)内,将器皿放入冷水中,再将浓硫酸缓慢加入,边加边搅拌,注意防止液体外溢。配制好的洗液应呈酱色,无红色结晶物析出。

2. 注意事项

(1)配制好的洗液应存放于有盖的瓷、玻璃、耐酸塑料器皿内。需要浸泡的玻璃器皿一定要干燥。

(2)若用瓷桶大量配制,瓷桶内面必须没有掉瓷,以免强酸烧坏瓷桶。

(3)配制时切记不能把水加入浓硫酸内,以免因浓硫酸遇水瞬间产生大量的热量使水沸腾、体积膨胀而发生爆溅。

(4)如果洗液经过长期使用已呈黑色,表明已经失效,不宜再用。

(5)由于洗液有强腐蚀性,故操作时要特别注意,一般戴橡胶手套。

二、免疫学实验室常用试剂及配制

1. 0.1 mol/L 磷酸钾缓冲液

按附表 C-1 配制不同 pH 的 0.1 mol/L 磷酸钾缓冲液。

附表 C-1　磷酸钾缓冲液的配制

pH	1 mol/L K_2HPO_4 溶液/mL	1 mol/L KH_2PO_4 溶液/mL
5.8	8.5	91.5
6.0	13.2	86.8
6.2	19.2	80.8
6.4	27.8	72.2
6.6	38.1	61.9
6.8	49.7	50.3
7.0	61.5	38.5
7.2	71.7	28.3
7.4	80.2	19.8
7.6	86.6	13.4

pH	1 mol/L K_2HPO_4 溶液/mL	1 mol/L KH_2PO_4 溶液/mL
7.8	90.8	9.2
8.0	94.0	6.0

2. 0.2 mol/L 磷酸钠缓冲液(pH 7.4)

试剂: $NaH_2PO_4 \cdot 2H_2O$、$Na_2HPO_4 \cdot 12H_2O$。

配制方法:先配制 0.2 mol/L NaH_2PO_4 溶液和 0.2 mol/L Na_2HPO_4 溶液,两者按一定比例混合,即成 0.2 mol/L 磷酸钠缓冲液。也可根据需要,配制不同浓度和 pH 的磷酸钠缓冲液(附表 C-2)。

(1) 0.2 mol/L NaH_2PO_4 溶液:称取 $NaH_2PO_4 \cdot 2H_2O$ 34.8 g,加蒸馏水溶解并稀释至 1000 mL。

(2) 0.2 mol/L Na_2HPO_4 溶液:称取 $Na_2HPO_4 \cdot 12H_2O$ 71.632 g,加蒸馏水溶解并稀释至 1000 mL。

(3) 0.2 mol/L 磷酸钠缓冲液(pH 7.4)的配制:取 19 mL 0.2 mol/L 的 NaH_2PO_4 溶液和 81 mL 0.2 mol/L 的 Na_2HPO_4 溶液,充分混合即为 0.2 mol/L 磷酸钠缓冲液(pH 7.4)。若 pH 偏高或偏低,可通过改变两者的比例来加以调整,室温保存即可。

附表 C-2 磷酸钠缓冲液的配制

pH	0.2 mol/L NaH_2PO_4 溶液/mL	0.2 mol/L Na_2HPO_4 溶液/mL
5.7	93.5	6.5
5.8	92.0	8.0
5.9	90.0	10.0
6.0	87.7	12.3
6.1	85.0	15.0
6.2	81.5	18.5
6.3	77.5	22.5
6.4	73.5	26.5
6.5	68.5	31.5
6.6	62.5	37.5
6.7	56.5	43.5
6.8	51.0	49.0
6.9	45.0	55.0
7.0	39.0	61.0
7.1	33.0	67.0
7.2	28.0	72.0
7.3	23.0	77.0
7.4	19.0	81.0
7.5	16.0	84.0
7.6	13.0	87.0
7.7	10.5	89.5

pH	0.2 mol/L NaH$_2$PO$_4$ 溶液/mL	0.2 mol/L Na$_2$HPO$_4$ 溶液/mL
7.8	8.5	91.5
7.9	7.0	93.0
8.0	5.3	94.7

3. 0.01 mol/L 磷酸钠生理盐水缓冲液

0.2 mol/L 磷酸钠缓冲液   50 mL

氯化钠   8.5~9 g(约 0.15 mol/L)

配制方法:取氯化钠 8.5~9 g 及 0.2 mol/L 磷酸钠缓冲液 50 mL,加入 1000 mL 的容量瓶中,最后加蒸馏水定容至 1000 mL,充分摇匀即可。若配制 0.02 mol/L 磷酸钠生理盐水缓冲液,则磷酸钠缓冲液的量加倍即可,以此类推。

说明:磷酸盐缓冲液、磷酸钠生理盐水缓冲液是免疫细胞化学实验中最为常用的缓冲液,0.01 mol/L 磷酸钠生理盐水缓冲液主要用于漂洗组织标本、稀释血清等,其 pH 应在 7.25~7.35,否则需要调整。0.1 mol/L 磷酸盐缓冲液常用于配制固定液等。一般情况下,0.2 mol/L 磷酸盐缓冲液 pH 稍高些,配制 0.01 mol/L 磷酸钠生理盐水缓冲液时,pH 常可达到要求,若需调整 pH,通常也是调磷酸盐缓冲液的 pH。

4. 0.015 mol/L 磷酸钠生理盐水缓冲液(pH 7.2)

0.2 mol/L 磷酸钠缓冲液   75 mL

氯化钠   8.5~9 g(约 0.15 mol/L)

配制方法:取氯化钠 8.5~9 g 及 0.2 mol/L 的磷酸钠缓冲液 75 mL,加入 1000 mL 的容量瓶中,最后加蒸馏水定容至 1000 mL,充分摇匀即可。

5. 0.05 mol/L 巴比妥缓冲液(pH 8.6)

巴比妥   1.84 g

巴比妥钠   10.3 g

配制方法:将上述成分溶于适量蒸馏水中,再加蒸馏水定容至 1000 mL,调节 pH 至 8.6,即得。

6. 巴比妥缓冲液(pH 7.4)

(1)储存液:取氯化钠 85 g,巴比妥 5.75 g,巴比妥钠 3.75 g,氯化镁 1.017 g,无水氯化钙 0.166 g,逐一加至热蒸馏水中,溶解冷却后,加蒸馏水至 2000 mL,过滤,4 ℃冰箱内保存备用。

(2)应用液:储存液 1 份加蒸馏水 4 份,当日配用。

7. 0.1 mol/L 硼酸缓冲液(pH 8.4)

取十水合四硼酸钠(Na$_2$B$_4$O$_7$ · 10H$_2$O)4.29 g,硼酸(H$_3$BO$_3$)3.4 g,加蒸馏水溶解并稀释至 1000 mL,用 G3 或 G4 玻璃滤器过滤。

8. 0.2 mol/L 醋酸-醋酸钠(HAC-NaAC)缓冲液

取醋酸 11.6 mL,加蒸馏水稀释至 1000 mL 即得 0.2 mol/L 醋酸。取无水醋酸钠 16.4 g,加蒸馏水溶解并稀释至 1000 mL 即得 0.2 mol/L 醋酸钠溶液。取 0.2 mol/L 醋酸和 0.2 mol/L 醋酸钠溶液按比例混合可得到不同 pH 的醋酸-醋酸钠缓冲液(附表 C-3)。

附表 C-3 醋酸-醋酸钠缓冲液的配制

pH	0.2 mol/L 醋酸/mL	0.2 mol/L 醋酸钠溶液/mL
3.6	46.3	3.7
3.8	44.0	6.0

续表

pH	0.2 mol/L 醋酸/mL	0.2 mol/L 醋酸钠溶液/mL
4.0	41.0	9.0
4.2	36.8	13.2
4.4	30.5	19.5
4.6	25.5	24.5
4.8	20.0	30.0
5.0	14.8	35.2
5.2	10.5	39.5
5.4	8.8	41.2
5.6	4.8	45.2

9. TMB 显色液的配制及使用

TMB 即四甲基联苯胺(tetramethyl benzidine)是一种脂溶性较强的基团,因此容易进入细胞与细胞器中的 HRP(辣根过氧化物酶)反应,且由于这种高度的脂溶性,使其易形成多聚体,在 HRP 活性部位产生粗大的、深蓝色沉淀物,这使得 TMB 成为免疫组化实验中的一种很好的发色团,同时反应产物使 HRP 活性部位更加暴露,有利于酶促反应进行。TMB 的反应产物为深蓝色,利于光学显微镜观察,且反应产物越聚越大,常超出单个细胞器的范围(而二氨基联苯胺则被限制在其内),故 TMB 反应的检测阈较低。由于上述优点,目前 TMB 常用于光学显微镜及超微结构水平的 HRP 的研究。需要注意的是 TMB 显色液中的 A 液和 B 液应在 2 h 内新鲜配制。另外,TMB 是一种较强的皮肤刺激剂,并可能致癌,使用时应戴手套及在通风条件下操作。

1)试剂 TMB、盐酸、亚硝基铁氰化钾、无水乙醇等。

2)配制方法

(1)醋酸盐缓冲液:取 1 mol/L 盐酸 190 mL 加入 400 mL 1 mol/L 醋酸钠溶液中混匀,再加蒸馏水稀释至 1000 mL,用醋酸或氢氧化钠溶液将 pH 调至 3.3。

(2)A 液:取上述缓冲液 5 mL,溶解 100 mg 亚硝基铁氰化钾,加蒸馏水 92.5 mL 混合。

(3)B 液:取 TMB 5 mg 加入 2.5 mL 无水乙醇中,可加热至 37~40 ℃,直到 TMB 完全溶解。

(4)孵育液:放入标本前数秒,取 2.5 mL B 液及 97.5 mL A 液于试管中充分混合(液体在 20 min 内应保持清亮的黄绿色,否则可能已被污染)。酶反应时,加入终浓度为 0.005% 的过氧化氢。

(5)主要显色步骤:组织标本在蒸馏水(或磷酸盐生理盐水缓冲液)中漂洗数次(每次 10~15 min)后放入未加过氧化氢的孵育液中作用 20 min(19~30 ℃),然后向孵育液中加入过氧化氢(每 100 mL 孵育液中加 0.3% 过氧化氢 1~5 mL)继续孵育 20 min 左右(19~23 ℃),捞出标本漂洗数次(共 30 min 左右)。在 0~4 ℃条件下可在漂洗液放置 4 h,直至贴片、脱水、封片。也可在贴片前在 1% 中性红染色液中负染 2~3 min,也可在 1% 派诺宁(pH 3.3~3.5)中负染 5 min 后贴片、脱水、封片。

10. Alsever 液(阿氏液)

常用于保存红细胞。

葡萄糖	2.05 g
柠檬酸钠	0.8 g

| 柠檬酸 | 0.055 g |
| 氯化钠 | 0.42 g |

加去离子水或双蒸水至 100 mL。

配制好后 113 ℃高压蒸汽灭菌 20 min,置于 4 ℃冰箱内保存备用。血细胞与 Alsever 液的比例为 1∶2～1∶1。

11. Hank's 液

原液甲:氯化钠	160 g
氯化钾	8 g
七水硫酸镁	2 g
六水氯化镁	2 g

上述试剂按顺序溶于 800 mL 双蒸水中。

| 氯化钙 | 2 g |
| 双蒸水 | 100 mL |

上述两液混合,加双蒸水至 1000 mL,再加入 2 mL 氯仿做防腐剂,保存于 4 ℃。

原液乙:磷酸氢二钠	3.04 g
磷酸二氢钾	1.2 g
葡萄糖	20 g

上述试剂按顺序溶于 800 mL 双蒸水中。

将 100 mL 0.4%酚红溶液加到上述溶液中,加双蒸水至 1000 mL,再加入 2 mL 氯仿作为防腐剂,保存于 4 ℃。

应用液:原液甲	1 份
原液乙	1 份
双蒸水	18 份

于 115 ℃高压蒸汽灭菌 10 min,4 ℃保存一个月。用前用 5.6%碳酸氢钠溶液调节 pH 至 7.2～7.4,根据需要加青链霉素。

12. 无 Ca^{2+}、Mg^{2+} Hank's 液(D-Hank's 液)

氯化钠	8 g
氯化钾	0.4 g
磷酸氢二钠	0.152 g
磷酸二氢钾	0.06 g
碳酸氢钠	0.175 g
葡萄糖	1 g

加蒸馏水 1000 mL,溶解后于 115 ℃灭菌 10 min,置于室温或 4 ℃保存。使用前用 5.6%碳酸氢钠溶液调节 pH 至 7.2～7.4,根据需要加青链霉素。

13. 氨基黑染色液

氨基黑	1 g
1 mol/L 醋酸	500 mL
0.1 mol/L 醋酸钠溶液	500 mL

将染料溶解在醋酸中,然后加入醋酸钠溶液。

14. 1%酚红

取 1 g 酚红置于研钵中,分批加入 1 mol/L 氢氧化钠溶液研磨,直至酚红溶解,所得染色液都移入容量瓶中,氢氧化钠溶液的用量不能超过 7 mL。加双蒸水至 100 mL,过滤,置于室温或 4 ℃保存。

15.1 mol/L 盐酸

取相对密度为 1.19 的盐酸 8.3 mL,加蒸馏水稀释成 100 mL。

16.1 mol/L 氢氧化钠溶液

取化学纯氢氧化钠 40 g 溶于 1000 mL 蒸馏水中。

17. DAB(二氨基联苯胺)显色液

DAB	50 mg
0.05 mol/L Tris 缓冲液(TB)	100 mL
30%过氧化氢	30~40 μL

配制方法:先以少量 0.05 mol/L TB(pH 7.6)溶解 DAB,然后加入余量 TB,充分摇匀,使 DAB 终浓度为 0.05%,过滤后显色前加入 30%过氧化氢 30~40 μL,使其终浓度为 0.01%。

DAB 显色液主要用于免疫过氧化物酶法(如酶标法、PAP 法等),其终产物可直接在光学显微镜下观察,也可经四氧化锇(OsO_4)处理后,增加反应产物的电子密度,用电子显微镜观察。

注意事项:①DAB 溶解要完全,否则未溶解的颗粒沉积于标本上影响观察。②DAB 浓度不宜过高,否则显色液呈棕色,增加背景染色。③DAB 有致癌作用,操作时应戴手套,尽量避免与皮肤接触,用后及时彻底冲洗。接触 DAB 的实验用品最好经洗液浸泡 24 h 后使用。

18.0.5 mol/L Tris- HCl 缓冲液(pH 7.6)

Tris(三羟甲基氨基甲烷)	60.57 g
1 mol/L 盐酸	420 mL
重蒸水	1000 mL

配制方法:先以少量重蒸水(300~500 mL)溶解 Tris,加入盐酸后,用 1 mol/L 的盐酸或 1 mol/L 的氢氧化钠溶液将 pH 调至 7.6,最后加重蒸水至 1000 mL。此液为储备液,于 4 ℃冰箱中保存。免疫细胞化学中常用的 Tris-HCl 缓冲液浓度为 0.05 mol/L,用时稀释 10 倍即可。

说明:该液主要用于配制 Tris 缓冲生理盐水(TBS)、DAB 显色液。

19.0.05 mol/L Tris-HCl 缓冲液(pH 7.19~9.10)

按附表 C-4 配制不同 pH 的 Tris-HCl 缓冲液。

附表 C-4　Tris-HCl 缓冲液的配制

pH	0.2 mol/L Tris/mL	0.2 mol/L HCl/mL	H_2O
7.19	10.0	18.0	12.0
7.36	10.0	17.0	13.0
7.54	10.0	16.0	14.0
7.66	10.0	15.0	15.0
7.77	10.0	14.0	16.0
7.87	10.0	13.0	17.0
7.96	10.0	12.0	18.0
8.05	10.0	11.0	19.0
8.14	10.0	10.0	20.0
8.23	10.0	9.0	21.0
8.32	10.0	8.0	22.0
8.41	10.0	7.0	23.0

续表

pH	0.2 mol/L Tris/mL	0.2 mol/L HCl/mL	H_2O
8.51	10.0	6.0	24.0
8.62	10.0	5.0	25.0
8.74	10.0	4.0	26.0
8.92	10.0	3.0	27.0
9.10	10.0	2.0	28.0

20. 聚蔗糖-泛影葡胺分层液(相对密度 1.077±0.001)

(1)用双蒸水将 400 g/L 葡聚糖溶液或干粉配制成 60 g/L 溶液,其相对密度为 1.020。

(2)用生理盐水将 600 g/L 或 750 g/L 泛影葡胺配制成 340 g/L 溶液,其相对密度为 1.200。

(3)取 2 份 60 g/L 葡聚糖溶液与 1 份 340 g/L 泛影葡胺溶液混合,pH 应为 7.2~7.4,若溶液偏酸性,可用碳酸氢钠调节 pH。

(4)用波美比重计测相对密度应为 1.077±0.001,如超出 1.078,用 60 g/L 葡聚糖溶液调节,如低于 1.076,用 340 g/L 泛影葡胺溶液调节。

(5)过滤除菌,或 112 ℃灭菌 15 min。置于 4 ℃保存备用,一般可保存 3 个月。

21. 肝素抗凝剂

取肝素,用 Hank's 液(或其他溶剂)稀释至终浓度为 250U/mL,112 ℃灭菌 15 min(或 115 ℃灭菌 10 min)后分装,−20 ℃保存。用时按每毫升血液加 0.1~0.2 mL 肝素抗凝,或按实验要求浓度配制、使用。

22. 酶联免疫吸附试验(ELISA)常用溶液

(1)包被液:0.05 mol/L 碳酸盐缓冲液(pH 9.6),$NaHCO_3$ 0.29 g,Na_2CO_3 0.16 g,NaN_3 0.02 g,蒸馏水 100 mL,4 ℃保存 2 周。

(2)稀释液:0.01 mol/L PBS-Tween 20 (pH 7.4),NaCl 8 g,KH_2PO_4 0.24 g,KCl 0.2 g,$Na_2HPO_4 \cdot 12H_2O$ 2.9 g,NaN_3 0.2 g,蒸馏水 1000 mL,最后加 Tween 20 0.5 mL,4 ℃保存,临用前加 5%~10%小牛血清。

(3)洗涤液:0.02 mol/L Tris-HCl-Tween 20 (pH 7.4),Tris 2.42 g,1 mol/L HCl 13 mL,Tween 20 0.5 mL,加蒸馏水至 1000 mL。

(4)底物(邻苯二胺,OPD)稀释液:磷酸盐-柠檬酸缓冲液(pH 5.0),柠檬酸(19.2 g/L,0.1 mol/L)24.3 mL,$Na_2HPO_4 \cdot 12H_2O$(71.7 g/L,0.2 mol/L)25.7 mL,加蒸馏水至 100 mL,4 ℃存放备用。

(5)OPD 溶液(临用前配制):取底物稀释液 100 mL,加入 OPD 40 mg,30% H_2O_2 0.15 mL,储存于棕色瓶中,避光保存。

(6)终止液:2 mol/L H_2SO_4。

23. 传代细胞培养常用溶液

(1)洗涤液:0.01 mol/L PBS(pH 7.2)、Hank's 液、D-Hank's 液。

(2)消化液:胰酶-EDTA,1%胰酶 5 mL,1%EDTA 2 mL,0.01 mol/L PBS 加至 100 mL。

(3)生长液:

①MEM 培养液:MEM 88 mL,小牛血清 10 mL,双抗液 1 ml,3%谷氨酰胺 1 mL,用 $NaHCO_3$ 溶液调节 pH 至 7.2。

②RPMI 1640 培养液:1640 培养基 10.4 g,溶于 1000 mL 双蒸水中,过滤除菌后分装,存

放于－30 ℃冰箱中备用。临用前加入 10％的小牛血清及青霉素 100 U/mL、链霉素 100 μg/mL，L-谷氨酰胺 50 mg，并用 60 g/L NaHCO₃溶液调节 pH 至 7.2～7.6。

（4）维持液：MEM 93 mL，小牛血清 5 mL，3％谷氨酰胺 1 mL，双抗液 1 mL，用 NaHCO₃溶液调节 pH 至 7.2。也可用含 2％～5％小牛血清 RPMI 1640 培养液作为维持液。

（5）0.25％胰酶：胰酶 0.25 g，Hank's 液 100 mL，置于 37 ℃水浴使其完全溶解，过滤除菌，分装，低温保存。

（6）1％EDTA：EDTA 1 g，NaCl 0.8 g，KCl 0.02 g，Na₂HPO₄ 0.115 g，KH₂PO₄ 0.02 g，葡萄糖 0.02 g，双蒸水 100 mL，溶解后分装，115 ℃灭菌 15 min，置于 4 ℃冰箱备用。常用的工作浓度为 0.02％。

（7）双抗液：①青霉素液：青霉素 120 万单位，加无菌双蒸水 60 mL。②链霉素液：链霉素 1 g，加无菌双蒸水 50 mL。取两种液体各 50 mL 混合，分装，低温保存。

三、寄生虫学实验室常用试剂、染色液及染色方法

（一）常用的寄生虫标本固定液

寄生虫标本制作中配制固定液常用的药品有甲醛、甲醇、乙醇、苦味酸、氯化汞和乙酸等。固定液有单纯固定液和复合固定液两种。单纯固定液配制简便，但不能兼备各种药品的优点，因此应用较少。复合固定液由两种及以上的药品配制而成，可以发挥各种药品的优点，抵消各自的缺点，互补不足。例如乙酸可使细胞膨胀，而乙醇与苦味酸可使细胞收缩，两者若混合使用，就可抵消收缩和膨胀作用。

1. 单纯固定液

（1）甲醛：甲醛在常温下是一种具有强烈刺激性气味的无色液体，35％～40％甲醛水溶液称为福尔马林（formalin）。通常福尔马林呈酸性，可加入适量碳酸镁或碳酸钙中和成中性。甲醛具有强大的杀菌力，能保存标本使其不至于腐烂；渗透力较强，可硬化标本。缺点是用福尔马林浸泡过久的标本，其染色力往往减退。因此，标本染色时，固定后必须再用流水冲洗，然后置于 70％乙醇中保存。福尔马林固定和保存标本时，常用浓度为 5％～10％。配制时按本液浓度（40％甲醛）为 100％计算。如配制 10％福尔马林，以 10 mL 福尔马林加 90 mL 水即可；5 mL 福尔马林加 95 mL 水即得 5％福尔马林，其余类推。配制时用自来水或生理盐水均可。标本用福尔马林固定时间一般不少于 24 h。

（2）乙醇：为无色液体，具有固定、保存和硬化标本的性能，渗透力强。主要缺点是其吸收水分，使标本收缩。由于乙醇可使虫体或组织收缩、表面发硬，因而较难渗入组织深部，不宜固定大块组织。除了固定和保存虫体以外，乙醇还在制片过程中用来脱水。市售的乙醇浓度多为 95％，用于固定和保存虫体的各种不同浓度的乙醇溶液，均以 95％乙醇配制。固定虫体一般用 70％～100％的乙醇，固定时间为 24 h，固定完毕保存于 70％乙醇内。在乙醇中加入 5％甘油，则对标本更有利。固定微丝蚴厚涂片则需用纯乙醇，固定时间为 10～30 min（固定厚涂片标本需溶去血红蛋白）。

（3）甲醇：又名木醇，是一种易燃、有毒的无色液体。其固定性能与乙醇相同，主要用以固定血液涂片，固定时间为 1～3 min。固定完毕，不必冲洗即可染色。

（4）氯化汞：又称升汞，为白色结晶性粉末。有剧毒和腐蚀性，使用时应特别注意，勿与金属器械接触，以免与金属发生化学反应而影响标本。氯化汞对蛋白质具有很强的沉淀性能，渗透力强，能充分固定细胞核和细胞质，对虫体收缩较大，故常与乙酸混合使用。常用的为 5％浓度或其饱和水溶液。标本经过氯化汞溶液固定以后，内部产生一种沉淀，必须用碘酒（70％乙醇加碘液至黄色为度）浸泡，使其变成碘化汞溶于乙醇中，以便除去沉淀。饱和氯化汞水溶

液固定时间一般为 0.5～6 h。固定完毕,保存于 70％乙醇中。

（5）苦味酸:苦味酸是一种黄色结晶,无臭、味苦,受热易爆炸。为安全起见,最好预先配制成饱和水溶液备用。其溶解度因水温而不同,在冷水中的溶解度为 0.9％～1.2％。苦味酸能沉淀蛋白质,并与其结合形成苦味酸盐,对标本有收缩的缺点,但不至于过度硬化,标本固定后须用 70％乙醇冲洗。冲洗时,乙醇内若加少许碳酸锂则苦味酸黄色更易洗除。

（6）乙酸:乙酸为具有强烈酸味的无色液体,其浓度达 99.5％以上,当温度为 16.7 ℃时,即为无色结晶。在冬季使用时须加温溶解。它的渗透力强,能沉淀核蛋白,对染色质的固定效果好,但对组织有膨胀作用,一般不单独使用,而常与容易引起标本收缩的固定液混合使用。

（7）氯仿:氯仿是一种无色液体,与日光、空气接触后逐渐分解,生成极毒的光气,因此应装入有色的玻璃瓶中。氯仿挥发性大,具有麻醉作用。双翅目昆虫多以此药杀死固定。

2. 复合固定液

1）鲍氏（Bouin）固定液

饱和苦味酸水溶液	75 份
福尔马林	25 份
乙酸	5 份

固定时间 3～12 h 或过夜。固定完毕,用 50％或 70％乙醇冲洗,直至黄色脱除为止。若加少许碳酸锂,可缩短时间提高冲洗效能。本固定液不宜久藏,最好临用时配制。但苦味酸水溶液可预先配好备用。本固定液适用于一般小型蠕虫的固定。

2）劳氏（Looss）固定液

饱和氯化汞水溶液	100 mL
乙酸	2 mL

适用于固定小型吸虫,固定时间为 4～24 h,固定完毕,置于含碘液的 70％的乙醇中（70％乙醇中加入碘酒使成葡萄酒色为止）去除沉淀,再移入 70％的乙醇中 1～2 次,使碘化汞沉淀完全消失,最后保存于 70％的乙醇中。

3）布氏（Bless）固定液

70％乙醇	90 mL
福尔马林	7 mL
乙酸	3 mL

此液渗透力强,为昆虫幼虫的良好固定剂,也可用于固定小型吸虫和绦虫,效果较好。

4）绍丁（Schaudinn）固定液

氯化汞	80～90 g
95％乙醇	300 mL
乙酸	5 mL

（1）饱和氯化汞溶液:在 1000 mL 蒸馏水中加热溶解氯化汞 80～90 g。待溶液冷却（有过量的氯化汞结晶）后,过滤,装入有玻璃塞的瓶中备用。

（2）用 300 mL 95％乙醇和 15 mL 甘油混合 600 mL 的饱和氯化汞溶液储存备用。临用前,每 100 mL 储存溶液中加 5 mL 乙酸。适用于固定肠原虫涂片,固定 10～60 min,固定完毕,用 50％或 70％乙醇换洗。再用碘酒或碘液除去升汞沉淀。该溶液配制后可长期保存。

5）硫柳汞碘福尔马林固定液（MIF）

甲醛（市售浓度 37％的甲醛溶液,稀释时按 100％计）	5 mL
消毒液（硫柳汞的酊液）	40 mL
甘油	1 mL
碘化钾（晶体）	10 g

碘（晶体）   5 g

（1）A溶液：混合甲醛5 mL、蒸馏水50 mL、消毒液40 mL和甘油1 mL，用棕色瓶储存。

（2）B溶液：在100 mL蒸馏水中加入碘化钾10 g和碘5 g，用有紧塞的棕色瓶储存。该溶液可保存数周。

（3）临用前混合18.6 mL A溶液和1.4 mL B溶液（如果混合过早，会有沉淀物形成）。

（4）注意事项：MIF为组合的保存液或可使粪便样品着色，在野外调查时特别有用。固定后即刻或几周甚至几个月后临时做的涂片可诊断肠道原虫、蠕虫卵和幼虫。但MIF应用时有严重不足。除经验丰富的实验人员外，在涂片检查中对特殊原虫的鉴别常有困难。MIF固定的标本在做永久染色涂片时需要用胶（清蛋白-甘油混合物）封片，并且在从MIF中移出时要小心，以免带出太多的液体。另外，固定液中的碘不稳定，对样品进行浓集时不安全。

6）乙醇和丙三醇固定液

丙三醇   5 mL

95％乙醇   70 mL

在70 mL 95％乙醇中加入5 mL丙三醇和25 mL蒸馏水，并摇匀。将溶液储存在有紧塞的瓶中备用。

7）乙醇、甲醛和乙酸固定液

甲醛（市售浓度37％的甲醛溶液，稀释按100％计）   10 mL

95％乙醇   50 mL

乙酸   5 mL

取混合甲醛10 mL、95％乙醇50 mL、乙酸5 mL和蒸馏水45 mL，混匀，储存备用。

（二）常用的医学寄生虫标本染色液及配制

用染色液将虫体染成深浅不同的颜色，以便观察虫体的形态和内部细微结构，达到鉴别虫体的目的。染色液由染料和某些化学药品配制而成，染料必须溶解于溶剂成为溶液才能染色，常用的溶剂有蒸馏水和乙醇。

1. 苏木精染色液

苏木精结晶   0.5 g

无水乙醇   5 mL

蒸馏水   100 mL

先将苏木精结晶溶解于无水乙醇中，再加蒸馏水稀释至0.5％水溶液。此溶液须充分氧化成熟后才能应用。成熟方法有3种：①将此溶液装入瓶内严密封盖，置于近窗口处在日光下暴晒3个月，每日振摇，可加速其氧化；②置于37 ℃恒温箱中3周或室温6～8周；③于此溶液内加入少许过氧化氢与同量滴数的苯酚（每150 mL此溶液各加8滴）煮沸1 h，2～3天后即可使用。

2. 哈氏（Harris）苏木精染色液

苏木精   1 g

无水乙醇   10 mL

明矾   20 g

蒸馏水   200 mL

氧化汞   0.5 g

先将苏木精溶解于无水乙醇中，另将明矾在蒸馏水中加热溶解。待明矾全部溶解后，再与苏木精乙醇溶液混合，继续搅拌至液体变为紫红色。加入氧化汞，当充分氧化后，继续加热3～5 min，当溶液变为深紫色，立即冷却液体，待液体恢复至室温后过滤备用。使用时再加入乙酸

（每 100 mL 溶液加 4 mL），可增强其染色力。本染色液可长久保存。

3. 酸性苏木精染色液

苏木精	2 g
95％乙醇	100 mL
蒸馏水	100 mL
甘油	100 mL
明矾	2 g
乙酸	12 mL

将苏木精与乙醇提前一天配制成苏木精乙醇溶液。将明矾溶解于蒸馏水中，慢慢滴入甘油与乙酸，两液混合后置于有光处暴晒，3 个月后即可应用。

4. 铁苏木精染色液

用于粪便内原虫的标本制作。

（1）绍丁（Schaudinn）固定液：见前"复合固定液"内容。

（2）2％铁明矾液：即 2％硫酸铁铵水溶液。硫酸铁铵 2 g，溶于 100 mL 蒸馏水中，临用前配制。

（3）苏木精染色液。

（4）碘酒：70％乙醇 100 mL，碘片 0.5 g。

5. 苏木精胭脂红染色液

胭脂红	1 g
蒸馏水	15 mL
盐酸	0.5 mL
乙酸	8 mL
95％乙醇明矾饱和液	72 mL
10％苏木精无水乙醇溶液	5 mL

先将蒸馏水放在小烧瓶中煮沸，依次加入胭脂红、盐酸，振荡混合，置于水浴锅中加热至胭脂红完全溶解为止。冷却后，再依次加入乙酸、95％乙醇明矾饱和液、10％苏木精无水乙醇溶液，摇匀过滤即可。

6. 卢戈氏（Lugol）碘液

碘化钾	10 g
碘晶体粉剂	5 g
蒸馏水	100 mL

在 100 mL 蒸馏水中溶解 10 g 碘化钾，加入 5 g 碘晶体直到溶液饱和（可能会有碘晶体溶解不完）。过滤后将液体装入有玻璃塞的瓶中。当红棕色消退时，需重新配制，一般保存 3～4 周；使用时，按 1 份卢戈氏碘液加 5 份蒸馏水的比例稀释。

7. 碘伊红染色液

（1）碘液：生理盐水	100 mL	
碘化钾	5 g	

将生理盐水和碘化钾混合后加碘至饱和。

（2）伊红液：伊红饱和溶于生理盐水中。

临用前将上述两种溶液等量混合。

8. 甲酚紫染色液

甲酚紫染色液又名焦油紫，0.1％甲酚紫水溶液适用于活体染色标本。染色时，将活体标本置于载玻片上，加本剂 1～2 滴，待虫体呈红色后，再加盖玻片，置于显微镜下观察。

NOTE

取焦油紫 0.1 g,蒸馏水 99 mL,1％乙酸 1 mL,混合配制而成。

9. 快速永久固定染色法染色液

丙酮	50 mL
乙酸	50 mL
甲醛	10 mL
邵氏液	890 mL
酸性复红	1.25 g
孔雀绿	0.5 g

将上述各试剂混合后,将此液保存于严密封闭的棕色瓶内备用。

10. 微丝蚴改良染色法(硼砂-美蓝染色法)及染色液

美蓝(亚甲蓝)	2 g
硼砂	3 g
蒸馏水	100 mL

(1)配制方法:取美蓝 2 g、硼砂 3 g 置于研钵内,边研磨边加水,待溶解后冲洗入瓶中,加蒸馏水 100 mL 配制成原液,过滤后放置备用。

(2)染色方法:染色时取原液 5 mL,加水配成 5％稀释液,染色 3～5 min,使血膜成天蓝色,然后用清水轻轻冲洗。本方法染色前可不必先溶血、固定。

附录 D 细胞培养常用试剂和培养液

1. 水

细胞培养用水必须非常纯净,不含有离子和其他杂质。需要用新鲜的双蒸水、三蒸水或纯净水。

2. 0.01 mol/L PBS

氯化钠	8 g
氯化钾	0.2 g
磷酸氢二钠	2.9 g
磷酸二氢钾	0.24 g

上述试剂充分溶解后,将溶液倒入容量瓶中准确定容至 1000 mL,摇匀,用盐酸或氢氧化钠调节 pH 到 7.4。

3. 0.25%胰蛋白酶-0.01% EDTA 溶液

胰酶	0.25 g
D-Hank's 液	100 mL
EDTA	0.01 g

用碳酸氢钠调节 pH 至 7.2~7.4,过滤除菌,分装成小瓶,-20 ℃保存备用。

4. 0.05%胰蛋白酶-0.02% EDTA 溶液

胰蛋白酶粉末(1∶250)	0.05 g
PBS	100 mL
EDTA	0.02 g

上述溶液经 0.22 μm 微孔滤膜过滤除菌,分装,-20 ℃保存。

5. 青链霉素溶液

所用纯净水(双蒸水)需要 121 ℃灭菌 20 min。具体操作均在超净工作台内完成。青霉素是每瓶 800000 U,用注射器加 4 mL 灭菌双蒸水。链霉素是每瓶 1000000 U,加 5 mL 灭菌双蒸水,即每毫升各为 200000 U。分装,-20 ℃保存。使用时加入培养液中,使青链霉素的最终浓度为 100 U/mL(每升溶液中加入 0.5 mL)。

6. RPMI 1640

1640(GIBICO,1 升/袋)	1 袋
双蒸水	1000 mL
HEPES(Sigma,99.5%)	5 g
碳酸氢钠	3 g
200000 U/mL 青链霉素	0.5 mL

使用前向 100 mL 培养液中加入 1 mL 谷氨酰胺溶液(4 ℃保存,2 周有效)。

7. 谷氨酰胺

合成培养基中都含有较大量的谷氨酰胺,其作用非常重要,细胞需要谷氨酰胺合成核酸和蛋白质,缺乏谷氨酰胺则导致细胞生长不良甚至死亡。在配制各种培养液中都应该补加一定量的谷氨酰胺。由于谷氨酰胺在溶液中很不稳定,4 ℃放置 1 周可分解 50%,故应单独配制,并置于 −20 ℃冰箱中保存,用前加入培养液中。加有谷氨酰胺的培养液在 4 ℃冰箱中储存 2 周以上时,应重新加入原来的谷氨酰胺。

一般培养液中谷氨酰胺的含量为 1～4 mmol/L。可以配制 0.2 mol/L 谷氨酰胺储存液,用时加入培养液。配制方法为取谷氨酰胺 2.922 g 溶于三蒸水中,充分搅拌溶解后,定容至 100 mL,过滤除菌,分装小瓶,−20 ℃保存。使用时 100 mL 培养液中加入 1 mL 谷氨酰胺储存液。

8. 灭活血清

细胞培养常用小牛血清(新生牛或胎牛血清),一般新买来的血清是无菌的,但要在 56 ℃水浴中灭活 30 min 后使用。

9. HEPES 溶液

HEPES 化学名全称为 4-(2-羟乙基)-1-哌嗪乙磺酸,对细胞无毒性作用。它是一种氢离子缓冲剂,缓冲能力强,能较长时间维持恒定的 pH 范围。使用终浓度为 10～50 mmol/L,一般培养液内含 20 mmol/L HEPES 即可达到缓冲能力。1 mol/L HEPES 缓冲液配制方法为取 HEPES 238.3 g,加入三蒸水定容至 1 L,0.22 μm 微孔滤膜过滤除菌,分装后 4 ℃保存。

10. 肝素溶液

肝素加入全培养液中终浓度为 50 μg/mL。因为现在市售的多为肝素钠,约为 0.56 克/瓶,配制时,可将其溶于 100 mL 三蒸水中,定容,过夜,然后过滤除菌,分装,4 ℃保存。使用时,向 100 mL 培养液中加入 1 mL(精确可加入 0.9 mL)即可。

11. Ⅰ型胶原酶

0.1% Ⅰ型胶原酶溶液同胰蛋白酶一样配制,过滤除菌,分装,−20 ℃保存。

12. 明胶溶液

因为明胶难以过滤,所以配制 0.1%明胶溶液须用无菌的 PBS 配制。制备过程中必须注意无菌操作。首要的问题是如何无菌准确称量 0.1 g(配成 100 mL 溶液),其次要注意,即使是 0.1%的溶液,明胶也难以溶解,因此要充分摇匀,过夜放置,然后无菌分装入 50 mL 小瓶中,4 ℃保存。

13. Hank's 液、D-Hank's 液

参见附录 C"免疫学实验室常用试剂及配制"相关内容。

附录E 菌(毒)种的保存及保管

一、菌(毒)种及样本的收集

(1) 及时将收集、分离的有一定价值的菌(毒)种或样本及相关资料送专业实验室进行检测、鉴定、复核或保藏。

(2) 对引进或购买的医学病原微生物菌(毒)种或样本进行登记,并及时检测、鉴定及复核。

二、菌(毒)种及样本的运输

(1) 菌(毒)种或样本的运输需要三层包装系统,由内到外分别为主容器、辅助容器和外包装。

①主容器必须防水、防漏。应采用密闭、带螺旋盖的塑料容器,并贴上指示内容物的标签。

②辅助容器为防水、防漏、结实、能密闭的塑料管或瓶。在主容器和辅助容器之间应填塞足量的吸收性材料。

③在外包装内附有详细的检验申请单或样本、菌(毒)种信息单。在外包装外醒目位置贴有生物危险标识。

(2) 运输高致病性病原微生物菌(毒)种或样本前必须向市卫生健康委员会或市疾病预防控制中心提交相关申请材料,获得相关准运证书后,由专人专车运输。护送人员不少于2人,且接受过专业培训,并采取了相应的防护措施。运输专车上备有防护用品和消毒用品。运输过程发生泄露时,要有效地采取防护、消毒等应急措施,同时向相关部门报告。

(3) 运输三类、四类病原微生物菌(毒)种或样本时需专人(2人)和专用运输工具进行运输,护送人员要经过培训,要采取必要的防护措施;不得由患者或家属等个人自行运送样本;不得通过公共电(汽)车和城市铁路运输菌(毒)种或者样本。

(4) 运输单位需要记录每次运输的运送时间、运送地点、样本数量、运送目的、运送人等信息,以备卫生行政部门监督检查。

(5) 样本、培养物等生物材料在实验教学楼内传递,应使用2层包装,即主容器和运输容器。运输容器应为金属或塑料制品,可耐高压蒸汽灭菌或耐受化学消毒剂作用,容器盖应有垫圈,容器需定期清除污染。运输时将主容器固定在架子上,使装有标本的容器保持直立,并由专人运送。

三、菌(毒)种及样本的保藏

(1) 有专人(2人)负责菌(毒)种及样本的保藏。

(2) 菌种应统一编号。

(3) 菌种试管和干燥菌种的安瓿上应贴标签,写明编号、菌名及日期,切勿用笔直接写在瓶上,以免字迹模糊发生错误。

(4) 保藏的菌(毒)种及样本应有详细的实验资料和档案记录,内容包括菌种名称、菌种号、来源、分离日期、鉴定者、鉴定结果、传代情况及所用培养基、保存方法、温度、使用及销毁情况、保存者、出(人)库记录等。在保管过程中,凡传代、冻干及分发,均应及时登记,并定期核对库存数量,更新菌种存储清单。

（5）用培养基保存菌种时,应有2套,一套供保存传代用,另一套供日常实验用。

（6）菌种应存放于安全的地方,所用冰箱和冰柜应加锁。高致病性微生物菌(毒)种的临时存储应有专用冰箱和冰柜,并实行双人双锁。

四、菌(毒)种及样本的使用

（1）菌(毒)种开启、复苏、鉴定等操作应在生物安全柜中进行。

（2）菌(毒)种的开启、复苏、鉴定、保存等应按微生物学标准操作程序进行。

（3）本单位领取和使用菌(毒)种或样本时,要经实验室主任或副主任批准,并有相关记录。

（4）所保存的菌种应于规定时间定期移种。每移种三代做一次鉴定。干燥菌种时,应于干燥前先行鉴定。如发现污染或变异,应及时灭菌销毁。

（5）从事高致病性菌(毒)种及样本的相关实验活动应有2名以上工作人员共同进行。

五、菌(毒)种及样本的销毁

（1）菌(毒)种或样本的销毁要经实验室主任批准。

（2）按照感染性废弃物处理方法进行销毁,在实验室负责人的监督下实施,有销毁及监督记录。

（3）高致病性菌(毒)种或样本相关的实验活动结束后,实验室应及时将菌(毒)种和样品就地销毁或交送指定的保藏机构保管。

（4）当菌(毒)种或样本在运输、保藏或使用中丢失、泄露或被盗、被抢时,单位或个人应当采取必要的控制措施,同时按规定向相关部门报告。

附录 F 实验动物管理条例

（1988 年 10 月 31 日国务院批准 1988 年 11 月 14 日国家科学技术委员会令第 2 号发布 根据 2011 年 1 月 8 日《国务院关于废止和修改部分行政法规的决定》第一次修订 根据 2013 年 7 月 18 日《国务院关于废止和修改部分行政法规的决定》第二次修订 根据 2017 年 3 月 1 日《国务院关于修改和废止部分行政法规的决定》第三次修订）

第一章 总则

第一条 为了加强实验动物的管理工作，保证实验动物质量，适应科学研究、经济建设和社会发展的需要，制定本条例。

第二条 本条例所称实验动物，是指经人工饲育，对其携带的微生物实行控制，遗传背景明确或者来源清楚的，用于科学研究、教学、生产、检定以及其他科学实验的动物。

第三条 本条例适用于从事实验动物的研究、保种、饲育、供应、应用、管理和监督的单位和个人。

第四条 实验动物的管理，应当遵循统一规划、合理分工，有利于促进实验动物科学研究和应用的原则。

第五条 国家科学技术委员会主管全国实验动物工作。

省、自治区、直辖市科学技术委员会主管本地区的实验动物工作。

国务院各有关部门负责管理本部门的实验动物工作。

第六条 国家实行实验动物的质量监督和质量合格认证制度。具体办法由国家科学技术委员会另行制定。

第七条 实验动物遗传学、微生物学、营养学和饲育环境等方面的国家标准由国家技术监督局制定。

第二章 实验动物的饲育管理

第八条 从事实验动物饲育工作的单位，必须根据遗传学、微生物学、营养学和饲育环境方面的标准，定期对实验动物进行质量监测。各项作业过程和监测数据应有完整、准确的记录，并建立统计报告制度。

第九条 实验动物的饲育室、实验室应设在不同区域，并进行严格隔离。

实验动物饲育室、实验室要有科学的管理制度和操作规程。

第十条 实验动物的保种、饲育应采用国内或国外认可的品种、品系，并持有效的合格证书。

第十一条 实验动物必须按照不同来源，不同品种、品系和不同的实验目的，分开饲养。

第十二条 实验动物分为四级：一级，普通动物；二级，清洁动物；三级，无特定病原体动物；四级，无菌动物。

对不同等级的实验动物，应当按照相应的微生物控制标准进行管理。

第十三条 实验动物必须饲喂质量合格的全价饲料。霉烂、变质、虫蛀、污染的饲料，不得用于饲喂实验动物。直接用作饲料的蔬菜、水果等，要经过清洗消毒，并保持新鲜。

第十四条 一级实验动物的饮水，应当符合城市生活饮水的卫生标准。二、三、四级实验动物的饮水，应当符合城市生活饮水的卫生标准并经灭菌处理。

第十五条　实验动物的垫料应当按照不同等级实验动物的需要,进行相应处理,达到清洁、干燥、吸水、无毒、无虫、无感染源、无污染。

第三章　实验动物的检疫和传染病控制

第十六条　对引入的实验动物,必须进行隔离检疫。

为补充种源或开发新品种而捕捉的野生动物,必须在当地进行隔离检疫,并取得动物检疫部门出具的证明。野生动物运抵实验动物处所,需经再次检疫,方可进入实验动物饲育室。

第十七条　对必须进行预防接种的实验动物,应当根据实验要求或者按照《中华人民共和国动物防疫法》的有关规定,进行预防接种,但用作生物制品原料的实验动物除外。

第十八条　实验动物患病死亡的,应当及时查明原因,妥善处理,并记录在案。

实验动物患有传染性疾病的,必须立即视情况分别予以销毁或者隔离治疗。对可能被传染的实验动物,进行紧急预防接种,对饲育室内外可能被污染的区域采取严格消毒措施,并报告上级实验动物管理部门和当地动物检疫、卫生防疫单位,采取紧急预防措施,防止疫病蔓延。

第四章　实验动物的应用

第十九条　应用实验动物应当根据不同的实验目的,选用相应的合格实验动物。申报科研课题和鉴定科研成果,应当把应用合格实验动物作为基本条件。应用不合格实验动物取得的检定或者安全评价结果无效,所生产的制品不得使用。

第二十条　供应用的实验动物应当具备下列完整的资料:

(一)品种、品系及亚系的确切名称;

(二)遗传背景或其来源;

(三)微生物检测状况;

(四)合格证书;

(五)饲育单位负责人签名。

无上述资料的实验动物不得应用。

第二十一条　实验动物的运输工作应当有专人负责。实验动物的装运工具应当安全、可靠。不得将不同品种、品系或者不同等级的实验动物混合装运。

第五章　实验动物的进口与出口管理

第二十二条　从国外进口作为原种的实验动物,应附有饲育单位负责人签发的品系和亚系名称以及遗传和微生物状况等资料。

无上述资料的实验动物不得进口和应用。

第二十三条　出口应用国家重点保护的野生动物物种开发的实验动物,必须按照国家的有关规定,取得出口许可证后,方可办理出口手续。

第二十四条　进口、出口实验动物的检疫工作,按照《中华人民共和国进出境动植物检疫法》的规定办理。

第六章　从事实验动物工作的人员

第二十五条　实验动物工作单位应当根据需要,配备科技人员和经过专业培训的饲育人员。各类人员都要遵守实验动物饲育管理的各项制度,熟悉、掌握操作规程。

第二十六条　实验动物工作单位对直接接触实验动物的工作人员,必须定期组织体格检查。对患有传染性疾病,不宜承担所做工作的人员,应当及时调换工作。

第二十七条　从事实验动物工作的人员对实验动物必须爱护,不得戏弄或虐待。

第七章　奖励与处罚

第二十八条　对长期从事实验动物饲育管理,取得显著成绩的单位或者个人,由管理实验动物工作的部门给予表彰或奖励。

第二十九条　对违反本条例规定的单位,由管理实验动物工作的部门视情节轻重,分别给予警告、限期改进、责令关闭的行政处罚。

第三十条　对违反本条例规定的有关工作人员,由其所在单位视情节轻重,根据国家有关规定,给予行政处分。

第八章　附则

第三十一条　省、自治区、直辖市人民政府和国务院有关部门,可以根据本条例,结合具体情况,制定实施办法。军队系统的实验动物管理工作参照本条例执行。

第三十二条　本条例由国家科学技术委员会负责解释。

第三十三条　本条例自发布之日起施行。

附录 G 医学微生物学重要英文词汇

A

abortive infection	顿挫感染
Actinomyces	放线菌属
adenovirus	腺病毒
adsorption	吸附
adult diarrhea rotavirus（ADRV）	成人腹泻轮状病毒
anaerobic bacteria	厌氧性细菌
antibiotic	抗生素
antigenic drift	抗原性漂移
antigenic shift	抗原性转变
antisepsis	防腐
apparent infection	显性感染
arbovirus	虫媒病毒
asepsis	无菌

B

bacillus Calmette-Guérin vaccine(BCG vaccine)	卡介苗
bacillus	杆菌
bacteremia	菌血症
bacterial infection	细菌感染
bacteriocin	细菌素
bacteriophage	噬菌体
bacterium	细菌
biosynthesis	生物合成

C

capsid	衣壳
capsomere	壳粒
capsule	荚膜
chlamydia	衣原体
chronic infection	慢性感染
Clostridium	梭菌属

coagulase	凝固酶
coccus	球菌
colony	菌落
conditional pathogen	条件致病菌
conjugation	接合
Corynebacterium	棒状杆菌属
Coxsackie virus	柯萨奇病毒
culture medium	培养基
cytopathic effect（CPE）	致细胞病变效应

D

defective virus	缺陷病毒
delay infection	迟发感染
dengue virus(DENV)	登革病毒
disinfection	消毒
dysbacteriosis	菌群失调

E

Ebola virus	埃博拉病毒
endotoxemia	内毒素血症
endotoxin	内毒素
enteric bacilli	肠道杆菌
enterotoxin	肠毒素
enterovirus	肠道病毒
envelope	包膜
epidemic type B encephalitis virus	流行性乙型脑炎病毒
Epstein-Barr virus（EBV）	EB 病毒
Escherichia	埃希菌属
Escherichia coli	大肠埃希菌
exotoxin	外毒素

F

flagellum	鞭毛
fungus	真菌

G

Gram staining	革兰染色

NOTE

H

Haemophilus	嗜血杆菌属
β-hemolytic streptococcus	乙型溶血性链球菌
hepatitis B core antigen（HBcAg）	乙型肝炎核心抗原
hepatitis B e antigen（HBeAg）	乙型肝炎 e 抗原
hepatitis B surface antigen（HBsAg）	乙型肝炎表面抗原
helper virus	辅助病毒
Hepadnaviridae	嗜肝 DNA 病毒科
hepatitis A virus（HAV）	甲型肝炎病毒
hepatitis B virus（HBV）	乙型肝炎病毒
hepatitis C virus（HCV）	丙型肝炎病毒
hepatitis D virus（HDV）	丁型肝炎病毒
hepatitis E virus（HEV）	戊型肝炎病毒
herpes simplex virus（HSV）	单纯疱疹病毒
Herpesviridae	疱疹病毒科
horizontal infection	水平感染
horizontal transmission	水平传播
human cytomegalovirus（HCMV）	人巨细胞病毒
human immunodeficiency virus（HIV）	人类免疫缺陷病毒
human papilloma virus（HPV）	人乳头瘤病毒
human rotavirus（HRV）	人类轮状病毒

I

inapparent infection	隐性感染
inclusion body	包涵体
infectious dose 50%（ID_{50}）	半数感染量
interferon（IFN）	干扰素
influenza virus	流行性感冒病毒
interference	干扰现象
invasiveness	侵袭力

L

latent infection	潜伏性感染

M

maturation	成熟
measles virus	麻疹病毒
median lethal dose（LD_{50}）	半数致死量
meningococcus	脑膜炎球菌

microbiology	微生物学
microecology	微生态学
microorganism	微生物
mumps virus	腮腺炎病毒
mutation	突变
Mycobacterium	分枝杆菌属
Mycobacterium tuberculosis	结核分枝杆菌
mycoplasma	支原体

N

Neisseria	奈瑟菌属
Neisseria gonorrhoeae	淋球菌
nonpathogen	非致病菌
nonpathogenic bacterium	非病原菌
normal flora	正常菌群
norovirus	诺如病毒
nosocomial infection	医院内感染
nucleocapsid	核壳

O

opportunistic pathogen	机会致病菌

P

pathogenic bacterium	致病菌
pathogenicity	致病性
penetration	穿入
persistent infection	持续性感染
pilus	菌毛
plasmid	质粒
poliovirus	脊髓灰质炎病毒
prion	朊病毒
pyemia	脓毒血症
pyogenic coccus	化脓性球菌
pyrogen	致热原

R

rabies virus	狂犬病病毒
release	释放
replication	复制

respiratory syncy-tial virus（RSV）	呼吸道合胞病毒
Retroviridae	逆转录病毒科
rhinovirus	鼻病毒
rickettsia	立克次体
rubella virus	风疹病毒

S

Salmonella	沙门菌属
Salmonella typhi	伤寒沙门菌
Sapporo virus	札幌病毒
septicemia	败血症
severe fever with thrombocytopenia syndrome virus (SFTSV)	发热伴血小板减少综合征病毒
Shigella	志贺菌属
slow virus infection	慢病毒感染
spirillum	螺旋菌
spirochete	螺旋体
spore	芽胞
staphylococcal protein A(SPA)	葡萄球菌 A 蛋白
staphylococcus	葡萄球菌
Staphylococcus aureus	金黄色葡萄球菌
sterilization	灭菌
streptococcus	链球菌
subclinical infection	亚临床感染
subvirus	亚病毒
surface infection	表面感染

T

toxemia	毒血症
toxin	毒素
transduction	转导
transformation	转化

U

uncoating	脱壳

V

varicella-herpes zoster virus（VZV）	水痘带状疱疹病毒
vertical infection	垂直感染

vertical transmission	垂直传播
Vibrio	弧菌属
Vibrio cholera	霍乱弧菌
viremia	病毒血症
virion	病毒体
viroid	类病毒
virology	病毒学
virulence	毒力
virus	病毒

W

| West Nile virus（WNV） | 西尼罗病毒 |
| Widal test | 肥达试验 |

Z

| Zika virus（ZIKV） | 寨卡病毒 |

附录 H　医学免疫学重要英文词汇

A

acquired immunity	获得性免疫
acquired immunodeficiency syndrome（AIDS）	获得性免疫缺陷综合征（艾滋病）
activation-induced cell death（AICD）	活化诱导的细胞死亡
adaptive immunity	适应性免疫
addressin	地址素
adjuvant	佐剂
affinity maturation	亲和力成熟
agglutination reaction	凝集反应
allergen	变应原
allergy	变态反应
allogenic antigen	同种异型抗原
allograft	同种异基因移植
allotype	同种异型
alternative pathway	旁路途径
anaphylactic response	过敏反应
anergy	失能
antibody（Ab）	抗体
antibody dependent cell mediated cytotoxicity（ADCC）	抗体依赖性细胞介导的细胞毒作用
antigen（Ag）	抗原
antigen-presenting cells（APC）	抗原提呈细胞
antigenic determinant	抗原决定基（簇）
antigenic valence	抗原结合价
antigenicity	抗原性
anti-idiotype antibody（Aid）	抗独特型抗体
antiserum	抗血清
antitoxin	抗毒素
artificial active immunization	人工主动免疫
artificial passive immunization	人工被动免疫
autoantibody	自身抗体
autoantigen	自身抗原
autocrine	自分泌
autograft	自体移植物

autoantibody	自身抗体
autoimmune disease	自身免疫性疾病
autoimmunity	自身免疫
avidity	亲和力

B

B cell receptor（BCR）	B 细胞抗原受体
basophil	嗜碱性粒细胞
biotin-avidin system（BAS）	生物素-亲和素系统
B lymphocyte	B 细胞
bone marrow	骨髓

C

C3 convertase	C3 转化酶
C5 convertase	C5 转化酶
C-reactive protein（CRP）	C 反应蛋白
carrier	载体
cell adhesion molecule（CAM）	细胞黏附分子
cell surface marker	细胞表面标记
central immune organ	中枢免疫器官
central tolerance	中枢耐受
chemokine	趋化因子
chemokine receptor family	趋化因子受体家族
class Ⅱ-associated invariant chain peptide（CLIP）	Ⅱ类分子相关的恒定链多肽
class switch	类别转换
classical pathway	经典途径
clonal anergy	克隆无能
clonal selection	无性系选育
cluster of differentiation（CD）	分化群
colony stimulating factor（CSF）	集落刺激因子
common epitope	共同抗原表位
complement	补体
complement receptor	补体受体
complementarity determining region（CDR）	互补决定区
complete antigen	完全抗原
concanavalin A（ConA）	伴刀豆球蛋白 A
conformation epitope	构象表位
constant region	恒定区,C 区
co-receptor	共受体
co-stimulating signal	协同刺激信号
co-stimulatory molecule	共刺激分子

cross reaction	交叉反应
cytokine (CK)	细胞因子
cytotoxic T cell (Tc cell)	细胞毒性 T 细胞

D

decay accelerating factor (DAF)	衰变加速因子
delayed type hypersensitivity (DTH)	迟发型超敏反应
delayed type hypersensitivity T cell (T_{DTH})	迟发型超敏反应性 T 细胞
dendritic cell (DC)	树突状细胞
DiGeorge syndrome	DiGeorge 综合征
DNA vaccine	DNA 疫苗
domain	结构域
double immunodiffusion	双向免疫扩散
double negative cell	双阴性细胞
double positive cell	双阳性细胞

E

effector T cell	效应 T 细胞
endogenous antigen	内源性抗原
endosome	内体
enzyme immunoassay (EIA)	酶免疫测定
enzyme-linked immunosorbent assay (ELISA)	酶联免疫吸附试验
enzyme-linked immunospot assay (ELISPOT assay)	酶联免疫斑点试验
eosinophil	嗜酸性粒细胞
eosinophil chemotactic factor (ECF)	嗜酸性粒细胞趋化因子
epitope	表位
exogenous antigen	外源性抗原
extracellular matrix (ECM)	细胞外基质

F

Fc receptor (FcR)	Fc 受体
flow cytometry (FCM)	流式细胞术
fluorescein isothiocyanate (FITC)	异硫氰酸荧光素
fluorescence-activated cell sorter (FACS)	荧光激活细胞分选仪
follicular dendritic cell (FDC)	滤泡树突状细胞
fragment of antigen binding (Fab)	抗原结合片段
fragment crystallizable (Fc)	可结晶片段
framework region	骨架区
Freund's complete adjuvant (FCA)	弗氏完全佐剂

G

| gene rearrangement | 基因重排 |
| genetic engineering antibody | 基因工程抗体 |

germinal center（GC）	生发中心
graft versus-host reaction（GVHR）	移植物抗宿主反应
granulocyte colony stimulating factor（G-CSF）	粒细胞集落刺激因子
granulocyte-macrophage colony stimulating factor（GM-CSF）	粒细胞-巨噬细胞集落刺激因子
granuloma	肉芽肿
granzyme	颗粒酶
Graves' disease	格雷夫斯病
growth factor	生长因子
gut-associated lymphoid tissue（GALT）	肠道相关淋巴组织

H

hapten	半抗原
heat shock protein（HSP）	热休克蛋白
heavy chain	重链（H 链）
helper T cell（Th cell）	辅助性 T 细胞
hemolytic plaque assay	溶血空斑试验
hemopoietic stem cell（HSC）	造血干细胞
heterophil antigen	嗜异性抗原
high endothelial venule（HEV）	高内皮细胞小静脉
hinge region	铰链区
homeostasis	内环境稳定
homing receptor	归巢受体
homologous restriction factor（HRF）	同源限制因子
host versus graft reaction（HVGR）	宿主抗移植物反应
human leukocyte antigen（HLA）	人类白细胞抗原
hybridoma	杂交瘤
hypersensitivity	超敏反应
hypervariable region（HVR）	高变区

I

idiotype（Id）	独特型
idiotypic antigen	独特型抗原
immature DC	未成熟 DC
immune complex（IC）	免疫复合物
immune defense	免疫防御
immunomagnetic bead（IMB）	免疫磁珠
immune organ	免疫器官
immune response	免疫应答
immune system	免疫系统
immune tissue	免疫组织

immunity	免疫
immunoblotting	免疫印迹法
immunodeficiency disease (IDD)	免疫缺陷病
immunoelectrophoresis	免疫电泳
immunofluorescence	免疫荧光法
immunogen	免疫原
immunogenicity	免疫原性
immunoglobulin (Ig)	免疫球蛋白
immunoglobulin superfamily (IgSF)	免疫球蛋白超家族
immunohistochemistry technique	免疫组化技术
immunolabelling technique	免疫标记技术
immunological colloidal gold signature (ICS)	免疫胶体金标记
immunological ignorance	免疫忽视
immunological surveillance	免疫监视
immunological synapse	免疫突触
immunological tolerance	免疫耐受
immunology	免疫学
immunoprophylaxis	免疫预防
immunoreceptor tyrosine-based activation motif (ITAM)	免疫受体酪氨酸激活基序
immunoreceptor tyrosine-based inhibitory motif (ITIM)	免疫受体酪氨酸抑制基序
immunotherapy	免疫治疗
incomplete antigen	不完全抗原
inducible Treg (iTreg)	诱导性调节性 T 细胞
innate immunity	固有免疫
integrin	整合素
intercellular adhesion molecular (ICAM)	细胞间黏附分子
interferon (IFN)	干扰素
interleukin (IL)	白细胞介素
invariant chain	恒定链
isotype	同种型

J

joining chain	J 链

K

killer immunoglobulin-like receptor (KIR)	杀伤细胞免疫球蛋白样受体
killer lectin-like receptor (KLR)	杀伤细胞凝集素样受体

L

Langerhans cell (LC)	郎格汉斯细胞
large multifunctional protease (LMP)	巨大多功能蛋白酶
lectin pathway	凝集素途径

leukocyte differentiation antigen	白细胞分化抗原
leukotriene (LT)	白三烯
light chain	轻链（L 链）
linear epitope	线性表位
lipopolysaccharide (LPS)	脂多糖
luminescence immunoassay (LIA)	发光免疫分析
lymph node	淋巴结
lymphocyte	淋巴细胞
lymphocyte function associated antigen (LFA)	淋巴细胞功能相关抗原
lymphocyte homing	淋巴细胞归巢
lymphocyte homing receptor (LHR)	淋巴细胞归巢受体
lymphocyte recirculation	淋巴细胞再循环
lymphoid organ	淋巴器官
lymphoid progenitor	淋巴样祖细胞
lymphoid stem cell	淋巴干细胞
lymphoid tissue	淋巴组织

M

macrophages (Mφ)	巨噬细胞
macrophage colony-stimulating factor (M-CSF)	巨噬细胞集落刺激因子
major histocompatibility complex (MHC)	主要组织相容性复合体
major histocompatibility complex class Ⅱ compartment (MⅡC)	MHCⅡ类器室
mannose-binding lectin (MBL)	甘露糖结合凝集素
mannose-binding protein (MBP)	甘露糖结合蛋白
mast cell	肥大细胞
mature DC	成熟树突状细胞
MBL-associated serine protease (MASP)	MBL 相关丝氨酸蛋白酶
membrane attack complex (MAC)	膜攻击复合物
membrane cofactor protein (MCP)	膜辅助因子蛋白
memory T/B cell (Tm/Bm cell)	记忆 T/B 细胞
MHC restriction	MHC 限制性
β2-microglobulin (β2M)	β2 微球蛋白
mitogen	丝裂原
monoclonal antibody (mAb，McAb)	单克隆抗体
monocyte	单核细胞
monocyte/macrophage chemotactic protein (MCP)	单核-巨噬细胞趋化性细胞因子蛋白
mononuclear phagocyte	单核吞噬细胞
mucosa-associated lymphoid tissue (MALT)	黏膜相关淋巴组织

mucosal immune system（MIS）	黏膜免疫系统
multiple hematopoietic stem cell（HSC）	多能造血干细胞
myeloid progenitor	髓样祖细胞
myeloid stem cell	髓样干细胞

N

naïve T(B) cell	初始 T(B)细胞
natural immunity	天然免疫
natural Treg（nTreg）	自然调节性 T 细胞
nature killer cell（NK cell）	自然杀伤细胞
negative selection	阴性选择
neutrophil	中性粒细胞
non-specific immunity	非特异性免疫
nude mouse	裸鼠

O

| opsonization | 调理作用 |

P

papain	木瓜蛋白酶
pathogen associated molecular pattern（PAMP）	病原体相关模式分子
pattern recognition receptor（PRR）	模式识别受体
pepsin	胃蛋白酶
perforin	穿孔素
periarterial lymphatic sheath	动脉周围淋巴鞘
peripheral blood mononuclear cell（PBMC）	外周血单个核细胞
peripheral immune organ	外周免疫器官
peripheral tolerance	外周耐受
Peyer's patch（PP）	派尔集合淋巴结
phagocyte	吞噬细胞
phagocytosis	吞噬
phycoerythrin（PE）	藻红蛋白
phytohemagglutinin（PHA）	植物血凝素
platelet activating factor（PAF）	血小板活化因子
pokeweed mitogen（PWM）	美洲商陆丝裂原
polyclonal antibody（pAb）	多克隆抗体
positive selection	阳性选择
post-capillary venule（PCV）	毛细血管后微静脉
precipitation	沉淀反应
primary immunodeficiency disease（PIDD）	原发性免疫缺陷病
primary lymphoid organ	初级淋巴器官
primary response	初次应答

professional antigen presenting cell　　　专职抗原提呈细胞
programmed cell death（PCD）　　　　程序性细胞死亡
properdin　　　　备解素
proteasome　　　　蛋白酶体

R

radioimmunoassay（RIA）　　　　放射免疫测定法
receptor editing　　　　受体编辑
recombinant antigen vaccine　　　　重组抗原疫苗
recombinant vector vaccine　　　　重组载体疫苗
regulatory T cell（Tr cell）　　　　调节性 T 细胞
rheumatoid arthritis（RA）　　　　类风湿关节炎
rheumatoid factor（RF）　　　　类风湿因子

S

sandwich ELISA　　　　双抗体夹心 ELISA
scavenger receptor（SR）　　　　清道夫受体
secondary lymphoid organ　　　　次级淋巴器官
secondary response　　　　再次应答
secretory component（SC）　　　　分泌成分
secretory IgA（sIgA）　　　　分泌型免疫球蛋白 A
secretory piece（SP）　　　　分泌片
selectin　　　　选择素
sequential epitope　　　　顺序表位
single immunodiffusion　　　　单向免疫扩散
single positive cell　　　　单阳性细胞（SP 细胞）
soluble TNF receptor（sTNFR）　　　　可溶性 TNF 受体
specific immunity　　　　特异性免疫
spleen　　　　脾
subunit vaccine　　　　亚单位疫苗
superantigen（Sag）　　　　超抗原
systemic lupus erythematosus（SLE）　　　系统性红斑狼疮

T

T-cell antigen receptor（TCR）　　　　T 细胞抗原受体
T lymphocyte　　　　T 细胞
thymic epithelial cell（TEC）　　　　胸腺上皮细胞
thymic stromal cell（TSC）　　　　胸腺基质细胞
thymocyte　　　　胸腺细胞
thymosin　　　　胸腺素
thymus　　　　胸腺
thymus dependent area　　　　胸腺依赖区

·病原生物学与免疫学实验·

thymus dependent antigen（TD-Ag）	胸腺依赖抗原
thymus independent antigen（TI-Ag）	非胸腺依赖性抗原
thymus independent area	非胸腺依赖区
thyroid stimulating hormone（TSH）	促甲状腺激素
thyroid stimulating hormone receptor（TSHR）	促甲状腺激素受体
tolerogen	耐受原
toll like receptor（TLR）	Toll 样受体
toxoid	类毒素
transforming growth factor（TGF）	转化生长因子
transporter associated with antigen processing（TAP）	抗原处理相关转运蛋白
tumor antigen	肿瘤抗原
tumor-associated antigen（TAA）	肿瘤相关抗原
tumor necrosis factor（TNF）	肿瘤坏死因子
tumor specific antigen（TSA）	肿瘤特异性抗原

V

vaccine	疫苗
variable region（V region）	可变区（V 区）
vascular addressin	血管地址素

W

Western blotting	免疫印迹法

X

xenogenic antigen	异种抗原
xenograft	异种移植物

附录 I 人体寄生虫学 重要英文词汇

A

amastigote	无鞭毛体
Ancylostoma duodenale	十二指肠钩口线虫
arthropod	节肢动物
Ascaris lumbricoides	似蚓蛔线虫

B

body nuclei	体核
brood capsule	育囊
Brugia malayi	马来布鲁线虫

C

cellophane-tape impression	透明胶纸粘贴法
cephalic space	头间隙
cercaria	尾蚴
chigger mite	恙螨
ciliate	纤毛虫
circum-oval precipitating test	环卵沉淀试验
Clonorchis sinensis	华支睾吸虫
cockroach	蜚蠊（蟑螂）
Cryptosporidium parvum	隐孢子虫
cysticercus	囊尾蚴

D

daughter cyst	子囊
daughter sporocyst	子胞蚴
demodicid mite	蠕形螨
dust mite	尘螨

E

echinococcus	棘球蚴
Echinococcus granulosus	细粒棘球绦虫
Entamoeba histolytica	溶组织内阿米巴
Enterobius vermicularis	蠕形住肠线虫

F

Fasciolopsis buski	布氏姜片吸虫

fecal direct smear method	粪便直接涂片法
fertilized egg	受精卵
filariform larva	丝状蚴
flagellate	鞭毛虫
flea	蚤
fly	蝇

G

gamasid mite	革螨
gametophyte	配子体
germinal layer	生发层
Giardia lamblia	蓝氏贾第鞭毛虫

H

| host | 宿主 |

I

| iodine-stain smear | 碘液染色涂片 |

L

| *Lesishmania donovani* | 杜氏利什曼原虫 |
| louse | 虱 |

M

malarial pigment	疟色素
medical arthropod	医学节肢动物
metacercaria	囊蚴
microfilaria	微丝蚴
miracidium	毛蚴
mosquito	蚊
mother sporocyst	母胞蚴

N

Necator americanus	美洲板口线虫
nematode	线虫
NNN medium	三N培养基
nocturnal periodicity	夜现周期性

O

oncosphere	六钩蚴
ookinete	动合子
operculum	卵盖

P

Pagumogonimus skrjabini	斯氏狸殖吸虫
Paragonimus westermani	卫氏并殖吸虫
parasite	寄生虫

plasmodium	疟原虫
Plasmodium falciparum（P. f）	恶性疟原虫
Plasmodium malariae（P. m）	三日疟原虫
Plasmodium ovale（P. o）	卵形疟原虫
Plasmodium vivax（P. v）	间日疟原虫
plerocercoid	裂头蚴
procercoid	原尾蚴
proglottid	节片
promastigote	前鞭毛体
protoscolex	原头节
protozoa	原虫

R

redia	雷蚴
rhabtidiform larva	杆状蚴
ring form	环状体

S

sandfly	白蛉
sarcoptic mite	疥螨
Schistosoma haematobium	埃及血吸虫
Schistosoma japonicum	日本血吸虫
Schistosoma mansoni	曼氏血吸虫
schistosomulum	童虫
schizont	裂殖体
Schuffner's dot	薛氏点
scolex	头节
sedimentation hatching method	沉淀孵化法
sheath	鞘膜
soft ticks	软蜱
Spirometra mansoni	曼氏迭宫绦虫
sporocyst	胞蚴
strobilus	链体

T

Taenia saginata	肥胖带绦虫
Taenia solium	链状带绦虫
tapeworm	绦虫
terminal nuclei	尾核
thick blood film	厚血片
tick	蜱
Toxoplasma gondii	刚地弓形虫

trematode	吸虫
Trichinella spiralis	旋毛形线虫
Trichomonas vaginalis	阴道毛滴虫
Trichuris trichiura	毛首鞭形线虫

U

unfertilized egg	未受精虫卵

W

Wuchereria bancrofti	班氏吴策线虫

Z

zygote	合子

附录 J 常用抗寄生虫药物英文词汇

抗原虫药物

chloroquine	氯喹
quinine	奎宁
mefloquine	甲氟喹
artemisinin	青蒿素
artesunate	青蒿琥酯
artemether	蒿甲醚
primaquine	伯氨喹
pyrimethamine	乙胺嘧啶
metronidazole	甲硝唑（灭滴灵）
tinidazole	替硝唑
ornidazole	奥硝唑
secnidazole	塞克硝唑
paromomycin	巴龙霉素
chiniofon	喹碘方
diloxanide	安特酰胺
natrium stibogluconate	葡萄糖酸锑钠

抗蠕虫药物

albendazole	阿苯达唑（丙硫咪唑、肠虫清）
mebendazole	甲苯达唑
praziquantel	吡喹酮
hetrazan/diethylcarbamazine	海群生/枸橼酸乙胺嗪
ivermectin	伊维菌素

参 考 文 献

[1] 徐志凯.医学微生物学实验指导[M].北京:人民卫生出版社,2016.

[2] 李婉宜,陈建平.病原生物学实验指导[M].北京:人民卫生出版社,2016.

[3] 曹元应,曹德明.病原生物与免疫学[M].北京:人民卫生出版社,2016.

[4] 沈继龙.临床寄生虫学检验实验指导与习题集[M].4版.北京:人民卫生出版社,2011.

[5] 吕厚东,李秀真.医学微生物学实验指导与学习指导[M].济南:山东科学技术出版社,2016.

[6] 沈继龙,张进顺.临床寄生虫学检验[M].4版.北京:人民卫生出版社,2012.

[7] 李凡,徐志凯.医学微生物学[M].9版.北京:人民卫生出版社,2018.

[8] 高劲松,吴高莉.病原生物免疫学实验教程[M].北京:北京大学医学出版社,2014.

[9] 诸欣平,苏川.人体寄生虫学[M].8版.北京:人民卫生出版社,2013.

[10] 杨致邦,叶彬.病原生物学与免疫学实验[M].2版.北京:科学出版社,2013.

[11] 曾庆仁,陈利玉,丁剑冰.免疫学和病原检测技术及基础与创新实验[M].武汉:华中科技大学出版社,2013.

[12] 何玉林,黄大林.医学微生物学实验指导[M].兰州:甘肃科学技术出版社,2013.

[13] 李朝品,高兴政.医学寄生虫图鉴[M].北京:人民卫生出版社,2012.

[14] 李凡,刘永茂,肖纯凌.基础医学实验教程[M].2版.北京:高等教育出版社,2011.

[15] 张进顺,高兴政.临床寄生虫检验学[M].北京:人民卫生出版社,2009.

[16] John D T,Petri W A. Markell and Voge's Medical Parasitology[M].9th ed. Amsterdam:ELSEVIER Inc,2006.

[17] 山长武,台凡银.医学微生物与免疫学实验指导[M].北京:人民卫生出版社,2006.

[18] 陈金春,陈国强.微生物实验指导[M].北京:清华大学出版社,2005.

[19] 汪正清.医学微生物学实验教程[M].西安:第四军医大学出版社,2005.

[20] 夏佩莹,黄升海.医学微生物学实验教程[M].合肥:安徽科学技术出版社,2004.

[21] 周长林.微生物学实验与指导[M].2版.北京:中国医药科技出版社,2010.

[22] 徐霖.医学微生物学实验指导[M].广州:中山大学出版社,2017.

[23] Bogitsh B J,Carter C E. Human Parasitology[M].4th ed. California:Academic Press,2013.

[24] 陈佩惠,周述龙.医学寄生虫体外培养[M].北京:科学出版社,1995.

[25] 陈佩惠,孔德芳,李慧珠,等.人体寄生虫学实验技术[M].北京:科学出版社,1988.

[26] 王兆俊,吴征鉴.黑热病学[M].北京:人民卫生出版社,1956.

彩　　图

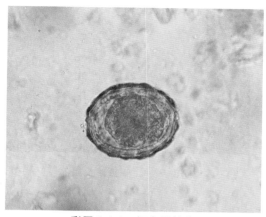

彩图 3-1-1　蛔虫受精卵

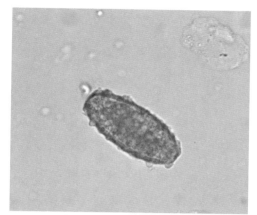

彩图 3-1-2　蛔虫未受精卵

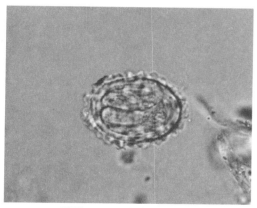

彩图 3-1-3　感染期蛔虫卵

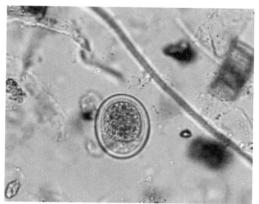

彩图 3-1-4　脱蛋白质膜蛔虫卵

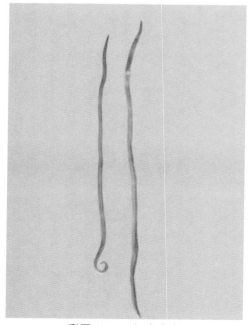

彩图 3-1-5　蛔虫成虫

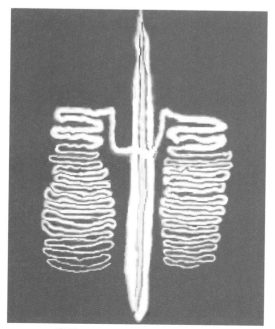

彩图 3-1-6　蛔虫雌虫生殖系统

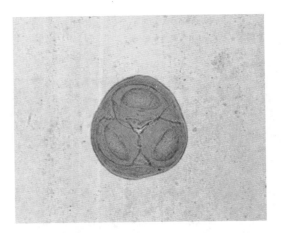

彩图 3-1-7　蛔虫唇瓣

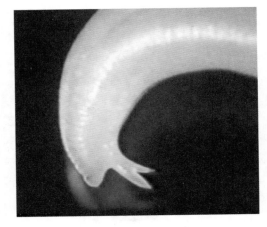

彩图 3-1-8　蛔虫雄虫尾部

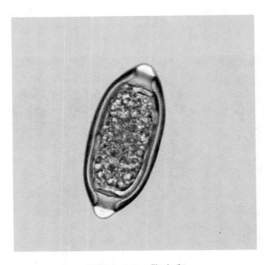

彩图 3-1-9　鞭虫卵

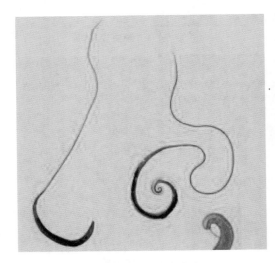

彩图 3-1-10　鞭虫成虫

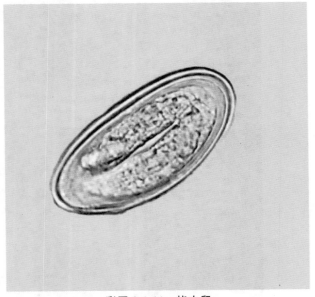

彩图 3-1-11　蛲虫卵

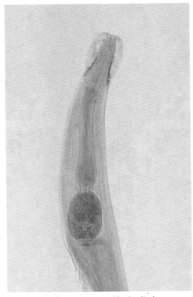

彩图 3-1-12　蛲虫成虫

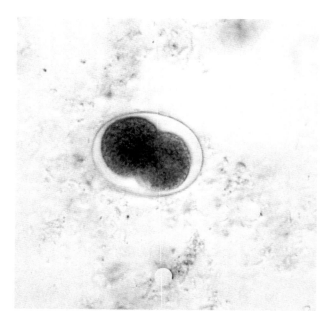

彩图 3-1-13　钩虫卵

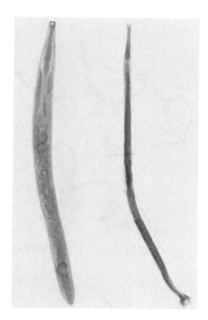

彩图 3-1-14　十二指肠钩虫成虫

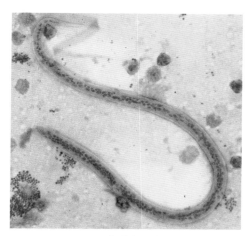

(a) 班氏微丝蚴

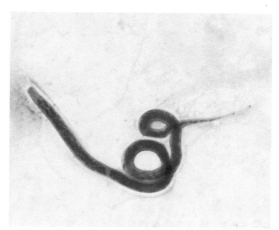

(b) 马来微丝蚴

彩图 3-2-1　班氏微丝蚴与马来微丝蚴

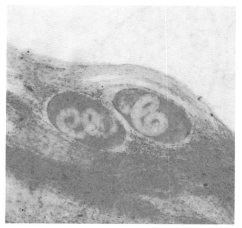

彩图 3-2-2　旋毛虫幼虫囊包

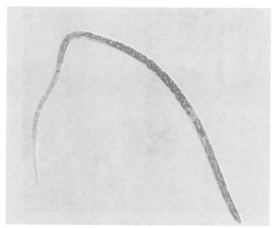

彩图 3-2-3　旋毛虫成虫(雌虫)

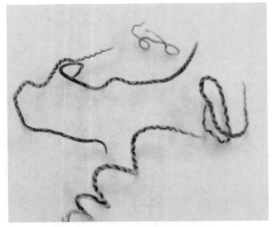

彩图 3-2-4　广州管圆线虫成虫

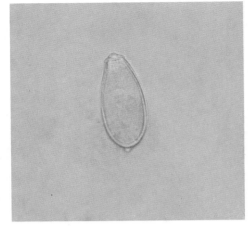

彩图 3-3-1　华支睾吸虫卵

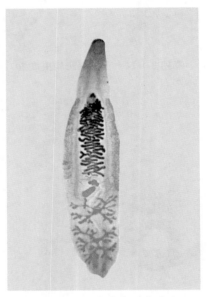

彩图 3-3-2　华支睾吸虫成虫

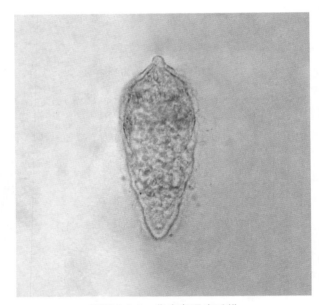

彩图 3-3-3　华支睾吸虫毛蚴

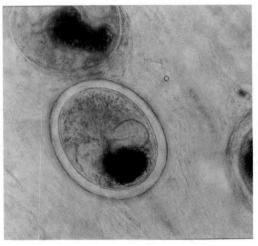

彩图 3-3-4　华支睾吸虫囊蚴

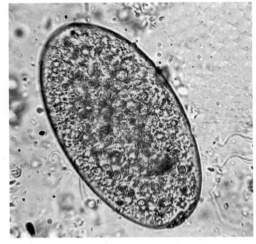

彩图 3-3-5　布氏姜片吸虫卵

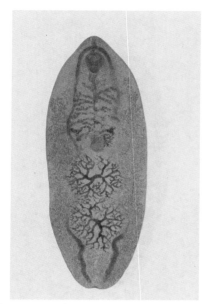

彩图 3-3-6　布氏姜片吸虫成虫(卡红染色)

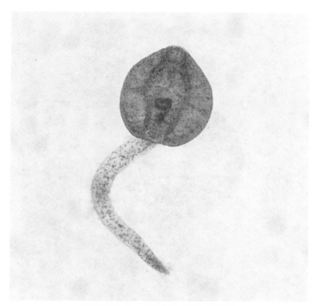

彩图 3-3-7　布氏姜片吸虫尾蚴

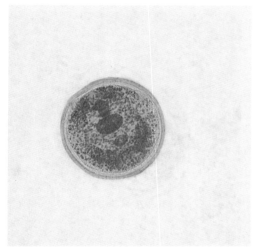

彩图 3-3-8　布氏姜片吸虫囊蚴

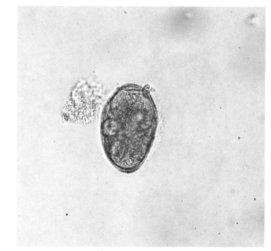

彩图 3-4-1　肺吸虫卵

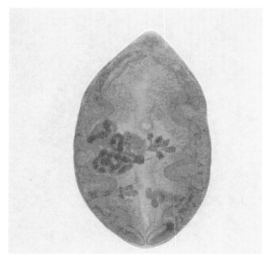

彩图 3-4-2　肺吸虫成虫(卡红染色)

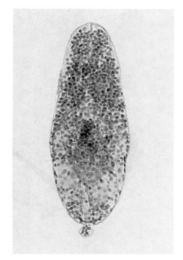

彩图 3-4-3　肺吸虫尾蚴

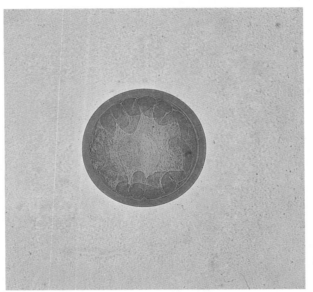

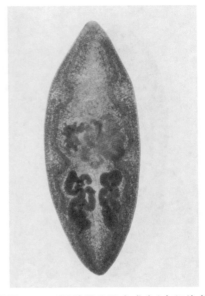

彩图 3-4-4　肺吸虫囊蚴

彩图 3-4-5　斯氏狸殖吸虫成虫（卡红染色）

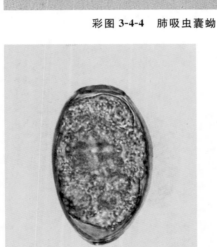

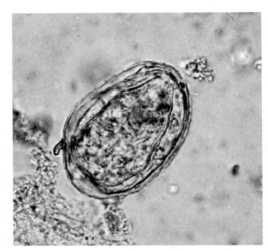

彩图 3-4-6　斯氏狸殖吸虫卵

彩图 3-4-7　日本血吸虫卵

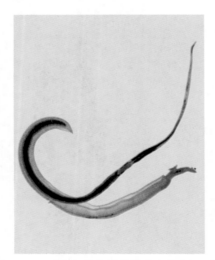

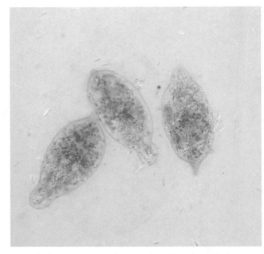

彩图 3-4-8　日本血吸虫雌雄成虫合抱（卡红染色）

彩图 3-4-9　日本血吸虫毛蚴（卡红染色）

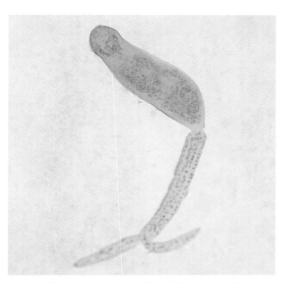

彩图 3-4-10　日本血吸虫尾蚴(卡红染色)

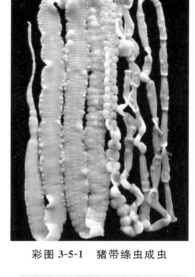

彩图 3-5-1　猪带绦虫成虫

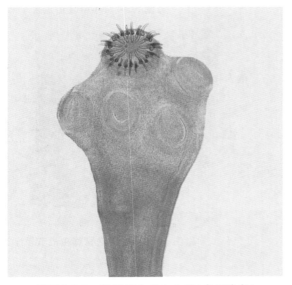

彩图 3-5-2　猪带绦虫成虫头节(卡红染色)

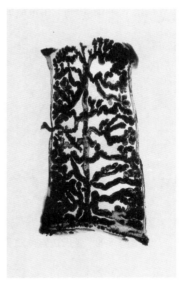

彩图 3-5-3　猪带绦虫成虫孕节

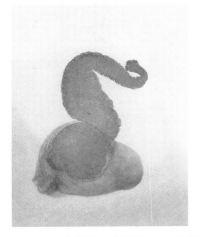

彩图 3-5-4　猪带绦虫囊尾蚴(卡红染色)

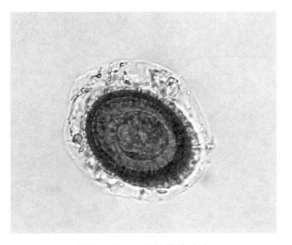

彩图 3-5-5　完整带绦虫卵

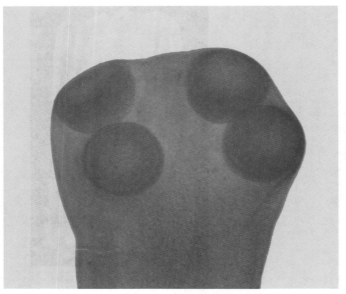

彩图 3-5-6　牛带绦虫成虫头节

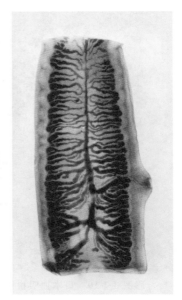

彩图 3-5-7　牛带绦虫成虫孕节

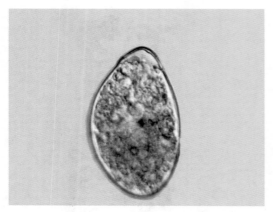

彩图 3-5-8　曼氏迭宫绦虫卵

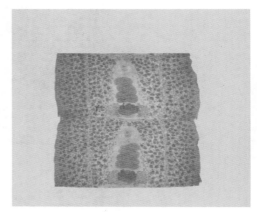

彩图 3-5-9　曼氏迭宫绦虫成节及孕节

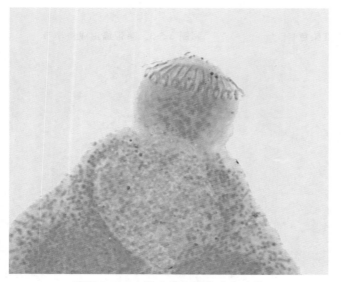

彩图 3-5-10　微小膜壳绦虫成虫头节

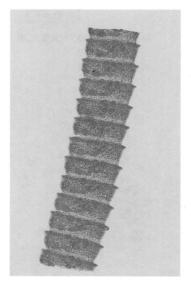

彩图 3-5-11　微小膜壳绦虫成虫成节

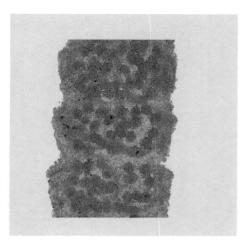

彩图 3-5-12　微小膜壳绦虫成虫孕节

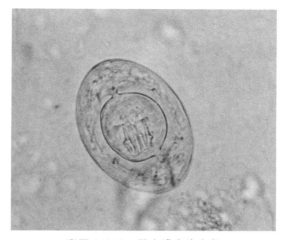

彩图 3-5-13　微小膜壳绦虫卵

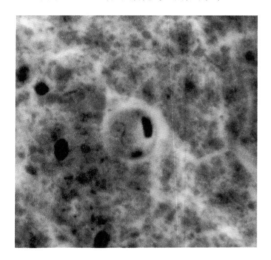

彩图 3-6-1　溶组织内阿米巴双核包囊

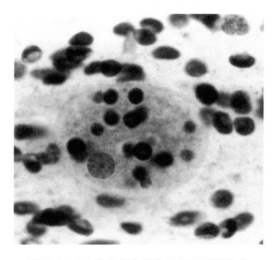

彩图 3-6-2　溶组织内阿米巴组织型滋养体
（铁苏木素染色）

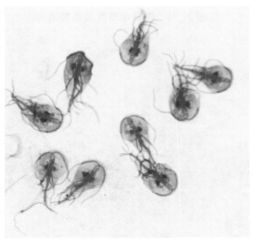

彩图 3-6-3　蓝氏贾第鞭毛虫滋养体

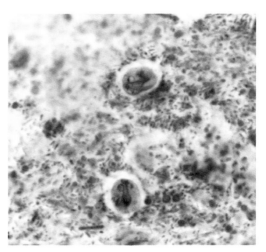

彩图 3-6-4　蓝氏贾第鞭毛虫包囊

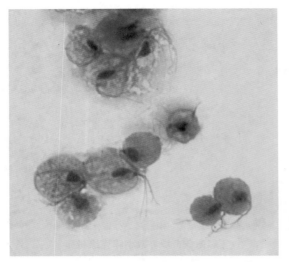

彩图 3-6-5　阴道毛滴虫滋养体（吉姆萨染色）

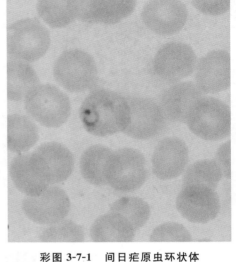

彩图 3-7-1　间日疟原虫环状体

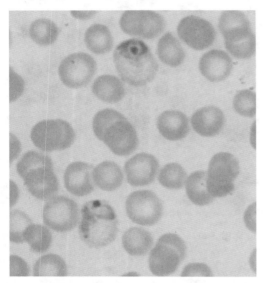

彩图 3-7-2　间日疟原虫大滋养体

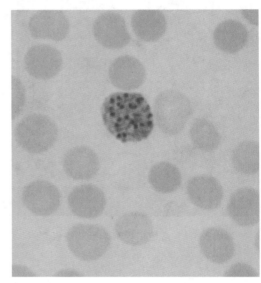

彩图 3-7-3　间日疟原虫成熟裂殖体

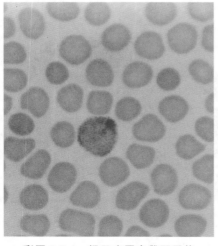

彩图 3-7-4　间日疟原虫雌配子体

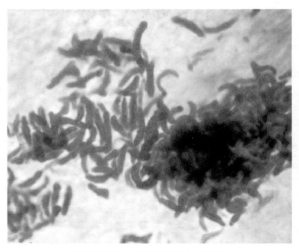

彩图 3-7-5　间日疟原虫子孢子

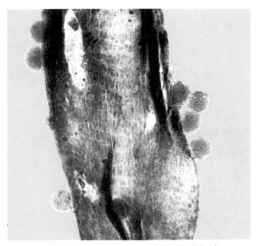

彩图 3-7-6　间日疟原虫蚊胃壁卵囊

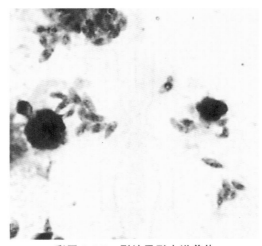

彩图 3-7-7　刚地弓形虫滋养体

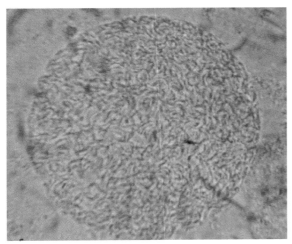

彩图 3-7-8　刚地弓形虫包囊

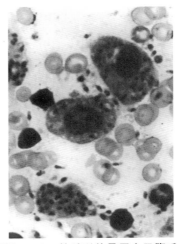

彩图 3-7-9　杜氏利什曼原虫无鞭毛体

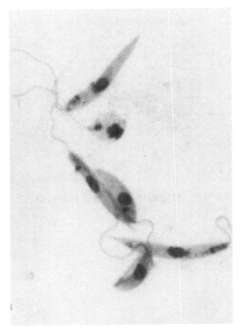

彩图 3-7-10　杜氏利什曼原虫前鞭毛体

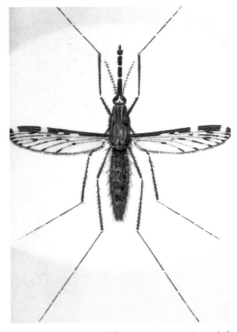

彩图 3-8-1　中华按蚊 (*Anopheles sinensis*)

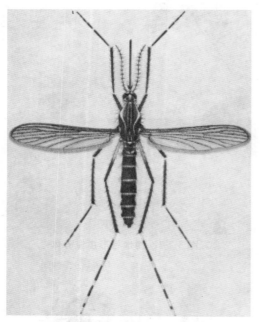

彩图 3-8-2　埃及伊蚊(*Aedes aegypti*)

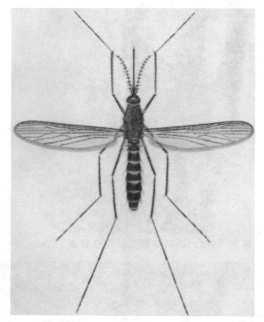

彩图 3-8-3　致倦库蚊(*Culex pipiens quinquefasciatus*)

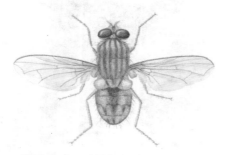

彩图 3-8-4　家蝇(*Musca domestica*)

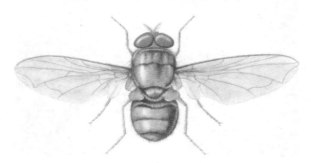

彩图 3-8-5　大头金蝇(*Chrysomyia megacephala*)

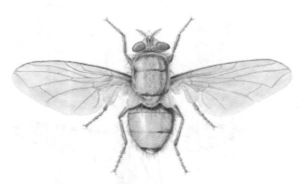

彩图 3-8-6　丝光绿蝇(*Lucilia sericata*)

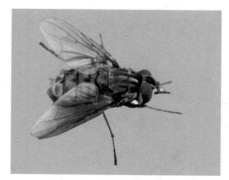

彩图 3-8-7　厩螫蝇(*Stomoxys calcitrans*)

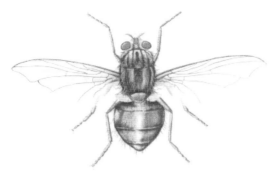

彩图 3-8-8　巨尾阿丽蝇 (*Aldrichina grahami*)

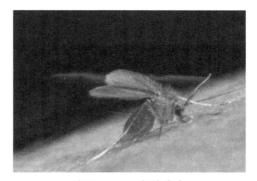

彩图 3-8-9　白蛉成虫

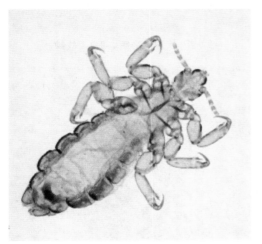

彩图 3-8-10　人虱

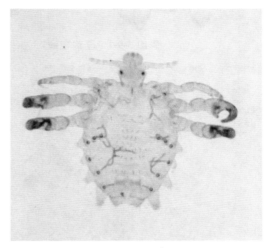

彩图 3-8-11　耻阴虱

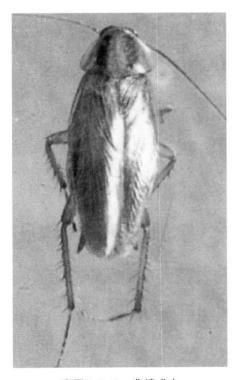

彩图 3-8-12　蜚蠊成虫

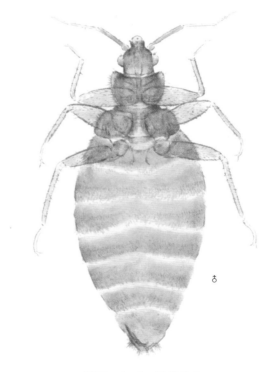

彩图 3-8-13　温带臭虫

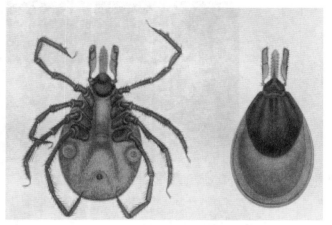

彩图 3-9-1 　全沟硬蜱

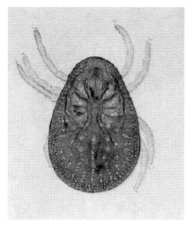

彩图 3-9-2 　软蜱

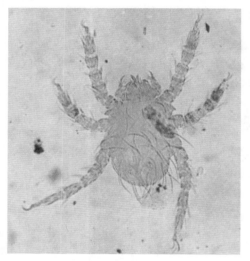

彩图 3-9-3 　恙螨幼虫

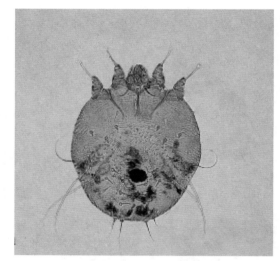

彩图 3-9-4 　疥螨雌虫

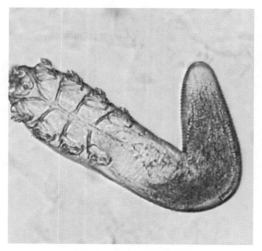

彩图 3-9-5 　毛囊蠕形螨

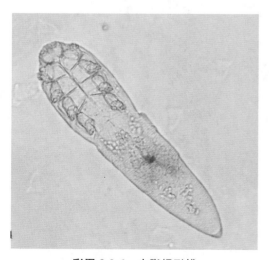

彩图 3-9-6 　皮脂蠕形螨

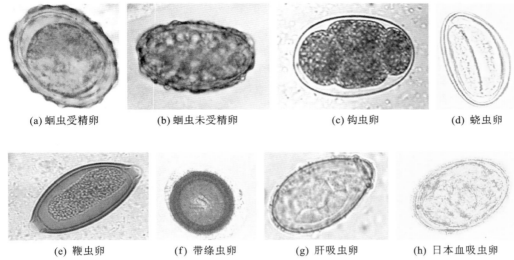

(a) 蛔虫受精卵　　(b) 蛔虫未受精卵　　(c) 钩虫卵　　(d) 蛲虫卵

(e) 鞭虫卵　　(f) 带绦虫卵　　(g) 肝吸虫卵　　(h) 日本血吸虫卵

彩图 3-10-1　粪便中常见的虫卵

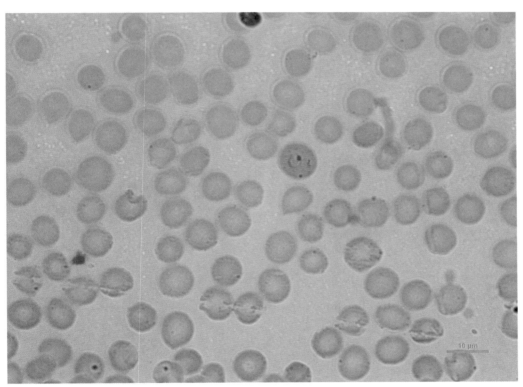

彩图 3-12-1　薄血涂片